卵巢早衰的
研究进展与应对策略

主编 崔晓萍 李 莎 王景龙

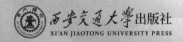
西安交通大学出版社
XI'AN JIAOTONG UNIVERSITY PRESS

图书在版编目（CIP）数据

卵巢早衰的研究进展与应对策略 / 崔晓萍，李莎，
王景龙主编. — 西安：西安交通大学出版社，2024.6
ISBN 978 - 7 - 5693 - 3419 - 7

Ⅰ. ①卵… Ⅱ. ①崔… ②李… ③王… Ⅲ. ①卵巢功
能早衰—研究 Ⅳ. ①R711.75

中国国家版本馆 CIP 数据核字（2023）第 166033 号

书　　名	卵巢早衰的研究进展与应对策略
主　　编	崔晓萍　李　莎　王景龙
责任编辑	秦金霞
责任校对	肖　眉

出版发行	西安交通大学出版社
	（西安市兴庆南路 1 号　邮政编码 710048）
网　　址	http://www.xjtupress.com
电　　话	（029）82668357 82667874（市场营销中心）
	（029）82668315（总编办）
传　　真	（029）82668280
印　　刷	西安五星印刷有限公司

开　　本	720mm×1000mm　1/16　　印张　14.25　　字数　253 千字
版次印次	2024 年 6 月第 1 版　　2024 年 6 月第 1 次印刷
书　　号	ISBN 978 - 7 - 5693 - 3419 - 7
定　　价	68.00 元

如发现印装质量问题，请与本社市场营销中心联系。
订购热线：（029）82665248　　（029）82667874
投稿热线：（029）82668805

版权所有　侵权必究

编委会

主　编　崔晓萍　李　莎　王景龙

副主编　肖新春　刘　霞　孟　菲　齐巧霞　王　黎

编　委　崔晓萍(陕西中医药大学)

　　　　崔盼杰(陕西中医药大学)

　　　　张雅婷(陕西中医药大学)

　　　　王　萌(陕西中医药大学)

　　　　肖新春(陕西中医药大学)

　　　　刘　霞(陕西中医药大学)

　　　　李　莎(陕西中医药大学附属医院)

　　　　齐巧霞(陕西中医药大学附属医院)

　　　　王景龙(陕西中医药大学附属医院)

　　　　王嘉琪(陕西中医药大学附属医院)

　　　　赵潘婷(陕西中医药大学附属医院)

　　　　孟　菲(陕西中医药大学第二附属医院)

　　　　王　黎(陕西中医药大学第二附属医院)

　　　　赵润泽(陕西中医药大学第二附属医院)

　　　　张　欣(陕西中医药大学第二附属医院)

　　　　吴小燕(陕西中医药大学第二附属医院)

　　　　张小莹(陕西中医药大学第二附属医院)

　　　　李格铬(陕西中医药大学第二附属医院)

　　　　宜　莉(延安市中医医院)

　　　　黄明珠(内江市第一人民医院)

　　　　张娟娟(西安存济医学中心)

主编简介

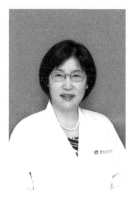

崔晓萍,博士,二级教授,主任医师,硕士研究生导师,博士后合作导师。中华医学会中医妇科专业委员会常务委员,陕西省中医药学会中医妇科专业委员会副主任委员,陕西省高等学校教学名师,陕西省精品资源共享课程中医妇科学负责人,中医药高等教育学会临床教育研究会常务理事,咸阳市有突出贡献专家,咸阳市巾帼科技创新人才,咸阳市政协委员,咸阳市秦都区人大代表。曾任陕西中医药大学附属医院副院长、陕西中医药大学中医系主任。

崔晓萍于 1984 年陕西中医学院(今陕西中医药大学)医疗系本科毕业,获学士学位;1997 年陕西中医学院中西医结合妇科专业研究生毕业,获硕士学位;2008 年成都中医药大学中医妇科专业博士毕业,获医学博士学位。秉承中医妇科国医大师刘敏如教授师传,注重补肾与调理气血,首创"循期阴阳序贯疗法"治疗卵巢早衰。1984 年至今从事中医妇科医疗、教学及科研工作,2004 年晋升为教授,2011 年晋升为主任医师,2017 年晋升为三级教授,2022 年晋升为二级教授。

崔晓萍主持完成"从卵巢 GDF-9、Bcl-2 及子宫 ERα mRNA 表达探讨左归丸、右归丸早期逆转化疗致 POF 的效应机制及时效差异""左归丸、右归丸循期阴阳序贯对卵巢早衰前期 HPO、INHB 及卵巢储备功能的影响""抗卵巢早衰序贯方对 POF 患者卵巢血流再灌注及卵巢储备能力的影响""循期阴阳序贯疗法对雌鼠卵巢储备力及卵巢(VEGF)表达的影响""从 kisspeptin 探讨左归丸对过度瘦身模型大鼠生殖的影响"等国家自然科学基金项目和省级自然科学基金项目 46 项。获得省级科研成果奖 18 项,发表学术论文 160 余篇。编写《中医妇科学》《中西医结合妇产科学》等国家级规划教材 7 部,出版著作 13 部。

崔晓萍擅长中医药治疗妇科疾病,如卵巢早衰、多囊卵巢综合征、不孕症、月经过少、闭经、崩漏、习惯性流产、痛经、围绝经期综合征等,尤其在中医药调节女性生殖内分泌、提高女性卵巢储备能力及体外受精-胚胎移植(IVF-ET)的中医药辅助生殖方面成就显著。

前言

F O R E W O R D

近几年，卵巢早衰的发病率呈逐年上升且年轻化的趋势。如果卵巢功能衰竭，女性将不具备生育能力，女性的生理特征也将消失，这将严重影响女性生殖、生理功能和身心健康，导致女性过早绝经、丧失了年轻女性应有的生育能力，引发一系列与衰老有关的疾病，故应该受到足够重视。

卵巢为女性的性腺，其主要功能是产生卵子、排卵和分泌性激素，承担着女性的生育功能，维持着女性机体内分泌环境的稳定。卵巢作为机体的众多器官之一，是会自然衰老的。诸多因素可导致卵巢功能减退或过早衰老。卵巢功能减退是一个逐渐发生的过程。卵巢储备功能减退（DOR）、早发性卵巢功能不全（POI）、卵巢早衰（POF）代表了卵巢功能逐渐下降的 3 个阶段。如何早期预防、早期发现、早期治疗、早期逆转卵巢早衰的发生，探索卵巢早衰的病因病机，建立卵巢早衰的防治策略，应该被重点研究。

在近 40 年的临床诊疗过程中，本人从中、西医学整合的角度治愈了许多卵巢早衰患者。近 20 年来，本人成立了卵巢早衰基础和临床研究团队，在国家自然科学基金及陕西省科技厅、陕西省教育厅、陕西省中医药管理局的 46 项科研项目的支持下，挖掘了有关卵巢早衰的中医病因病机，探索了卵巢早衰的病理和内在机制，建立了卵巢早衰的中、西医治疗策略，对保护卵巢功能的思路、方法和中、西药物进行了系统研究，获得科研成果奖 18 项，发表论文 160 余篇。我们整理了中医学对卵巢早衰的历史研究，并对国内外该领域最新研究进展进行了总结、融合而编写成本书，分享团队的研究成果，以期对卵巢早衰的治疗、研究和发展有所帮助。

本书分为四章,主要包括了卵巢的生理功能、性激素周期分泌及卵泡发育过程;中医学对卵巢早衰的认识、卵巢早衰的中医治疗及当代妇科名家诊治卵巢早衰的经验;卵巢早衰的流行病学、病因、发病机制、诊断标准与鉴别诊断、对机体的远期影响及并发症、西医治疗方法;卵巢功能的保养及卵巢早衰的预防。本书可供中医、西医妇产科医生、研究生、本科生学习参考,也可供女性朋友阅读。学会预防卵巢早衰的方法,保护女性生育年龄应有的生殖生育能力,维护女性生殖健康,让更多女性身体健康、家庭幸福。

崔晓萍

2024 年 2 月

目录

CONTENTS

第一章　卵巢的生理

第一节　卵巢的解剖

一、卵巢的位置及形态

卵巢为女性的性腺,呈扁椭圆形,左、右各一,位于输卵管的后下方。青春期以前,卵巢表面光滑;青春期开始排卵后,表面逐渐凹凸不平,呈灰白色。卵巢的体积随年龄不同而差异较大,生殖年龄女性卵巢约为 $4cm \times 3cm \times 1cm$,重 $5 \sim 6g$,绝经后卵巢逐渐萎缩变小、变硬。卵巢前缘有卵巢系膜附着,其连接于阔韧带后叶的部位称卵巢门,卵巢血管与神经由此出入卵巢。卵巢的内侧(子宫端)以卵巢固有韧带与子宫相连,外侧(盆壁端)以卵巢悬韧带(骨盆漏斗韧带)与盆壁相连。

二、卵巢的组织结构

卵巢的表面无腹膜覆盖。卵巢表层为单层立方上皮(即生发上皮),其下为一层纤维组织,称卵巢白膜。白膜下的卵巢组织,分皮质与髓质两部分。外层为皮质,其中含有数以万计的始基卵泡和发育程度不同的窦状卵泡,年龄越大,卵泡数越少,皮质层也越薄;髓质是卵巢的中心部,无卵泡,与卵巢门相连,含有疏松的结缔组织与丰富的血管和神经,并有少量平滑肌纤维与卵巢韧带相连接。

第二节　卵巢的功能

卵巢有两个主要功能。一个是卵巢产生卵子并排卵的生殖功能,它包括卵泡发育、成熟、排卵及黄体形成和退化的过程;另一个是卵巢分泌性激素的内分泌功能。卵巢参与女性体内大部分激素的分泌,如雌激素、孕激素、睾酮等。其中,雌激素对女性青春期第二性征的出现和生殖器官的成熟有重要作用,孕激素与雌激素共同促进月经周期中子宫内膜的变化,大部分女性体内的睾酮是由卵巢和肾上腺共同合成的,并直接释放到血液中,参与机体的代谢与调节。

一、生殖功能

卵巢作为女性的性腺,最主要的功能是生殖功能,它主要是通过周期性产生卵子和排卵来实现的。从青春期开始到绝经前,卵巢内多种结构经历着每月 1 次的周期性变化,卵巢在形态和功能上发生的周期性变化称为卵巢周期,具体可分为卵泡期、排卵期、黄体期。在女性的一生中,能发育成熟而排卵的卵细胞为 400~500 个。卵泡的发育始于始基卵泡到初级卵泡的转化。从始基卵泡至形成窦前卵泡需 9 个月以上的时间,从窦前卵泡发育到成熟的卵泡约需 85 日。一般卵泡生长的最后阶段正常约需 15 日左右,是月经周期的卵泡期。卵母细胞的周围形成的一层透明膜,称为透明带。透明带之外的颗粒细胞呈放射状排列,称为放射冠。成熟卵泡 B 超显示直径为 18~25mm。成熟卵泡的结构从外到内依次为卵泡外膜、卵泡内膜、颗粒细胞、卵泡腔、卵丘、放射冠、透明带。成熟卵泡的卵泡膜溶解和破裂,卵泡液流出,成熟的卵母细胞及其周围的卵丘一并被排出的过程称为排卵。排卵一般发生在 28 日的月经周期中间,或下次月经前的 14 日左右。排卵可由两侧卵巢轮流发生,或持续见于某一侧卵巢。排卵后,卵泡壁塌陷,卵泡膜内血管破裂出血,于卵泡内凝结成血块,称血体。其后卵泡壁的破口很快被纤维蛋白封闭而修复,血被吸收形成黄体。卵泡内遗留的颗粒细胞积聚含黄色的类脂质颗粒而形成黄体细胞。排卵后的 7~8 日,黄体发育达最盛期,直径为 1~3cm,色黄,突出于卵巢表面。若卵子受精,则黄体继续发育为妊娠黄体,到妊娠 10 周后其功能由胎盘取代。若卵子未受精,黄体于排卵后 9~10 日(即月经周期第 24~25 日)开始萎缩,黄色消退,细胞变性,性激素的分泌量也减退,约至月经周期的第 28 日,子宫内膜不能维持而脱落,月经来潮。萎缩的黄体历时 8~10 周后,最终转变成纤维化白体,呈瘢痕状。

二、内分泌功能

卵巢合成与分泌的性激素主要有雌激素(estrogen,E)、孕激素(progesterone,P)及少量雄激素(androgen,A),它们均为甾体激素(steroid hormone)。卵泡膜细胞和颗粒细胞为排卵前雌激素的主要来源,黄体细胞在排卵后分泌大量的孕激素及雌激素,雄激素(睾酮)主要由卵巢间质细胞和门细胞产生。

女性卵巢内分泌功能的周期性变化是其重要的生理特点,而月经是该变化的重要标志。月经周期调节是一个非常复杂的过程,主要涉及下丘脑、垂体和卵巢。下丘脑分泌促性腺激素释放激素(gonadotropin - releasing hormone,GnRH),通过调节垂体促性腺激素的分泌来调控卵巢功能。卵巢分泌的性激素对下丘脑、垂体又有反馈调节作用。下丘脑、垂体与卵巢之间相互调节、相互影响,形成一个完整而协调的神经内分泌系统,称为下丘脑 - 垂体 - 卵巢轴(hypothalamic - pituitary - ovarian axis,HPO)。除下丘脑、垂体和卵巢之间的相互调节外,抑制素 - 激活素 - 卵泡抑制素系也参与了对月经周期的调节。此外,下丘脑 - 垂体 - 卵巢轴的神经内分泌活动还受到大脑高级中枢的影响。

三、卵巢功能的兴衰

卵巢的生理功能是产生卵子和分泌性激素,这两种功能与卵巢内连续、周而复始的卵泡发育成熟、排卵和黄体形成相伴随,成为卵巢功能不可分割的整体活动。在女性的一生中,卵巢功能受垂体分泌的促性腺激素调节,其功能的兴衰与卵巢本身所含卵子数量及卵泡消耗有关。女性一生中,卵巢功能的兴衰按胎儿期、新生儿期、儿童期、成人期4个时期分述如下。

1. 胎儿期

人类胎儿期卵巢的发生分为4个阶段:①性腺未分化阶段;②性腺分化阶段;③卵原细胞有丝分裂及卵母细胞形成阶段;④卵泡形成阶段。

2. 新生儿期

出生时卵巢直径约为1cm,重量为250~350mg,皮质内几乎所有的卵母细胞均包含在始基卵泡内,可以看到不同发育程度的卵泡。卵巢可呈囊性,这是因为出生后1年内垂体促性腺激素中的卵泡刺激素(follicle - stimulating hormone,FSH)持续升高对卵巢的刺激所致。出生1~2年促性腺激素水平可下降至最低点。

3. 儿童期

儿童期卵巢的特点是下丘脑功能活动处于抑制状态,血浆垂体促性腺激素水平低下,垂体对促性腺激素释放激素不反应。但是儿童期卵巢并不是静止的,卵泡仍以固定速率分期分批自主发育和闭锁。当然,由于缺乏促性腺激素的支持,卵泡经常是发育到窦前期即闭锁。因此,此期卵泡不可能有充分的发育和功能表现。但卵泡闭锁使卵泡的残余细胞加入到卵巢的间质部分,并使儿童期卵巢增大。

4. 成年期(青春期—生殖期—围绝经期—绝经后期)

卵巢至青春期启动时,生殖细胞下降到30万~50万个。在以后35~40年的生殖期,将有400~500个卵泡成熟排卵,每一个卵泡排卵将有约1000个卵泡伴随生长,随之闭锁丢失。至绝经期卵泡仅剩几百个,在绝经前的最后10~15年,卵泡丢失加速,这与该期促性腺激素逐渐升高有关。在女性生殖期,由卵泡发育、成熟、排卵及黄体形成和萎缩组成的周而复始的活动,是下丘脑、垂体、卵巢之间生殖激素相互反馈作用的结果。下丘脑神经激素、垂体促性腺激素及卵泡和黄体产生的甾体激素,以及垂体和卵巢自分泌及旁分泌激素共同参与卵巢功能的调节。

第三节　卵巢分泌的激素及其功能

一、卵巢分泌的性激素的周期性变化

1. 雌激素

卵泡开始发育时,雌激素分泌量很少;至月经第 7 日卵泡分泌的雌激素量迅速增加,于排卵前达高峰;排卵后卵泡液中雌激素释放至腹腔,使循环中雌激素暂时下降,但排卵后 1～2 日,黄体开始分泌雌激素,使循环中雌激素又逐渐上升,约在排卵后 7 日黄体成熟时,循环中雌激素又达到高峰。此后,黄体萎缩,雌激素水平急剧下降,在月经期达最低水平。

2. 孕激素

卵泡期卵泡不分泌孕酮,排卵前成熟卵泡的颗粒细胞在黄体生成素(luteinizing hormone,LH)排卵峰的作用下黄素化,开始分泌少量孕酮,排卵后黄体分泌的孕酮逐渐增加,至排卵后 7～8 日黄体成熟时分泌量达最高峰,以后逐渐下降,到月经来潮时降到卵泡期水平。

3. 雄激素

女性雄激素主要来自肾上腺。卵巢也能分泌部分雄激素,如睾酮、雄烯二酮和脱氢表雄酮。卵泡内膜层是合成分泌雄烯二酮的主要部位,卵巢间质细胞和门细胞主要合成与分泌睾酮。排卵前雄激素升高,一方面可促进非优势卵泡闭锁,另一方面可提高性欲。

二、雌激素的生理功能

1. 生殖系统

(1)子宫平滑肌:雌激素可促进子宫肌细胞增生和肥大,使肌层增厚;增进血运,促使和维持子宫发育;增加子宫平滑肌对缩宫素的敏感性。

(2)子宫内膜:雌激素可使子宫内膜腺体和间质增生、修复。

(3)宫颈:雌激素可使宫颈口松弛、扩张,宫颈黏液分泌增加,性状变稀薄,富有弹性,易拉成丝状。

(4)输卵管:雌激素可促进输卵管肌层发育及上皮分泌,并可加强输卵管肌节律性收缩的振幅。

(5)阴道上皮:雌激素可使阴道上皮细胞增生和角化,黏膜变厚,并增加细胞内糖原含量,使阴道维持酸性环境。

(6)外生殖器:雌激素可使阴唇发育、丰满、色素加深。

(7)卵巢:雌激素可协同卵泡刺激素(FSH)促进卵泡发育。

2. 下丘脑和垂体

雌激素可对下丘脑和垂体产生反馈调节,包括抑制性的负反馈和促进性的正反馈,从而间接对卵巢功能产生调节作用。

3. 乳腺及第二性征

青春期雌激素可刺激垂体前叶合成与释放催乳素,刺激乳腺导管和结缔组织增生,促进乳腺生长发育,并与孕激素、催乳素和肾上腺皮质激素协同,促进乳腺的发育和增加乳头、乳晕的着色。雌激素可诱导女性第二性征的形成,如女性体态的形成,臀部、股部、乳房脂肪的分布,骨盆、骨骼变宽大,声音变高、变细,阴毛、腋毛的生长和分布等。

4. 代谢作用

雌激素可促进水钠潴留;促进肝脏高密度脂蛋白合成,抑制低密度脂蛋白合成,降低循环中胆固醇水平;维持血管张力,保持血流稳定;维持和促进骨基质代谢,对肠道钙的吸收、肾脏钙的重吸收及钙盐、磷盐在骨质中的沉积均具有促进作用,以维持正常骨质代谢。

三、孕激素的生理功能

1. 生殖系统

(1)子宫平滑肌:孕激素可降低子宫平滑肌的兴奋性及其对缩宫素的敏感性,抑制子宫收缩,有利于胚胎及胎儿宫内生长发育。

(2)子宫内膜:孕激素可使增殖期子宫内膜转化为分泌期内膜,为受精卵的着床做好准备。

(3)宫颈:孕激素可使宫口闭合,黏液分泌减少,性状变黏稠。

(4)输卵管:孕激素可抑制输卵管肌节律性收缩的振幅。

(5)阴道上皮:孕激素可加快阴道上皮细胞的脱落。

(6)体温:孕激素可兴奋下丘脑体温调节中枢,使基础体温在排卵后升高 $0.3 \sim 0.5\,℃$;临床上可以此作为判定排卵日期的标志之一。

2. 下丘脑和垂体

孕激素在月经中期具有增强雌激素对 LH 排卵峰释放的正反馈作用;在黄体期对下丘脑、垂体有负反馈作用,可抑制促性腺激素分泌。

3.乳腺及第二性征

在雌激素作用的基础上,孕激素可促使腺泡发育,妊娠期高浓度的孕激素可进一步促进乳腺发育,为泌乳做好准备,但大量孕激素抑制乳汁分泌。生育年龄女性乳腺增生随月经周期发生周期性变化,乳腺上皮增生与孕激素水平显著相关,黄体期增生明显。

4.代谢作用

孕激素可促进水钠排泄。

四、孕激素与雌激素的协同和拮抗作用

孕激素在雌激素作用的基础上,可进一步促使女性生殖器和乳房发育,为妊娠准备条件,二者有协同作用;雌激素和孕激素又有拮抗作用,雌激素促进子宫内膜增生及修复,孕激素则限制子宫内膜增生,并使增生的子宫内膜进入分泌期。其他拮抗作用表现在子宫收缩、输卵管蠕动、宫颈黏液变化、阴道上皮细胞角化和脱落,以及钠和水的潴留与排泄等方面。

五、雄激素的生理功能

1.对女性生殖系统的影响

雄激素是合成雌激素的前体物质,自青春期开始,雄激素分泌增加,促使阴蒂、阴唇和阴阜发育,促进阴毛、腋毛生长。但雄激素过多会对雌激素产生拮抗作用,如减缓子宫及内膜的生长和增殖,抑制阴道上皮增生和角化。长期使用雄激素,可出现男性化的表现,可能影响卵泡生长发育和排卵,导致月经失调。雄激素对维持女性的性欲非常重要。

2.对机体代谢功能的影响

雄激素能促进蛋白合成,促进肌肉生长,并刺激骨髓中红细胞的增生。在性成熟期前,促使长骨骨基质生长和钙的保留;性成熟后可导致骨髓的关闭,使生长停止;还可促进肾远曲小管对水、钠的重吸收并保留钙。

第四节　卵泡的发育及调节

一、卵泡的发育

胚胎5个月至出生后6个月,卵巢皮质内性腺索发育,陆续形成许多始基卵泡。始基卵泡的直径为0.03~0.06mm,每个始基卵泡由一个初级卵母细胞、一层来自生发上皮或卵巢网的梭形颗粒细胞及一层基底膜组成。在少量 FSH

作用下,卵巢内有一群始基卵泡开始发育。临近青春期及青春期后,有的始基卵泡内的卵母细胞增大,其周围的细胞增生为复层,位于细胞表面的 FSH 受体增多,同时在 FSH 作用下,卵泡基膜外间质细胞分化并增生形成具有激素分泌功能较强的内卵泡膜细胞层和功能略逊的外卵泡膜细胞层,其血供应增加,并可在促性腺激素的作用下分泌雄激素,卵泡内的颗粒细胞在此条件下也迅速增生,细胞内的雌激素受体相应合成,在芳香化酶的活化作用下,将雄激素转化为雌激素。这些激素和血循环中渗出的液体以及其他蛋白质、肽类激素等物质积聚于卵泡细胞的间隙中形成卵泡液,此时为次级卵泡。随着卵泡液的增多,卵母细胞及其周围的卵丘被推向一侧,卵泡及卵细胞的体积不断增大,并逐渐移向卵巢表面形成突起。

随着卵泡中雌激素合成量的增加,血中 FSH 含量下降,此时卵泡内环境中许多因素综合协调将决定主卵泡的产生,其余的卵泡由于 FSH 含量下降不能继续生长而萎缩闭锁。当主卵泡直径达 16 ~ 20mm 并明显突起于卵巢表面时,卵泡液中各种水解酶导致卵泡和卵巢膜分解,形成成熟卵泡。

卵巢如同一个仓库,卵子的数量在早期胚胎发育时就已经决定。新生儿出生时卵巢中大约有 100 万个卵泡,青春期闭锁至 50 万个左右,成年后只有 400 ~ 500 个卵泡发育成熟,其余均处于闭锁状态。卵巢储备功能减退的速度会随着年龄的增长不断加快,大约在女性 52 岁时,卵巢的储备功能即被完全耗尽。根据同一周期中卵泡的大小、形态和组织学特征,卵泡的生长发育过程可概括为 4 个阶段。

1. 始基卵泡

始基卵泡,又称原始卵泡,由停留于减数分裂双线期的初级卵母细胞及环绕其周围的单层梭形前颗粒细胞组成,不具备任何功能。

2. 窦前卵泡

窦前卵泡是初级卵泡与次级卵泡分化阶段,此时具备合成性激素的能力;始基卵泡的梭形前颗粒细胞分化为单层立方形颗粒细胞之后称为初级卵泡。与此同时,颗粒细胞合成和分泌黏多糖,在卵子周围形成透明带。初级卵泡颗粒细胞增殖为 6 ~ 8 层,卵泡增大,形成次级卵泡。颗粒细胞内出现卵泡刺激素、雌激素和雄激素三种受体。卵泡基底膜附近的梭形细胞可形成卵泡内膜和卵泡外膜。卵泡内膜细胞出现了黄体生成素受体。窦前卵泡具备合成甾体激素的能力。

3. 窦状卵泡

窦状卵泡有卵泡液的形成,在激素的作用下功能发生变化,且能合成大量激素。在雌激素和 FSH 协同作用下,颗粒细胞间积聚的卵泡液增加,形成卵泡腔,卵泡增大,直径达 500μm,称为窦状卵泡。窦状卵泡发育的后期,相当于前一卵巢周期的黄体晚期及本周期卵泡早期,血清 FSH 水平及其生物活性增高,超过一定阈值后,卵巢内有一组窦状卵泡群进入了生长发育轨道,称为募集。约在月经周期第 7 日,在被募集的发育卵泡群中,FSH 阈值最低的一个卵泡优先发育成优势卵泡,其余的卵泡逐渐退化闭锁,称为选择。月经周期第 11～13 日,优势卵泡直径增大至 18mm 左右,在 FSH 刺激下,颗粒细胞内又出现了 LH 受体及 PRL 受体。此时便形成了排卵前卵泡。

4. 排卵前卵泡

排卵前卵泡,又称成熟卵泡或格拉夫卵泡,是卵泡发育的最后阶段。卵泡液急骤增加,卵泡腔增大,卵泡体积显著增大,直径可达 18～23mm,卵泡向卵巢表面突出,其结构自外向内依次是:①卵泡外膜为致密的卵巢间质组织,与卵巢间质无明显界限。②卵泡内膜从卵巢皮质层间质细胞衍化而来,细胞呈多边形,较颗粒细胞大。此层含丰富的血管。③颗粒细胞呈立方形,细胞间无血管,营养来自外周的卵泡内膜。④卵泡腔内充满大量清澈的卵泡液和雌激素。⑤卵丘呈丘状突出于卵泡腔,卵细胞深藏其中。⑥放射冠为直接围绕卵细胞的一层颗粒细胞,呈放射状排列。⑦在放射冠与卵细胞之间有一层很薄的透明膜,称为透明带。

二、卵泡发育的调节及排卵

FSH 是促进卵泡发育的主要因子之一,窦前卵泡和窦状卵泡的颗粒细胞膜上均有 FSH 受体,FSH 本身能上调 FSH 受体的基因表达。FSH 能刺激颗粒细胞增殖,激活颗粒细胞内芳香化酶。另外 FSH 还能上调颗粒细胞上 LH 受体的基因表达。LH 受体分布于卵泡膜细胞和窦状卵泡的颗粒细胞上,它对卵泡的生长发育也很重要。LH 的主要作用是促进卵泡膜细胞合成雄激素,后者是合成雌激素的前体。雌激素参与卵泡生长发育各个环节的调节,颗粒细胞和卵泡膜细胞均为雌激素的靶细胞。雌激素能刺激颗粒细胞的有丝分裂,促进颗粒细胞 FSH 受体和卵泡膜细胞上 LH 受体的基因表达。雌激素在窦状卵泡形成和优势卵泡选择的机制中居于重要地位。雄激素在卵泡发育中的作用目前尚不清楚,但临床上有证据提示,雄激素过多可导致卵泡闭锁。

卵细胞及其周围的透明带、放射冠和卵丘共同形成的卵冠丘复合体一起排出的过程称为排卵。排卵过程包括卵母细胞完成第一次减数分裂和卵泡壁胶原层的分解及小孔形成后卵子的排出活动。排卵前,成熟卵泡分泌的雌激素峰值持续 48 小时以上时,对下丘脑产生正反馈,下丘脑释放大量 GnRH,刺激垂体释放促性腺激素并出现 LH/FSH 峰。LH 峰平均持续约 48 小时,是即将排卵的可靠指标,出现于卵泡破裂前约 36 小时。LH 峰使初级卵母细胞完成第一次减数分裂,排出第一极体,成熟为次级卵母细胞。次级卵母细胞随即进入第二次减数分裂,并停滞于第二次减数分裂中期成为成熟卵子,具备了受精能力。在LH峰作用下,排卵前卵泡黄素化,产生少量孕酮。LH/FSH排卵峰与孕酮协同作用,激活卵泡液内蛋白溶酶活性,使卵泡壁隆起尖端部分的胶原消化形成小孔,称排为卵孔。排卵前卵泡液中前列腺素显著增加,排卵时达高峰。前列腺素促进卵泡壁释放蛋白溶酶,有助于排卵。排卵时,随卵细胞同时排出的有透明带、放射冠及小部分卵丘内的颗粒细胞。

排卵后卵泡液流出,卵泡腔内压下降,卵泡壁塌陷,卵泡颗粒细胞和卵泡内膜细胞向内侵入,周围有卵泡外膜包围,共同形成黄体。卵泡颗粒细胞和卵泡内膜细胞在LH排卵峰作用下进一步黄素化,分别形成颗粒黄体细胞及卵泡膜黄体细胞。排卵后7~8日(月经周期第22日左右),黄体体积和功能达到高峰,直径为1~2cm,外观呈黄色。若排出的卵子受精,黄体在胚胎滋养细胞分泌的人绒毛膜促性腺激素(human chorionic gonadotropin,HCG)作用下增大,转变为妊娠黄体,至妊娠3个月末退化,由胎盘分泌甾体激素维持妊娠。若卵子未受精,黄体在排卵后9~10日开始退化,黄体功能限于14日左右。黄体退化时黄体细胞逐渐萎缩变小,周围的结缔组织及成纤维细胞侵入,黄体逐渐由结缔组织所代替,组织纤维化,外观色白,称白体。黄体衰退后月经来潮,卵巢中又有新的卵泡发育,开始新的周期。

第二章　中医学关于卵巢早衰的论述

第一节　卵巢早衰的中医学理论概述

一、中医学对女性生理的论述

中医学典籍中，并无明确的解剖学"卵巢"一词，卵巢的定位和功能在古代文献中归于"胞宫""胞脉"的范畴。中医学认为，脏腑、天癸、气血、冲任、胞宫互相协调作用，女性的经、孕、胎、产才能正常，任何一个环节失常都会影响到女性的生殖功能。早在中医古籍中就有对女性生理过程的描述，最早见于《素问·上古天真论》中："女子七岁，肾气盛，齿更发长；二七，天癸至，任脉通，太冲脉盛，月事以时下，故有子；三七，肾气平均，故真牙生而长极；四七，筋骨坚，发长极，身体盛壮；五七，阳明脉衰，面始焦，发始堕；六七，三阳脉衰于上，面皆焦，发始白；七七，任脉虚，太冲脉衰少，天癸竭，地道不通，故形坏而无子也。"此篇记载了古人对于女性生长、发育、衰老全过程的认识，成为后世医家阐述女性生理的理论基础。其中，"二七，天癸至""七七，任脉虚，太冲脉衰少，天癸竭"与现代医学对女性生理的认识不谋而合，故而妇科名家罗元恺教授提出"肾 – 天癸 – 冲任 – 胞宫生殖轴"学说，认为肾气、天癸、冲任、胞宫互为联系，互相影响，共同调节着女性的生殖生理，与西医学中"下丘脑 – 垂体 – 卵巢 – 子宫轴"理论有异曲同工之妙。

《素问》曰："知七损八益……早衰之节也。年四十，而阴气自半也，起居衰矣。"首次提及"早衰"一词，并将发病年龄限于 40 岁，这与西医卵巢早衰的发病年龄具有一致性。卵巢的衰老会导致女性出现月经周期紊乱以及经量减少，进而出现闭经、生育力下降、绝经及经断前后诸证等，根据临床表现可将其归为"月经过少""月经后期""闭经""不孕""血枯""经水早断""经水不通"等疾病的范畴。

二、卵巢早衰的病因病机

1.病因

中医学理论认为,女性健康与情志因素、生活习惯息息相关。多种因素可导致劳伤心脾,耗气伤血,影响女性生理和生殖功能。如《普济方》言:"夫人将摄顺理,则气血调和,风寒暑湿,不能为害。若劳伤气血,便致虚损,则风冷乘虚而干之,乃生百病。"

(1)外感因素:六淫邪气从外而侵,皆可导致妇科疾病的发生。如寒邪由外及里,伤于肌表、经络、血脉,或由阴户而入,直中胞中,则易导致气血运行不畅,胞脉阻滞,冲任失常;湿性黏滞,易袭阳位,若素体多有痰湿,或脾虚聚湿成痰,冲任受阻,血行不畅,则经量过少;外感邪气,邪与血搏结成瘀,瘀阻冲任,胞脉不通,故经血不得下行。

(2)情志因素:情志对生殖的影响,古代医籍早有记载。《素问·阴阳别论》曰:"二阳之病发心脾,有不得隐曲,女子不月。"《景岳全书·妇人规》引寇宗奭言:"若室女童男,积想在心,思虑过度,多致劳损。男子则神色消散,女子则月水先闭。盖忧愁思虑则伤心,而血逆气竭,神色先散,月水先闭。"古代女子深居简出,与外界缺乏交流,易心生抑郁。现代女性不仅有家庭角色,也有社会角色,有情感困扰,也有工作压力,精神压力过大,易让女性感到焦虑不安,精神得不到放松,长此以往,忧愁多思,肝气郁结,气机失调,郁久化火,暗耗营血,心脾劳伤,阴血无源,日久则天癸失充,冲任失养,胞宫、胞脉失荣,月水匮乏,导致卵巢功能过早衰竭。

(3)体质因素:体质理论认为,体质在疾病的发生、发展、结局变化中有重要作用。不同体质往往决定着机体对某种致病因素的易感性及其所产生的病变类型的倾向性,并与疾病发病类型密切关系,是影响疾病整个过程的重要内在因素。《金匮要略·妇人杂病脉证并治》指出:"妇人之病,因虚、积冷、结气,为诸经水断绝。"过早绝经患者的中医体质类型主要集中在气郁质、阳虚质、痰湿质。而平和质是卵巢早衰的保护因素。

(4)外伤因素:中医学理论认为,妇人跌扑、手术创伤均可直接损伤冲任,气血阻滞,导致妇科疾病。跌扑、创伤或卵巢、子宫及盆腔手术,可能直接或间接损伤卵巢细胞或影响卵巢的血液供应而导致卵巢早衰的发生。

2.病机

对于卵巢早衰的病机,各医家众说纷纭,但多数都认为本病以肾虚为本,兼有肝郁、脾虚、心虚、血瘀等。

(1)肾虚:女性的生理功能无不与肾相关。肾为先天之本,主生殖,若先天禀赋不足,或房劳多产,或大病久病,均可致肾虚而影响冲任。肾藏精生髓,通于脑,肾脑相通,肝肾同源,脾肾相资,心肾相济,肺肾同司经气,故肾是生精、化气、生血的根本,也是生长发育、生殖的根本。《傅青主女科》云:"经原非血也,乃天一之水出自肾中""肾气本虚,何能盈满而化经水外泄?"《医学正传·妇人科》云:"月经全借肾水施化,肾水既乏,则经血日以干涸,渐至于闭塞不通。"这些均说明肾精是月经的物质基础,肾气的旺盛、肾精的充足对天癸的成熟和功能的发挥有着直接的影响,对月经的产生起着主导和决定作用。肾精不足,命门虚衰,冲任气血不通,胞宫失于濡养,则经水不通。

肾中内寓肾阴、肾阳,肾中阴阳平衡协调,机体功能才能维持正常。肾阴是人体阴液的根本,对脏腑起着濡润和滋养的作用。肾阳为人体阳气的根本,对脏腑起着温煦和生化的作用。肾阴不足,经血亏少,冲任血虚,天癸不足,卵泡不能正常生长发育成熟,胞宫失于濡养,无血可下,经水断绝;肾阳不足,则温煦功能不足,不能温气化肾精化生天癸,卵子排出推动无力,经血难下。

由此可见,肾虚是卵巢早衰的主要发病机制,本质为肾之阴阳平衡失调。

(2)肝郁:肝藏血,主疏泄,体阴而用阳,与冲、任、督三脉在经络上相互联络,参与月经的调节。肝疏泄正常,气血调和则月经如常。《万氏女科》云:"忧愁思虑,恼怒怨恨,气郁血滞,而经不行",指出肝郁则气机失调,气滞血瘀,经水不调;郁而化火,直伤气血,血海空虚,胞宫失养。肝气郁结,则心气不调,脾气不化,而致气滞血瘀,胞脉闭阻,经水不行。肝郁乘脾,脾失健运,化源不足,气血不足,经水乏源,化源日少,无以奉心化血,心脾血虚,血海无余,经闭不行。此外,若肾阴亏虚,肝血不足,肝失濡养,疏泄失常,气机不利,冲任失调,则可导致闭经;或肾阴不足,水不涵木,肝失柔养,不能滋养冲任,无法下注胞宫,血海干涸,也可致闭经。

(3)心虚:心主神,肾藏志,心肾相交,神明清晰,血脉流畅,则月经正常。《素问·评热病论》曰:"月事不来者,胞脉闭也,胞脉者,属心而络胞中。今气上迫肺,心气不得下通,故月事不来也。"心主血脉,心气不足,则血脉运行失常,气虚血瘀,经水不调。若肾水不足,天癸将竭,肾水不能上济于心,心火独亢,下吸肾水,则肾水更亏,经水乏源,胞脉闭阻而发生闭经。"血生于心,忧愁思虑则伤心,心气停结,故血闭不行。"喜、忧、思、惊、怒五种情志皆可伤及心志,心主血脉,心气不畅,则血脉不行,可致各脏腑失于濡养。《傅青主女科》有言:"有年未至七七而经水先断者,人以为血枯经闭也,谁知是心肝脾之气郁乎!"

(4)脾虚:脾为后天之本、气血生化之源,脾主中气而统血。若素体虚弱,或饮食不节,或劳倦思虑过度,则可致脾虚而引发妇科疾病。《万氏女科》云:"妇人女子,闭经不行,乃脾胃损,饮食减少,气耗血枯而不行。"《景岳全书》云:"仓禀薄则化源亏而冲任穷也。"脾气健旺,则气血生化有源,统摄有权,月经正常;反之脾气虚弱,则气血生化乏源,血海空虚,无血可下,月经停闭;或因脾气虚而输布无力,胞宫失养,湿停则蕴痰阻滞导致闭经。

(5)血虚:中医认为,妇人属阴,以血为本,妇人因月经、妊娠、分娩、哺乳均易耗损阴血,是以常为血分不足而气分有余也,正如《灵枢·五音五味》所言:"妇人之生,有余于气,不足于血,以其数脱血也"。经水不通,无外乎有余与不足两种,有余者即血滞,气血充而脉道不通;不足者即血枯,无源以化或耗伤过度。脾为后天之本,脾气不足不能运化水谷精微,致气血生化乏源;肾为先天之本,主生殖,肾精亏虚,先天、后天无以相互资生,发为血虚则可导致闭经。

(6)血瘀:气为血之帅,气行则血行,气机郁结,血行不畅可致血脉瘀阻,冲任失调,闭阻胞宫,而致经迟、经闭。《陈素庵妇科补解·调经门》中记载:"妇人月水不通,属瘀血凝滞者,十之七八。"

(7)痰湿阻滞:素体肥胖,痰湿偏盛,或饮食劳倦,脾失健运,内生痰湿下注冲任,壅遏闭塞胞脉,经血不得下行,遂可致月经停闭。《女科切要》载:"肥白妇人,经闭而不通者,必是湿痰与脂膜壅塞之故也。"

第二节　卵巢早衰的中医相关文献记载

中医学古代文献无"卵巢早衰"的记载,相关论述记载在"经水早断""不孕""月经后期""闭经""月经过少"等疾病的叙述中。

一、经水早断

1.《外台秘要》(唐·王焘)

产妇劳虚,或本来虚寒,或产后血脉虚竭,四肢羸弱,饮食减少,经水断绝,血脉不通,虚实交错,泽兰补虚丸方。

泽兰叶九分,石膏(研)八分,芎䓖、甘草(炙)、当归各七分,白芷、防风、白术、藁本、蜀椒、厚朴(炙)、干姜、桂心、细辛各五分。

上十四味捣筛,蜜丸如梧桐子,酒下二十丸至三十丸,日再,忌如常法。

按语:本条说明产后出血,血脉虚竭或血脉不通可致天癸早竭,经水早断,闭经难复。

2.《医学正传》(明·虞抟)

月经全借肾水施化,肾水既乏,则经血日以干涸……渐而至于闭塞不通。

3.《傅青主女科》(清·傅山)

经云:女子七七而天癸绝。有年未至七七而经水先断者,人以为血枯经闭也,谁知是心肝脾之气郁乎。使其血枯,安能久延于人世。医见其经水不行,妄谓之血枯耳。其实非血之枯,乃经之闭也。且经原非血也,乃天一之水,出自肾中,是至阴之精而有至阳之气,故其色赤红似血,而实非血,所以谓之天癸。世人以经为血,此千古之误,牢不可破。倘果是血,何不名之曰血水,而曰经水乎?古昔贤圣创乎经水之名者,原以水出于肾,乃癸干之化,故以名之。无如世人沿袭而不深思其旨,皆以血视之。然则经水早断,似乎肾水衰涸,吾以为心肝脾气之郁者。盖以肾水之生,原不由于心肝脾;而肾水之化,实有关于心肝脾。使水位之下无土气以承之,则水溢灭火,肾气不能化;火位之下无水气以承之,则火炎铄金,肾气无所生;木位之下无金气以承之,则木妄破土,肾气无以成。倘心肝脾有一经之郁,则其气不能入于肾中,肾之气即郁而不宣矣。况心肝脾俱郁,即肾气真足而无亏,尚有茹而难吐之势。矧肾气本虚,又何能盈满而化经水外泄耶!经曰:亢则害。此之谓也。此经之所以闭塞,有似乎血枯,而实非血枯耳。治法必须散心肝脾之郁,而大补其肾水,仍大补其心肝脾之气,则精溢而经水自通矣。方用益经汤。

大熟地(九蒸)一两,白术(土炒)一两,山药(炒)五钱,当归(酒洗)五钱,白芍(酒炒)三钱,生枣仁(捣碎)三钱,丹皮二钱,沙参三钱,柴胡一钱,杜仲(炒黑)一钱,人参二钱。

水煎。连服八剂而经通矣,服三十剂而经不再闭兼可受孕。此方为心肝脾肾四经同治药也,妙在补以通之,散以开之也。倘徒补则郁不开而生火,徒散则气益衰而耗精。设或用攻坚之剂、辛热之品,则非徒无益而又害之矣。

善医者,只用眼前纯和之品,而大病尽除。不善医者,立异矜奇,不惟无效,反致百病丛生。凡用药杂乱,假金石为上品者,戒之戒之!

按语:本书是提出"经水早断"一词的最早记载。

4.《辨证录》(清·陈士铎)

妇人有年未至七七之期,经水先断者,人以为血枯经闭,谁知是心、肝、脾之气郁乎……然则经水早断,似乎肾水之衰涸,吾以为心、肝、脾之气郁者何?盖肾水之生,不由于三经而肾水之化,实关于三经也。肾非肝气之相通,则肾气不能开。肾非心气之相交,则肾气不能上。肾非脾气之相养,则肾气不能成。倘三经有一经之郁,则气不入于肾之中,肾之气即闭塞而不宣。况三经齐郁,纵肾水真足,尚有格格难出之状;而肾气原虚,何以媾精盈满,化经水而外泄也。此经之所以闭,有似乎血枯耳。治之法必须散三经之郁,大补其肾,补肾之中,仍补其三经之气,则精溢而经自通也。方用溢经汤。

熟地一两,白术一两,山药五钱,生枣仁三钱,白芍三钱,当归五钱,丹皮二钱,沙参三钱,柴胡一钱,杜仲一钱,人参二钱。

水煎服。连服八剂而经通矣。服一月人健，不再经闭，兼易受孕。

此方为心、肝、脾、肾四经同治之药，补以通之，散以开之也。倘徒补，则郁不开而生火；倘徒散，则气益衰而耗精。设或用攻坚之味、辛热之品，不特无益而反害之也。

此证用续补汤亦效。

人参二钱，当归五钱，白芍三钱，柴胡五分，麦冬五钱，北五味十粒，白术一两，巴戟天五钱，炒枣仁五钱，红花五分，牛膝一钱，沙参三钱。

水煎服。十剂必通。

二、不孕症

1.《黄帝内经》

督脉为病……从少腹上冲心而痛，不得前后，为冲疝；其女子不孕，癃痔遗溺嗌干。

按语：督脉起于小腹部，当骨盆中央，与女性生殖器联系密切，若督脉为病，可致女子不孕。又督脉入循脊里络于肾脏，肾虚亦是不孕症的主要病因病机。此为古代医籍中关于不孕症病因病机的最早论述。

2.《脉经》（西晋·王叔和）

妇人少腹冷，恶寒久，年少者得之，此为无子。年大者得之，绝产。

按语：小腹为胞宫所居之地。肾主系胞，子宫脉络与肾相通，胞宫赖肾阳温煦、肾精滋养方能种子育胎。若肾阳虚衰，不能温煦胞中，则宫寒不能摄精成孕。

3.《脉经》（西晋·王叔和）

脉微弱而涩，年少得此，为无子。中年得此，为绝产。

按语：妇女脉微而涩，多与精气不足或气滞血瘀有关。临证若见脉微弱而涩，多见于经少、经迟或经闭不孕；即使有孕，胎气必不旺盛，甚则胎萎不长或堕胎。

4.《诸病源候论》（隋·巢元方）

然妇人夹疾无子，皆由劳伤血气，冷热不调，而受风寒，客于子宫，致使胞内生病，或月经涩闭，或崩血带下，致阴阳之气不和，经血之行乖候，故无子也。

按语：论述女子不孕多因劳伤气血或六淫邪气直中胞宫，致使胞宫功能失调，出现月经不调、崩漏、带下等妇科疾病以致不孕，与现代医学对不孕症的认识基本一致，后世治疗不孕症也多以"调经种子"为要。

5.《诸病源候论》（隋·巢元方）

月水不利而无子者，由风寒邪气客于经血，则令月水否涩，血结子脏，阴阳之气不能施化,所以无子也。

6.《诸病源候论》(隋·巢元方)

月水不通而无子者,由风寒邪气客于经血。夫血得温则宣流,得寒则凝结,故月水不通。冷热血结,搏子脏而成病,致阴阳之气不调和,月水不通而无子也。

7.《诸病源候论》(隋·巢元方)

子脏冷无子者,由将摄失宜,饮食不节,乘风取冷,或劳伤过度,致风冷之气乘其经血,结于子脏,子脏则冷,故无子。

按语:上述6、7、8论述了不孕症的病因为"月水不利""月水不通""子脏冷",提出风寒之邪客于胞宫,致血为寒凝,冲任、胞宫阻滞,月经不调,月经不调则难以摄精成孕。

8.《备急千金要方》(唐·孙思邈)

论曰:凡人无子,当为夫妻俱有五劳七伤,虚羸百病所致,故有绝嗣之殃。夫治之法,男服七子散,女服紫石门冬丸,及坐药、荡胞汤,无不有子也。

9.《备急千金要方》(唐·孙思邈)

大泽兰丸:治妇人虚损……血闭无子……或月水不通……服之令人有子。

泽兰(二两六铢),藁本、当归、甘草(各一两十八铢),紫石英(三两),川芎、干地黄、柏子仁、五味子(各一两半),桂心、石斛、白术(各一两六铢),白芷、苁蓉、厚朴、防风、薯蓣、茯苓、干姜、禹余粮、细辛、卷柏(各一两),蜀椒、人参、杜仲、牛膝、蛇床子、续断、艾叶、芜荑(各十八铢),赤石脂、石膏(各二两)。一方有枳实(十八铢)、门冬(一两半)。

上三十二味为末,蜜和为丸,如梧子大。酒服二十丸至四十丸。久赤白痢,去干地黄、石膏、麦门冬、柏子仁,加大麦蘖、陈曲、龙骨、阿胶、黄连(各一两半,有钟乳加三两,良)。

小泽兰丸:治产后虚羸劳冷,身体瘦方。

泽兰(二两六铢),当归、甘草(各一两十八铢),川芎、柏子仁、防风、茯苓(各一两),白芷、蜀椒、藁本、细辛、白术、桂心、芜荑、人参、茱萸、厚朴(各十八铢),石膏(二两)。

上十八味,为末,蜜和丸如梧子大。酒服二十丸,日三服,稍加至四十丸。无疾者,依此方春秋二时常服一剂,甚良。有病虚羸黄瘦者服如前。一方无茯苓、石膏,有芍药、干姜。

大平胃泽兰丸:治男子、女人五劳七伤诸不足,定志意,除烦满,手中虚冷羸瘦,及月水往来不调,体不能动等病方。

泽兰、细辛、黄芪、钟乳川芎（各三两），柏子仁、干地黄（各二两半），大黄、前胡、远志、紫石英（各二两），川芎、白术、蜀椒（各一两半），白芷、丹参、栀子（一作枳实）、芍药、桔梗、秦艽、沙参、桂心、厚朴、石斛、苦参、人参、麦门冬、干姜（各一两），附子（六两），吴茱萸、麦蘖（各五合），陈曲（一升），枣（五十枚，作膏）。

上三十二味，为末，蜜和丸如梧子大。酒服二十丸，加至三十丸，令人肥健。

10.《圣济总录》（宋·赵佶）

妇人所以无子者，由冲任不足，肾气虚寒故也。内经谓女子二七而天癸至，任脉通，太冲脉盛，阴阳和，故能有子。若冲任不足，肾气虚寒，不能系胞，故令无子。

白薇丸：治妇人久无子。

白薇、川归、人参、附子、川芎、藁本、禹余粮各一两，石斛、熟地、柏子仁、紫参、姜黄、川椒、桑寄生、牛膝、五味子、桂心、吴茱萸、防风、甘草各五钱。

共末，入蜜杵，丸梧子大，酒下二三十丸，日二。

泽兰叶丸：治久无子。

泽兰叶、川归（醋淬七次研）、紫石英、白龙骨、陈皮（去白炒）、远志、庵闾子、川芎、桃仁（去皮、尖炒）、禹余粮、藁本、蒲黄（微炒）、覆盆子、白芷、卷柏各一两，人参、麦门冬、黑干姜、车前子、怀熟地、细辛、白茯苓、赤石脂、川椒炒、石膏、白薇、蛇床子各五钱。

共末，蜜丸梧子大，酒下。

11.《世医得效方》（元·危亦林）

胜金丹：治月水过期不通，久无嗣息……虚烦郁闷，面色萎黄，崩漏带下，寒热蒸劳……

牡丹皮（去骨）、川藁本、人参（去芦）、川当归（去尾）、白茯苓、赤石脂、香白芷、交趾桂（去粗皮）、白薇（去土）、川芎、延胡索、白芍药、白术（米泔浸一宿）各一两，甘草（炙）、沉香（不见火）各半两。

上件并用温水洗净，药干，捣罗为末，炼蜜丸如弹子大。每服一丸，空心温酒下……如久无子息，服二十丸当月有子。

12.《世医得效方》（元·危亦林）

暖宫丸：治妇人无子，暖宫冷，服之神效。

附子（炮，去皮脐）、杜仲（一枚，炒断丝）、地榆、桔梗、白薇（去土）、川牛膝（去苗）、川白芷、黄芪、沙参、厚朴（去粗皮，姜汁炒）各四钱、北细辛（去叶）、干姜、蜀椒各二钱半。

上为末，炼蜜丸梧桐子大。每服二十丸，盐酒下。服之一月，自然有孕。

《局方》四物汤、羊肉丸多服亦效。

秦桂丸：治妇人无子，经进有效。

秦艽、桂心、杜仲（炒断丝）、防风、厚朴各三分，附子（生）、白茯苓各一两半，白薇、干姜、沙参、牛膝、半夏各半两，人参（一两），细辛（二两一分）。

上并生，碾为末，炼蜜丸如赤豆大。每服三十丸，空心食前，醋汤或米饮下。未效，更加丸数，次觉有孕，便不可服。

13.《妇人规》（明·张介宾）

妇人所重在血，血能构精，胎孕乃成。欲察其病，惟于经候见之；欲治其病，惟于阴分调之。盖经即血也，血即阴也，阴以应月，故月月如期，此其常也。及其为病，则有或先或后者；有一月两至者；有两月一至者；有枯绝不通者；有频来不止者；有先痛而后行者；有先行而后痛者；有淡色、黑色、紫色者；有瘀而为条、为片者；有精血不充而化作白带、白浊者；有子宫虚冷而阳气不能生化者；有血中伏热而阴气不能凝成者；有血癥、气痞，子脏不收，月水不通者，凡此皆真阴之病也。真阴既病，则阴血不足者，不能育胎；阴气不足者，不能摄胎。凡此摄育之权，总在命门，正以命门为冲任之血海，而胎以血为主，血不自生，而又以气为主，是皆真阴之谓也。所以凡补命门，则或气或血，皆可谓之补阴，而补阴之法，即培根固本之道也……是以调经种子之法，亦惟以填补命门，顾惜阳气为之主。

按语：《妇人规》中讲到，诊察女性所患的疾病，要通过月经情况判断；想要治疗女性的疾病，要从阴分来调理。月经不调，即真阴之病。阴血不足就不能育胎，阴气不足就不能摄胎。通过补阴之法来补命门，以此顾惜阳气、培根固本。

14.《万氏妇人科》（明·万全）

生育者，必阳道强健而不衰，阴癸应候而不愆。阴阳交畅，精血合凝，而胎元易成矣。不然，阳衰不能下应乎阴，阴亏不能上从乎阳，阴阳乖离，是以无子。故种子者……女则平心定气，以养其血；补之以药饵，济之以方术，是之谓人事之当尽也……何谓女贵平心定气？盖女子以身事人，而性多躁；以色悦人，而情多忌。稍不如意，即忧思怨怒矣。忧则气结，思则气郁，怨则气阻，怒则气上。血随气行，气逆血亦逆。此平心定气，为女子第一紧要也。药饵维何……女子宜服乌鸡丸，以养其气血，调其经候，斯为得理。若彼桂、附、丹皮，动火耗阳、损血消阴之剂，一切远之。

按语：万氏认为，调经种子，女子应平心定气，方用乌鸡丸，以养其气血，调畅经水。

女人无子，多因经候不调，药饵之辅，尤不可缓。若不调其经候而与之洽，徒用力于无用之地。此调经为女人种子紧要也。如瘦怯性急之人，经水不调，不能成胎,谓之子宫干涩无血,不能摄受精气。宜凉血降火,用地黄、三补丸调之。如素有浊漏带下之人,经水不调,不能成胎,谓之下元虚惫,不能聚血受精。宜补虚涩脱,用前乌鸡丸、补宫丸调之。

15.《济阴纲目》(明·武之望)

褚尚书曰:饮食五味,养髓、骨、肉、血、肌肤、毛发……女子为阴,阴中必有阳,阳中之数七,故一七而阴血升,二七而阴血溢。阳精阴血,皆饮食五味之秀实也……女人天癸既至,逾十年无男子合,则不调,未逾十年,思男子合,亦不调;不调则旧血不出,新血误行,或溃而入骨,或变而之肿,或虽合而难子。合男子多,则沥枯虚人;产乳众,则血枯杀人,观其精血思过半矣。

16.《济阴纲目》(明·武之望)

丹溪曰:妇人无子者,多由血少不能摄精,俗医悉谓子宫虚冷,投以辛热之药,煎熬脏腑,血气沸腾,祸不旋踵。或有服艾者,不知艾性至热,入火灸则下行,入药服则上行,多服则致毒,咎将谁挽? 若是肥盛妇人,禀受甚浓,盗于酒食之人,经水不调,不能成胎,谓之躯脂满溢,闭塞子宫,宜行湿燥痰,用星、半、苍术、台芎、防风、羌活、滑石,或导痰汤之类。若是瘦怯性急之人,经水不调,不能成胎,谓之子宫干涩,无血不能摄受精气,宜凉血降火,或四物汤加香附、黄芩、柴胡,养血养阴等药。东垣有六味地黄丸,以补妇人之阴血不足,无子服之者,能使胎孕。

17.《济阴纲目》(明·武之望)

妇人归附丸不但种子,且无小产、产后诸证。

香附子(大者,砂罐内醋煮极熟,水洗,焙干为末,一斤)、当归(大者,去芦梢用身,酒洗,切片,焙干为末十两)、鹿角(大者,刮去粗皮,锉末二三两绵纸垫铁锅属性火炒,为细末,用二两)。

上三味和匀,醋糊丸,如桐子大。每服三钱,早起、临睡各一服,白滚汤下。一月,经后入房即孕。

18.《济阴纲目》(明·武之望)

调气暖宫丸:当归(酒洗)、川芎、肉桂(各二钱)、白芍药(煨)、香附、艾叶(醋炒)、阿胶(蛤粉炒成珠,各四两)。

上为末,醋糊丸,如桐子大。每服五十丸,食前米汤下。

艾附暖宫丸:治妇人子宫虚冷,带下白淫,面色萎黄,四肢疼痛,倦怠无力,饮食减少,经脉不调,血无颜色,肚腹时痛,久无子息,服药更能戒恼怒、生冷,累用经验。

香附子(六两,用醋五升,以砂石罐煮一昼夜,捣烂成饼,慢火焙干)、艾叶

（大者去枝梗）、川芎（酒洗，各三两），吴茱萸（去梗）、黄白芍药（淡酒炒，各二两），续断（去芦，一两五钱），生地黄（酒洗，一两），官桂（五钱）。

上共为细末，用上好醋打糊丸，如桐子大。每服五七十丸，淡醋汤下。择壬子日或天德月德日修合。

秦桂丸：治妇人血海久冷，不能孕育。

附子（一方用香附）、白薇、半夏、茯苓、杜仲、厚朴、当归、秦艽（各三两），防风、肉桂、干姜、牛膝、沙参（各二两二钱），细辛、人参（各四钱）。

上为末，炼蜜丸，如桐子大。每服五十丸，空心酒下。无效更加丸数。经调受补者，服七日即交合。孕后忌服。

19.《孕育玄机》（明·陶本学）

薛氏曰：丹溪云，人之育胎者，阳精之施也。阴血能摄精成其子，血成其胞，胎孕乃成。今妇人无子者，卒由血少，不足以摄精也。然欲得子者，必使补其精血，无使亏欠，乃可以成胎孕。若泛用秦桂丸等剂戕脏腑，祸必旋踵矣。窃谓妇人之不孕，亦有因六淫七情之邪，有伤冲任；或宿疾淹留，传遗脏腑；或子宫虚冷；或气旺血衰；或血中伏火；又有脾胃虚损，不能荣养冲任……而治之大要，当审男女之尺脉：若左尺微细，或虚大无力者，用八味丸；左尺洪大，按之有力者，用六味丸；两尺俱微细，或浮大者，用十补丸。若误用辛热燥火，不惟无益，反受其害矣。

妇人受胎，气血壮健，略无少病，月经如期，一交而孕者，常也。有艰于子嗣者，经水不调之故耳。经水不调，真精不足可知矣，焉能妙合而凝耶？然有生平多病之妇，常卧衽席之间，亦能生子。此肾中阳气，先天禀素旺也。亦有月经先期一二日者受胎，若先期多日，并逾期者，万无受孕之理也。或曰：妇人受胎，大都必气血壮盛者。今有劳怯之妇，气血已大虚矣，故为反能成胎？答曰：此如枯木，犹有生意未绝，开花结果，终致萎谢，不成正果也。夫劳怯之妇，血已干涸，结胎者，肾之真精犹未尽乏也。此见生子，不在于血矣。

种子方——滋阴百补丸：治妇人劳伤气血，诸虚百损，五劳七伤，阴阳不和，乍寒乍热，心腹疼痛，不思饮食，尪羸乏力。

香附一斤（分四制），益母草半斤（火焙干，另为末，不见日并铁器），炒玄胡索二两，当归六两，川芎、熟地、芍药（炒，各三两），人参（二两），白术、茯苓（各四两），炙甘草（一两）。

上末，蜜丸，梧子大，每服六七十丸，空心白汤送下。

20.《妇科百辨》（明·庄履严）

妇人有生一胎而后不再得孕者何？曰：此必产后调养失宜，或气血痿弱，潮热往来，以致子脏无血，不复成胎，宜大补气血。

妇人身瘦而不成胎者何？曰：身瘦性急之妇，子宫干涩少血，不能摄受精气，治宜凉血降火，或四物汤加芩、柴、香附诸药。

21.《妇科秘书八种》(清·陈佳园)

妇人月水准而不成胎者，当服何药？

答曰：有子宫寒者，有男子宫冷不入子宫者，皆不受胎。宜服暖宫种子补荣之药：蕲艾(醋炙)二两，当归(酒洗)二两，知母二两，木香少许，香附四两，茯苓二两，黄柏二两，人参二两，杜仲二两，山萸二两，生地三两，熟地二两，牛膝二两，川芎二两，枸杞子二两。

按语：此处提出女子月经正常而不孕，是由于女子宫寒，须温经暖宫再种子。

广嗣论：凡当妇不受孕者无他，多因气血不调，寒热不均。有气盛而血虚者：气血流通，遍走四肢，使血不得积聚于子宫，子宫枯燥，往来易感阳气，不能成胎。大宜补血，使血与气相配，孕斯成矣。大凡气盛血衰者，其月水多不应期而至，或数月一至，或期年一至。医者慎不作血隔看。大宜补血，慎勿破血。有血盛而气衰者：血不能自行，随气而动，气衰不运，多积于子宫，满则溢也。其月水不月而至，今呼为败。慎勿用养血之剂，盖养血之药又能活血，补之非徒无益，而病反加剧矣。宜重用参术补气，使气能配血，则病可愈而孕可怀也。有热胜者：其月水必先期而至。如大热者，其腹大痛；微热者，其腹微痛。慎勿作寒痛看，虽易人阳气，岂能怀孕乎？当服寒凉之剂以调之。有寒胜者：必月水后期而至，其腹不碍痛，若精气不能易入，岂能久存于腹？宜服温暖之药以调之。气血既平，寒热既和，则无不孕矣！

按语：女子不孕是由于气血不调，寒热不适。若气盛血虚，气血则流走于四肢，使得子宫气血较少，不能聚血养胎。此时则应补血，使气血调和助孕。若血盛气少，血不能随气运行，致使气血壅滞于子宫，过满则溢，则致不孕。此时则应重用补气，气为血之母，能推动血液运行，使气血调和助孕。有热者服用寒凉之剂，有寒者服用温热之药。气血调和、寒热均匀，则能成孕。

种子方：红花、桃仁、玄胡、香附各二钱，小茴、枳壳、牛膝各一钱，山楂三十粒，莪术八分，官桂三分。如月水先期而至，加黄芩二钱；如后期而至，加酒炮姜五分。先期而至，血若紫色，黑色成块者，血热故也，加黄芩、黄连、荆芥，必不可少；后期而至，血色淡红者，痰多血少故也，又兼寒，生地二陈汤加黑姜煎服妙。

妇人受胎：盖妇人受孕，犹曳地之道，阴阳和而万物生焉。夫妇之道，阴阳和而男女生焉。妇人经水匀调，百病不生，然后孕育成矣。夫受胎以血为主，叔和云：血旺气衰应有体，血衰气旺定无娠。

按语：妇女受孕须阴阳平衡，月经正常，然后受孕。女子受胎以血为主。王叔和指出:若血少气盛,则不受孕;若血盛气少,则有孕也。

求子:男子其精不浓,妇人血衰气旺,得于男女气血偏胜,皆使人无子。思治疗之法,女子当养血抑气以减喜怒,男子当益肾生精以省嗜欲,依方调理,阴阳和平,则妇人乐而有子矣。

抑气散:治妇人气盛于血,所以无子。寻常头晕、膈满、体痛、怔忡皆可服之。香附乃妇人之仙药也,不可谓其耗气而勿服。香附四两(四制:酒制一次,童便制一次,盐制一次,醋制一次,晒干),茯神一两,橘红一两,甘草(炙)一两。上共为末,听用。

四物汤:治妇人经候不调,不孕并服。川归三钱,川芎二钱,白芍一钱五分,熟地一钱,泽兰叶二钱,牛膝一钱,钟乳粉三分(火煅、醋碎三五次,用水飞过用)。上水煎服,撮四帖,先服二帖,其药煎熟,入乳粉三分,前抑气散二钱,入汤药同服,再服丸药。经至日又然,如前二帖,煎服,订记。

加味大造丸:治气血弱人,不能摄元成孕,或屡堕胎,及生子不寿,或孕后虚热、盗汗、食少、带多,宜食之。

紫河车一个,人参一两半,川归二两(去尾),麦冬一两三钱,天冬一两,五味子五钱,杜仲七钱(炒去丝),山药八钱,牛膝一两(酒浸一宿),黄柏七钱(盐水炒),枸杞二两,淮熟地二两,白茯苓二两,益智仁一两,菟丝子四两。上末,炼蜜为丸,每服五十丸,空心白汤送下,或酒下亦可。

22.《妇科心法要诀》(清·吴谦)

妇人不孕之故:不孕之故伤任冲,不调带下经漏崩,或因积血胞寒热,痰饮脂膜病子宫。

【注】女子不孕之故,由伤其任、冲也。经曰:女子二七而天癸至,任脉通,太冲脉盛,月事以时下,故能有子。若为三因之邪伤其冲任之脉,则有月经不调、赤白带下、经漏、经崩等病生焉。或因宿血积于胞中,新血不能成孕;或因胞有寒热,不能摄精成孕;或因体盛痰多,脂膜壅塞胞中而不孕。皆当细审其因,按证调治,自能有子也。

外因经病:天地温和经水安,寒凝热沸风荡然,邪入胞中任冲损,妇人经病本同参。

【注】经曰:天地温和,则经水安静;天寒地冻,则经水凝泣;天暑地热,则经水沸溢;卒风暴起,则经水波涌而陇起。六淫之邪入于胞中,则损伤冲任,故妇人经病本此同参也。如寒则血凝,热则血沸,风则血荡然波涌而大下,亦犹经水之被寒、热、风而不得安澜也。

内因经病:妇人从人不专主,病多忧恚郁伤情,血之行止与顺逆,皆由一气率而行。

【注】妇人从人,凡事不得专主,忧思、忿怒、郁气所伤,故经病因于七情者居多。盖以血之行、止、顺、逆,皆由一气率之而行也。

不内外因经病:血者水谷之精气,若伤脾胃何以生,不调液竭血枯病,合之非道损伤成。

【注】血者,水谷之精气也。在男子则化为精;在妇人则化为血,上为乳汁,下为月水。若内伤脾胃,健运失职,饮食减少,血无以生,则经必不调。亦有女子天癸既至,逾期不得与男子合,未期思与男子合,与夫经正行时而合,此皆合之非道,亦致不调。或过淫、合多则液竭,产多、乳众则血枯,亦皆能损伤阴血致成经病也。

23.《妇科玉尺》(清·沈金鳌)

(1)求嗣。

有夫妇,则有父子,婚配之后,必求嗣续固已。而求嗣之术,不越男养精、女养血两大关键。盖男精女血,因感而会,精成其子,万物资始于乾元也;血成其胞,万物资始于坤元也。阴阳交媾,胎孕乃凝,理固然也。

每见妇人之无子者,其经必或前或后,或气虚而多,或血虚而少且淡,或虚而行后作痛,或滞而将行作痛及凝块不散,或滞而夹热夹寒,至色成紫黑,皆当斟酌用药,直至积行、滞去、虚回,方能受孕。娄全善治经不调,只一味香附,末,醋丸服之,谓为百发百中之剂,以能调气血也。然或子宫多冷,宜琥珀调经丸、暖宫丸、螽斯丸、济阴丹。冲任多伤,宜温经汤、加味养荣丸,并宜治之。

脉法。《脉经》曰:男子脉微弱而涩,为无子,精气清冷也。妇人少腹冷,恶寒,少年者得之,为无子;年大者得之,为绝产。肥人脉细,胞有寒,故令少子。色黄者,胸中有寒。

《素问》曰:督脉生病,其女子不孕。注曰:督与冲任并起于胞间也。

龚信曰:求嗣之脉,专责于尺。右尺偏旺,火动好色;左尺偏旺,阴虚非福;惟沉滑匀,易为生息;微涩精清,兼迟冷极;若见微濡,入房无力。女不好生,亦尺脉涩。陈氏士铎曰:脉有十二经,不宜太过而数,数则热;不宜不及而迟,迟则寒。不宜太无力而虚,乃正气血虚也;不宜太有力而实,乃正虚而火邪乘以实之也。亦有男女上热下寒、表实里寒而未得孕者,宜睡时服凉膈药以清上,早服补药以温下,暂进升散药以达表,久服厚味药以实里。又有女人气多血少、寒热不调、月水先后、白带频下而无子者,皆当诊脉而以活法治之。

万全曰:男子以精为主,女子以血为主。阳精溢泻而不竭,阴血时下而不愆。阴阳交畅,精血合凝,胚胎结而生育滋矣。不然,阳施不能下应于阴,阴亏不能上从乎阳,阴阳抵牾精血乖离,是以无子。

无子之由。陈士铎曰:凡男不能生子,有六病;女不能生子,有十病。六病维何？一精寒也，二气衰也，三痰多也，四相火盛也，五精少也，六气郁也。精寒者，肾中之精寒，虽射入子宫，而女子胞胎不纳，不一月而即堕矣。气衰者，阳气衰也，气衰而不能久战，以动女之欢心，男精已泄，而女精未交，何能生物乎？精少者，虽能人而精必衰薄，胞胎之口大张，些少之入，何能餍足？故随入而随出矣。痰多者，多湿也，多湿则精不纯矣。夹杂之精，纵然生子，必致夭丧。相火甚者，过于久战，女情已过，而男精未施，及男精施而女兴寝，又安能生育哉？气郁者，肝气郁塞，不能生胞中之火，则怀抱忧愁，而阳事因之不振，或临炉而兴已阑，或对垒而戈忽倒，女子之春思正浓，而男子之浩叹顿起，柴米之心难忘，调笑之言绝少，又何能种玉蓝田哉？故精寒者温其火，气衰者补其气，痰多者消其痰，火盛者补其水，精少者益其精，气郁者舒其气，则男之无子者，可以有子，不可徒补其相火也，世医通病。十病维何？一胞胎冷也，二脾胃寒也，三带脉急也，四肝气郁也，五痰气盛也，六相火旺也，七肾水亏也，八任督病也，九膀胱气化不行也，十气血虚而不能摄精也。胞胎之脉，所以受物者也，暖则生物，而冷则杀物矣。纵男子精热而时入之，安能茹之而不吐乎？脾胃虚寒，则带脉之间必然无力，精即射入胞胎，又安能胜任乎？带脉宜迟不宜急，脉急者，由于腰脐不利也，腰脐不利则胞胎无力，又安能载物乎？肝气郁则心境不舒，何能为欢于床第？痰气盛者，必肥妇也，毋论身肥，则下体过胖，子宫缩入，难以受精，即或男甚健，鼓勇而战，精射直入，而湿由膀胱，必有泛溢之虞。相火旺者，过于焚烧，焦干之地，又苦草木难生。肾水亏者子宫燥涸，禾苗无雨露之濡，亦成萎黄，必有堕胎之患。任督之间，倘有并瘕痕之症，则物不能施，因外有所障也。膀胱与胞胎相近，倘气化不行，则水湿之气必且渗入胞胎，而不能受孕。女子怀胎，必气血足而后能养，倘气虚则阳衰，血虚则阴衰，气血双虚则胞胎下堕，而不能升举，小产之不免也。故胞胎冷者温之，脾胃寒者暖之，带脉急者缓之，肝气郁者开之，痰气盛者消之，相火旺者平之，肾气衰者补之，任督病者除之，膀胱气化不行者助其肾气，气血不能摄胎者益其气血，则女之无子者，亦可以有子，而不可徒治其胞胎为也。

按语：不孕不育的原因，于男子主要有六病（精寒、气衰、痰多、相火盛、精少、气郁），于女子主要有十病，病因复杂，大体可以归纳为宫寒、脾胃虚寒、肝郁、痰湿壅盛、肾虚、血虚。现代医学认为，后天病理性不孕不育的原因，于男方主要为神经衰弱、睾丸疾病、精子质量差等所致，于女子为排卵障碍、输卵管因素、各种子宫疾病引起的受精卵着床障碍。据统计，不孕症患者女方约占2/3，男方约占1/3。女子不孕除极少数先天性的畸形、缺陷外，大多经治疗后可受孕。

（2）治男女求嗣方：如下。

温肾丸：无子宜服。

熟地、萸肉各三两，巴戟二两，当归、菟丝子、鹿茸、益智仁、生地、杜仲、茯神、山药、远志、续断、蛇床子各一两。蜜丸，酒下。精不固，倍鹿茸，加龙骨、牡蛎。

琥珀调经丸：治妇人胞冷无子，能令经正。

香附（一斤，童便、醋分浸九日，和熟艾四两，再加醋五碗，煮干）、川芎、当归、白芍、熟地、生地、没药各二两，琥珀一两。醋糊丸，艾醋汤下。

暖宫螽斯丸：治妇人无子。

厚朴一两二钱半，吴萸、茯苓、白及、白蔹、白附子、石菖蒲、肉桂、人参、没药各一两，酒当归、细辛、乳香、酒牛膝各七钱半。蜜丸，酒下一二十丸。壬子日修合，一名壬子丸。

济阴丹：治数经堕胎，胞冷无子，皆冲任虚冷，胞内宿夹疾病，经不调或崩带三十六疾，致孕育不成，亦治产后百病。

苍术八两，香附、熟地、泽兰各四两，蚕退纸、人参、桔梗、石斛、藁本、秦艽、甘草各二两，当归、肉桂、干姜、细辛、丹皮、川芎各一两半，木香、茯苓、京墨煅、桃核仁各一两，川椒、山药各七钱半。糯米炒，一升大豆黄卷炒，半升。蜜丸，每两作六丸。每丸细嚼，酒或醋汤下。

温经汤：治冲任虚，月不调，或曾半产，瘀血停留，唇口干燥，五心烦热，少腹冷痛，久不受胎。

炮附子、当归等分，每咀片三钱，空心煎服。

加味养荣丸：治经来前外潮内烦，咳嗽食少，头昏目眩，带下血风、血气，久无子及一切痰火等症，服之受孕。亦治胎动胎漏，常服可不小产。

熟地、当归、白术（炒）各二两，白芍、川芎、黄芩、香附各一两半，陈皮、贝母、麦冬、茯苓各一两，阿胶七钱，甘草五钱，黑豆（去皮，炒）四十粒。蜜丸，酒下，忌猪血。

附前人效方。

大黄圆：治带下百病，无子。

川芎五两，大黄（切，炒黑）、柴胡、朴硝、干姜各一两，茯苓二两，川椒两半。蜜丸，先食服七丸，米饮下，加至十丸，以知为度。五日微下，十日下血，二十日下长虫及青黄汁，三十日病除，五十日肥白。

紫石英天门冬丸：治风冷在子宫，有子常随，或始为妇，便患心痛，仍成心疾，月水都未曾来。服之肥充，令人有子。

紫石英、禹余粮、天冬各三两，芫荑、乌头、肉桂、肉苁蓉、甘草、石斛、五味子、柏子仁、人参、泽泻、远志、杜仲各二两，川椒、卷柏、桑寄生、云母石、石南、当归、乌贼骨各一两。蜜丸，酒下二十丸，加至四十丸，日二服。

资生顺坤丸：治女子寒多热少，久无孕。

四制香附（去头末，取中末）半斤，酒当归、土白术各三两，川芎、白芍、益母草、熟地、生地、茯苓、丹皮、黄芩、柴胡、臭椿根、白皮各二两。醋糊丸，空腹淡醋汤下，食干物压之。

苍术导痰丸：肥盛妇人无子。

制苍术、醋香附各二两，南星、半夏、枳壳、川芎、神曲各一两，飞滑石四两，陈皮、茯苓各半两。姜汁浸，蒸饼丸。

韩飞霞女金丹：治子宫虚寒不受孕。

白术、当归、川芎、赤石脂、白薇、丹皮、延胡索、人参、藁本、白芍、肉桂、没药、茯苓、甘草各一两。上除石脂、没药另研，余酒浸三日，焙干为末，足十五两，香附醋浸三日，略炒，为细末，亦取足十五两。筛，和蜜丸弹子大，瓷瓶收。每取七丸，鸡未鸣下一丸，以茶清漱咽喉后细嚼，以酒或白汤下，咸物干果压之，服至四十丸为一剂，以经调受孕为度。胎中三日一丸，百日止。

艾附暖宫丸：治子宫虚寒不受孕。

香附（醋五升，煮一日夜，打烂，勿作饼，慢火焙干）六两，艾叶、当归各三两，川断半两，吴萸、川芎、白芍、黄芪各二两，生地一两，官桂五钱。醋糊丸，食远淡醋汤下。壬子日合，或天德合、月德合，生气日虔制。

乌鸡丸：治妇人脾胃虚弱，冲任损伤，血气不足，经候不调，以致无子。服之屡验。

白毛乌骨雄鸡（先以粳米喂七日，勿令食虫蚁，吊死去毛杂，以一斤为率）一只，生地、熟地、天冬、麦冬（入肚中，好酒十碗，砂罐煮烂，取出，再用桑柴火上焙，去药，更以余酒淹尽，焙至枯焦）各二两，杜仲、归身、川芎、白术、丹参、茯苓、破故纸、人参、炙草、酒洗肉苁蓉（去鳞甲，切片，烘干）、小茴香（微炒）、砂仁各一两，香附（醋浸三日，焙干）四两。酒调面糊丸，每五十丸，空心温酒或米饮下。

金凤衔珠：治月经不调，赤白带下，经病脐腹痛，小便白浊，阳事不举，遗精等。

蛇床子四钱，母丁香、肉桂、杏仁、白及、吴萸、菟丝子、北细辛、薏苡仁、砂仁、牡蛎、川椒各三钱，麝香少许。生蜜丸樱桃大，每用一丸。入炉柔存，多待，先动其情，待药性行，方交，一月后即有孕矣。

抑气丸：治妇人气盛于血，所以无子。寻常目晕头眩、膈满体疼、怔忡，皆可服。

香附、陈皮各二两，茯神、炙草各一两。每末三钱，不拘时，白汤下。

琥珀调经丸:治妇人胞冷无子,能令经调。

香附(分各半,童便、醋各浸九日,和净熟艾四两,再加醋五碗,砂锅内炒干)一斤,琥珀一两,川芎、当归、熟地、白芍、生地、没药各二钱。

24.《傅青主女科》(清·傅山)

身瘦不孕:妇人有瘦怯身躯,久不孕育,一交男子,即卧病终朝。人以为气虚之故,谁知是血虚之故乎。或谓血藏于肝,精涵于肾,交感乃泄肾之精,与血虚何与? 殊不知肝气不开,则精不能泄,肾精既泄,则肝气亦不能舒。以肾为肝之母,母既泄精,不能分润以养其子,则木燥乏水,而火且暗动以铄精,则肾愈虚矣。况瘦人多火,而又泄其精,则水益少而火益炽,水虽制火,而肾精空乏,无力以济,成火在水上之卦,所以倦怠而卧也。此等之妇,偏易动火。然此火因贪欲而出于肝木之中,又是偏燥之火,绝非真火也。且不交合则已,交合又偏易走泄,此阴虚火旺不能受孕。即偶尔受孕,必致逼干男子之精,随种而随消者有之。治法必须大补肾水而平肝木,水旺则血旺,血旺则火消,便成水在火上之卦。方用养精种玉汤。

大熟地(九蒸)一两,当归(酒洗)五钱,白芍(酒洗)五钱,萸肉五钱,蒸熟,水煎服。三月便可身健受孕,断可种子。此方之用,不特补血而纯于填精,精满则子宫易于摄精,血足则子宫易于容物,皆有子之道也。惟是贪欲者多,节欲者少,往往不验。服此者果能节欲三月,心静神清,自无不孕之理。否则不过身体健壮而已,勿咎方之不灵也。服药三月后不受孕,仍照原方加杜仲二钱(炒断丝),续断二钱,白术(土炒焦)五钱,云苓三钱,服数剂后必受孕。

按语:肾藏精,肝藏血,精血同源,相互资生,精血充实,血海充盈。肝主疏泄,肾主闭藏,血海蓄溢正常,自能摄精成孕。若阴血不足,则不能摄精成孕。治疗宜补血调经,方选养精种玉汤。当归、白芍养血调经,熟地黄益精填髓、养血滋阴。血充精满则易于摄精成孕。

胸满不思食不孕:妇人有饮食少思,胸膈满闷,终日倦怠思睡,一经房事,呻吟不已。人以为脾胃之气虚也,谁知是肾气不足乎。夫气宜升腾,不宜消降。升腾于上焦则脾胃易于分运,降陷于下焦则脾胃难于运化。人乏水谷之养,则精神自尔倦怠,脾胃之气可升而不可降也明甚。然则脾胃之气虽充于脾胃之中,实生于两肾之内。无肾中之水气,则胃之气不能腾;无肾中之火气,则脾之气不能化。惟有肾之水火二气,而脾胃之气始能升腾而不降也。然则补脾胃之气,可不急补肾中水火之气乎? 治法必以补肾气为主,但补肾而不兼补脾胃之品,则肾之水火二气不能提于至阳之上也。方用并提汤。

大熟地(九蒸)一两,巴戟(盐水浸)一两,白术(土炒)一两,人参五钱,黄芪(生用)五钱,山萸肉(蒸)三钱,枸杞二钱,柴胡五分,水煎服。三月而肾气大旺。再服一月,未有不能受孕者。此方补气之药多于补精,似乎以补脾胃为主矣。孰知脾胃健而生精自易,是脾胃之气与血,正所以补肾之精与水也。又益以补精之味,则阴气自足,阳气易升,自尔腾越于上焦矣。阳气不下陷,则无非大地阳春,随遇皆是化生之机,安有不受孕之理与! 胸满不孕,人每误为脾胃虚寒,不能克食。用扶脾消导之药,肾气愈虚,何能受孕。妙在立方不峻补肾火,所以不用桂附等药,但专补肾气,使脾胃之气不复下陷,则带脉气充,胞胎气暖,自然受孕无难矣。

按语: 饮食少思、胸膈满闷、倦怠思睡是由于脾胃运化失司所致。傅氏认为,胸满不思食是由于肾气不足,胃气失于蒸腾,真水上济,则胃体得润;肾火不足,脾气失于转输,真火上煦,则脾阳得温。治疗以补肾为主,然而补水不宜急投甘寒,以防抑火;补火不宜过用辛热,以防其伤阴。方用并提汤,该方以健脾益气药和温补肾阳药为主,同时配伍滋阴养血药。惟有温润填精、益气生精之品,则阴气自足,阳气自升。

下部冰冷不孕:妇人有下身冰冷,非火不暖,交感之际,阴中绝无温热之气。人以为天分之薄也,谁知是胞胎寒之极乎! 夫寒冰之地,不生草木;重阴之渊,不长鱼龙。今胞胎既寒,何能受孕。虽男子鼓勇力战,其精甚热,直射于子宫之内,而寒冰之气相逼,亦不过茹之于暂而不能不吐之于久也。夫犹是人也,此妇之胞胎,何以寒凉至此,岂非天分之薄乎? 非也。盖胞胎居于心肾之间,上系于心而下系于肾。胞胎之寒凉,乃心肾二火之衰微也。故治胞胎者,必须补心肾二火而后可。方用温胞饮。

白术(土炒)一两,巴戟(盐水浸)一两,人参三钱,杜仲(炒黑)三钱,菟丝子(酒浸,炒)三钱,山药(炒)三钱,芡实(炒)三钱,肉桂(去粗,研)三钱,附子(制)二分,补骨脂(盐水炒)二钱,水煎服。一月而胞胎热。此方之妙,补心而即补肾,温肾而即温心。心肾之气旺,则心肾之火自生。心肾之火生,则胞胎之寒自散。原因胞胎之寒,以至茹而即吐,而今胞胎既热矣,尚有施而不受者乎? 若改汤为丸,朝夕吞服,尤能摄精,断不至有伯道无儿之叹也。今之种子者多喜服热药,不知此方特为胞胎寒者设,若胞胎有热则不宜服。审之。

按语: 宫寒不孕,临床多见。傅氏认为宫寒由于心肾二火衰微,难以摄精成孕,方用温胞饮,补心肾之气,心肾之气旺,则心肾之火自生,心肾之火生,则胞胎之寒自散。佐以养精益气,使火旺而精不伤,阳回而血充沛,自能摄精成孕。

胸满少食不孕:妇人有素性恬淡,饮食少则平和,多则难受,或作呕泄,胸膈胀满,久不受孕。人以为赋禀之薄也,谁知是脾胃虚寒乎? 夫脾胃之虚寒,原因心肾之虚寒耳。盖胃土非心火不能生,脾土非肾火不能化。心肾之火衰,则脾胃失生化之权,即不能消水谷以化精微矣。既不能化水谷之精微,自无津液以灌溉于胞胎之中。欲胞胎有温暖之气以养胚胎,必不可得。纵然受胎,而带脉无力,亦必堕落。此脾胃虚寒之咎,故无玉麟之毓也。治法可不急温补其脾胃乎?然脾之母原在肾之命门,胃之母原在心之包络。欲温脾胃,必须补二经之火。盖母旺子必不弱,母热子必不寒,此子病治母之义也。方用温土毓麟汤。

巴戟(去心,酒浸)一两,覆盆子(酒浸,蒸)一两,白术(土炒)五钱,人参三钱,怀山药(炒)五钱,神曲(炒)一钱,水煎服。一月可以种子矣。此方之妙,温补脾胃而又兼补命门与心包络之火。药味不多,而四经并治。命门心包之火旺,则脾与胃无寒冷之虞。子母相顾,一家和合,自然饮食多而善化,气血旺而能任。带脉有力,不虞落胎,安有不玉麟之育哉!少食不孕与胸满不思饮食有间,一补肾中之气,一补命门与心包络之火。药味不多,其君臣佐使之妙,宜细参之。

按语:《难经·三十六难》云:"命门者,诸神精之所舍,原气之所系也,故男子以藏精,女子以系胞,其气与肾通。"心属火,主血脉,心肾相济,阴阳平衡则经调体健。若心肾火衰,则脾胃失生化之权,不能运输水谷之精微,无血养胞胎,故不能摄精成孕。治宜温脾胃,补心肾之火。可选温土毓麟汤。

少腹急迫不孕:妇人有少腹之间自觉有紧迫之状,急而不舒,不能生育。此人人之所不识也,谁知是带脉之拘急乎?夫带脉系于腰脐之间,宜弛而不宜急。今带脉之急者,由于腰脐之气不利也。而腰脐之气不利者,由于脾胃之气不足也。脾胃气虚,则腰脐之气闭,腰脐之气闭,则带脉拘急。遂致牵动胞胎,精即直射于胞胎,胞胎亦智能茹纳,而力难负载,必不能免小产之虞。况人多不能节欲,安得保其不坠乎?此带脉之急,所以不能生子也。治法宜宽其带脉之急。而带脉之急,不能遽宽也,宜利其腰脐之气。而腰脐之气,不能遽利也,必须大补其脾胃之气与血,而腰脐可利,带脉可宽,自不难于孕育矣。方用宽带汤。

白术(土炒)一两,巴戟(酒浸)五钱,补骨脂(盐水炒)一钱,人参三钱,麦冬(去心)三钱,杜仲(炒黑)三钱,大熟地(九蒸)五钱,肉苁蓉(洗净)三钱,白芍(酒炒)三钱,当归(酒洗)二钱,五味(炒)三分,建莲子(不去心)二十粒,水煎服。四剂少腹无紧迫之状,服一月即受胎。此方之妙,脾胃两补,而又利其腰脐之气,自然带脉宽舒,可以载物而胜任矣。或疑方中用五味、白芍之酸收,不增带脉之急,而反得带脉之宽,殊不可解。岂知带脉之急,由于气血之虚,盖血虚则缩而不伸,气虚则挛而不达。用芍药之酸以平肝木,则肝不克脾。用五味之酸以生肾水,则肾能益带。似相妨而实相济也,何疑之有。凡种子治法,不出带脉、胞胎二经。数言已泄造化之秘矣。

按语:带脉为奇经之总束,绕腰一周,主腰以下疾患,约束督、任、冲脉,和生育有较大关系。《奇经八脉考·气口九道脉篇》曾言带脉病变"令人无子",带脉有病,不仅难于生育,即或受孕,胞胎不牢靠,每致引起漏胎、早产。带脉损伤的原因,有因跌仆闪挫,有因纵欲,也有因先天不足,肾气虚弱,带脉失调。傅氏用宽带汤补阳固带,固摄带脉,带脉巩固,诸脉功能恢复正常,故可摄精成孕。

嫉妒不孕:妇人有怀抱素恶不能生子者,人以为天心厌之也。谁知是肝气郁结乎。夫妇人之有子也,必然心脉流利而滑,脾脉舒徐而和,肾脉旺大而鼓指,始称喜脉。未有三部脉郁而能生子者也。若三部脉郁,肝气必因之而更郁,肝气郁则心肾之脉必致郁之极而莫解。盖子母相依,郁必不喜,喜必不郁也。其郁而不能成胎者,以肝木不舒,必下克脾土而致塞。脾土之气塞,则腰脐之气必不利。腰脐之气不利,必不能通任脉而达带脉,则带脉之气亦塞矣。带脉之气既塞,则胞胎之门必闭,精即到门,亦不得其门而入矣。其奈之何哉?治法必解四经之郁,以开胞胎之门,则几矣。方用开郁种玉汤。

白芍(酒炒)一两,香附(酒炒)三钱,当归(酒洗)五钱,白术(土炒)五钱,丹皮(酒洗)三钱,茯苓(去皮)三钱,花粉二钱,水煎服。一月则郁结之气开,郁开则无非喜气之盈腹,而嫉妒之心亦可以一易,自然两相合好,结胎于顷刻之间矣。此方之妙,解肝气之郁,宣脾气之困,而心肾之气亦因之俱舒,所以腰脐利而任带通达,不必启胞胎之门,而胞胎自启。不特治嫉妒者也。方似平平无奇,然却能解妒种子,不可忽视。若怀娠而仍然嫉妒,必致血郁堕胎。即幸不堕胎,生子多不能成。方加解妒饮合煎之,可保无虞,必须变其性情始效。解妒饮:黍、谷各九十粒,麦(生用)、小黑豆各四十九粒(豆炒熟),高粱五十五粒。

按语:郁证之始,起自肝经。不伤营阴,即损脾土。《金匮要略》早有"见肝之病,知肝传脾,当先实脾"之训。傅氏对此亦颇为重视,故对肝气郁结者,治宜解肝气之郁兼以扶脾,疏肝兼以养阴,使郁去脾健而血不伤。开郁种玉汤疏肝健脾,养血调经,临床应用颇效,可供参考。

肥胖不孕:妇人有身体肥胖,痰涎甚多,不能受孕者。人以为气虚之故,谁知是湿盛之故乎。夫湿从下受,乃言外邪之湿也。而肥胖之湿,实非外邪,乃脾土之内病也。然脾土既病,不能分化水谷以养四肢,宜其身躯瘦弱,何以能肥胖乎?不知湿盛者多肥胖,肥胖者多气虚,气虚者多痰涎,外似健壮而内实虚损也。内虚则气必衰,气衰则不能行水,而湿停于肠胃之间,不能化精而化涎矣。夫脾本湿土,又因痰多,愈加其湿。脾不能受,必浸润于胞胎,日积月累,则胞胎竟变为汪洋之水窟矣。且肥胖之妇,内肉必满,遮隔子宫,不能受精,此必然之势也。况又加以水湿之盛,即男子甚健,阳精直达子宫,而其水势滔滔,泛滥可畏,亦遂化精成水矣,又何能成妊哉。治法必须以泄水化痰为主。然徒泄水化痰而不急补脾胃之气,则阳气不旺,湿痰不去,人先病矣。乌望其茹而不吐乎!方用加味补中益气汤。

人参三钱,黄芪(生用)三钱,柴胡一钱,当归(酒洗)三钱,白术(土炒)一两,升麻四分,陈皮五分,茯苓五钱,半夏(制)三钱。水煎服。八剂痰涎尽消,再十剂水湿利,子宫润出,易于受精而成孕矣。其在于昔,则如望洋观海;而至于今,则是马到成功也。快哉!此方之妙,妙在提脾气而升于上,作云作雨,则水湿反利于下行。助胃气而消于下,为津为液,则痰涎转易于上化。不必用消化之品以损其肥,而肥自无碍;不必用浚决之味以开其窍而窍自能通。阳气充足,自能摄精,湿邪散除,自可受种。何肥胖不孕之足虑乎!再十剂,后方加杜仲一钱半(炒断丝),续断一钱半(炒),必受孕矣。

按语:素体肥体,多痰多湿,脾胃虚弱,运化失调,水精不能四布,反化为饮,痰湿内生,湿浊不化,躯脂满溢,遮盖子门,子宫难于摄精成孕,治宜健脾益气、祛湿化痰、启宫助孕,方用加味补中益气汤。痰湿型不孕多见于内分泌失调、甲状腺功能低下或多囊卵巢患者。形体肥胖、带下量多如涕为其主要指征。临床用苍沙导痰丸加减,疗效较好。

骨蒸夜热不孕:妇人有骨蒸夜热,遍体火焦,口干舌燥,咳嗽吐沫,难于生子者。人以为阴虚火动也,谁知是骨髓内热乎?夫寒阴之地固不生物,而干旱之田岂能长养?然而骨髓与胞胎何相关切,而骨髓之热,即能使人不嗣,此前贤之所未言者也。山一旦创言之,不几为世俗所骇乎?而要知不必骇也,此中实有其理焉。盖胞胎为五脏外之一脏耳,以其不阴不阳,所以不列于五脏之中。所谓不阴不阳者,以胞胎上系于心包,下系于命门。系心包者通于心,心者阳也;系命门者通于肾,肾者阴也。是阴之中有阳,阳之中有阴,所以通于变化。或生男或生女,俱从此出。然必阴阳协和,不偏不枯,始能变化生人,否则否矣。况胞胎既通于肾,而骨髓亦肾之所化也。骨髓热由于肾之热,肾热而胞胎亦不能不热。且胞胎非骨髓之养,则婴儿无以生骨。骨髓过热,则骨中空虚,惟存火烈之气,又何能成胎?治法必须清骨中之热。然骨热由于水亏,必补肾之阴,则骨热除,珠露有滴濡之喜矣。壮水之主,以制阳光,此之谓也。方用清骨滋肾汤。

地骨皮(酒洗)一两,丹皮五钱,沙参五钱,麦冬(去心)五钱,元参(酒洗)五钱,五味子(炒,研)五分,白术(土炒)三钱,石斛二钱,水煎。连服三十剂而骨热解,再服六十剂自受孕。此方之妙,补肾中之精,凉骨中之热,不清胞胎而胞胎自无太热之患。然阴虚内热之人,原易受妊,今因骨髓过热,所以受精而变燥,以致难于育子,本非胞胎之不能受精。所以稍补其肾,以杀其火之有余,而益其水之不足,便易种子耳。治骨髓热所以不用熟地,方极善。用者万勿加减。凡峻药病去七分即止,不必拘泥三十剂、六十剂之数。三元生人不一。余类推。

按语:肾主藏精,阴精亏虚,水亏火旺,热伏冲任,胞宫被灼,则不能摄精成孕。治疗宜滋肾清热,壮水之主以制阳光,方选清骨滋肾汤。

腰酸腹胀不孕:妇人有腰酸背楚,胸满腹胀,倦怠欲卧,百计求嗣不能如愿。人以为腰肾之虚也,谁知是任督之困乎。夫任脉行于前,督脉行于后,然皆从带脉之上下而行也。故任脉虚则带脉坠于前,督脉虚则带脉坠于后,虽胞胎受精亦必小产。况任督之脉既虚,而癥痕之症必起。癥痕碍胞胎而外障,则胞胎缩于癥痕之内,往往精施而不能受。虽饵以玉燕,亦何益哉!治法必须先去其癥痕之病,而补其任督之脉,则提挈天地,把握阴阳,呼吸精气,包裹成形,力足以胜任而无虞矣。外无所障,内有所容,安有不能生育之理!方用升带汤。

白术(土炒)一两,人参三钱,沙参五钱,肉桂(去粗,研)一钱,荸荠粉三钱,鳖甲(炒)三钱,茯苓三钱,半夏(制)一钱,神曲(炒)一钱。水煎。连服三十剂,而任督之气旺。再服三十剂。而癥痕之症除。此方利腰脐之气,正升补任督之气也。任督之气升,而癥痕自有难容之势。况方中有肉桂以散寒,荸荠以祛积,鳖甲之攻坚,茯苓之利湿,有形自化于无形,满腹皆升腾之气矣。何至受精而再坠乎哉!此方为有癥痕而设,故用沙参、荸荠粉、鳖甲以破坚理气。若无癥痕,去此三味加杜仲一钱半(炒黑),泽泻一钱半(炒),甘枸杞二钱,三味服之,腰酸腹胀自除矣。鳖甲破气,不可误服,惟有癥痕与木郁者宜之。

按语:女子月经不调多与冲任有关。带下等症,乃带脉为病。傅氏在此认识到癥痕可导致不孕,与现代医学认识的盆腔包块(诸如子宫肌瘤、卵巢囊肿之类)影响受孕是一致的。对于奇经病变,叶天士谓:"奇经之结实者,古人必用苦辛和芳香,以通经络;其虚者,必辛甘温补,佐以疏行脉络,务在使气血调和,病必痊愈。"本方温经散寒,攻坚祛积,攻补兼施,使癥积除而正气不伤,方选升带汤。

便涩腹胀足浮肿不孕:妇人有小水艰涩,腹胀脚肿,不能受孕者。人以为小肠之热也,谁知是膀胱之气不化乎。夫膀胱原与胞胎相近,膀胱病而胞胎亦病矣。然水湿之气必走膀胱,而膀胱不能自化,必得肾气相通,始能化水,以出阴器。倘膀胱无肾气之通,则膀胱之气化不行,水湿之气必且渗入胞胎之中,而成汪洋之势矣。汪洋之田,又何能生物也哉?治法必须壮肾气以分消胞胎之湿,益肾火以达化膀胱之水。使先天之本壮,则膀胱之气化;胞胎之湿除,而汪洋之田化成雨露之壤矣。水化则膀胱利,火旺则胞胎暖,安有布种而不发生者哉!方用化水种子汤。

巴戟(盐水浸)一两,白术(土炒)一两,茯苓五钱,人参三钱,菟丝子(酒炒)五钱,芡实(炒)五钱,车前(酒炒)二钱,肉桂(去粗,研)一钱。水煎服。二剂膀胱之气化,四剂艰涩之症除,又十剂虚胀脚肿之病形消。再服六十剂,肾气大旺,胞胎温暖易于受胎而生育矣。此方利膀胱之水,全在补肾中之气。暖胞胎之气,全在壮肾中之火。至于补肾之药,多是濡润之品,不以湿而益助其湿乎?

然方中之药,妙于补肾之火,而非补肾之水,尤妙于补火而无燥烈之虞,利水而非荡涤之猛。所以膀胱气化,胞胎不湿,而发荣长养无穷与。便涩、腹胀、足浮肿,此病极多。不惟不能受孕,抑且渐添杂症,久而不愈,甚有成劳瘵不治者。此方补水而不助湿,补火而使归原,善极,不可加减一味。若无好肉桂,以破故纸一钱(炒)代之。用核桃仁二个,连皮烧黑去皮,用仁作引。若用好肉桂,即可不用核桃引。

按语:肾与膀胱相表里,肾阳虚衰,命火不足,则不能化气行水。寒湿聚于胞宫,则不能摄精成孕,治疗宜温补肾阳,化气利湿,寒湿祛除则能成孕,方选化水种子汤。

25.《女科经纶》(清·萧埙)

妇人无子属冲任不足肾气虚寒。《圣济总录》曰:妇人所以无子,由冲任不足,肾气虚寒故也。《黄帝内经》谓:女子二七天癸至,任脉通,太冲脉盛,阴阳和,故能有子。若冲任不足,肾气虚寒,不能系胞,故令无子。亦有本于夫病妇者,当原所因调之。

妇人不孕属风寒袭于子宫。缪仲淳曰:女子系胞于肾及心胞络,皆阴脏也。虚则风寒乘袭子宫,则绝孕无子,非得温暖药,则无以去风寒而资化育之妙。唯用辛温剂,加引经,至下焦,走肾及心胞,散风寒,暖子宫为要也。

妇人不孕属冲任伏热真阴不足。朱丹溪曰:妇人久无子者,冲任脉中伏热也。夫不孕由于血少,血少则热,其原必起于真阴不足。真阴不足,则阳胜而内热,内热则荣血枯,故不孕。益阴除热,则血旺易孕矣。《脉诀》曰:血旺易胎,气旺难孕是也。

妇人不孕属阴虚火旺不能摄精血。缪仲淳曰:女子血海虚寒而不孕者,诚用暖药。但妇人不孕,亦有阴虚火旺,不能摄受精血,又不可纯用辛温药矣。

妇人不孕属血少不能摄精。朱丹溪曰:人之育胎,阳精之施也,阴血能摄之,精成其子,血成其胞,胎孕乃成。今妇人无子,率由血少不足以摄精也。血少固非一端,然欲得子者,必须补其精血,使无亏欠,乃可成胎孕。若泛用秦桂丸之剂,熏戕脏腑,血气沸腾,祸不旋踵矣。又曰:瘦弱妇人,性躁多火,经水不调,不能成胎。以子宫干涩无血,不能摄受精血故也。益水养阴,宜大五补丸、增损三才丸加减,以养血主之。东垣有六味丸。补妇人阴血不足无子,服之能胎孕。

妇人不孕戒服秦桂丸热药论。朱丹溪曰:无子之因,多起于妇人。医者不求其因起于何处,遍阅古方,唯秦桂丸,用温热药,人甘受燔灼之祸而不悔,何也?或曰春气温和,则万物发生,冬气寒冽,则万物消阴,非秦桂温热,何以得子脏温暖成胎?予曰:妇人和平,则乐有子。和则气血匀,平则阴阳不争。今服此药,经血必紫黑,渐成衰少。始则饮食渐进,久则口苦而干,阴阳不平,血气不和,病反蜂起,以秦桂丸耗损真阴故也,戒之。

按语:秦桂丸为妇人子宫虚寒积冷不孕者设。若血虚火旺,真阴不足,不能摄精者服之,则阴血反耗,而燥热助邪矣。

慎斋按:以上六条,序妇人不孕,有虚寒、伏热、肾虚、血少,为不足之病也。

妇人不孕属于实痰。张子和曰:有妇人年三十四,梦与鬼交,及见神堂阴司,舟楫桥梁,如此一十五年,竟无妊娠。此阳火盛于上,阴水盛于下。见鬼神者,阴之灵。神堂者,阴之所。舟楫桥梁,水之用。两手寸脉皆沉而伏,知胸中有实痰也。凡三涌、三泄、三汗,不旬日而无梦,一月而有娠。

妇人不孕属脂膜闭塞子宫。朱丹溪曰:妇人肥盛者,多不能孕育,以身中有脂膜闭塞子宫,致经事不行。瘦弱妇人不能孕育,以子宫无血,精气不聚故也。肥人无子,宜先服二陈汤,四物去生地,加香附,久服之。丸更妙。

妇人不孕属湿痰闭子宫。朱丹溪曰:肥盛妇人,禀受甚浓,恣于酒食,经水不调,不能成孕。以躯脂满溢,湿痰闭塞子宫故也。宜燥湿、去痰、行气,二陈加木香、二术、香附、芎、归,或导痰汤。

妇人不孕属于积血。陈良甫曰:妇人有全不产育,及二三十年断绝者,荡胞汤主之,日三服,夜一服,温覆汗,必下积血及冷赤脓如豆汁,力弱大困者,一二服止。

妇人不孕分肥瘦有痰与火之别。何松庵曰:有肥白妇人不能成胎者,或痰滞血海,子宫虚冷,不能摄精,尺脉沉滑而迟者,当温其子宫,补中气,消痰为主。有瘦弱妇人不能成胎者,或内热多火,子宫血枯,不能凝精,尺脉洪数而浮者,当滋阴降火、顺气养血为主。

慎斋按:以上五条,序妇人不孕,有痰饮、积血、脂膜,为实邪有余之病也。

妇人不孕病情不一论。薛立斋曰:妇人不孕,亦有六淫七情之邪伤冲任。或宿疾淹留,传遗脏腑,或子宫虚冷,或气旺血衰,或血中伏热。又有脾胃虚损,不能荣养冲任。更当审男子形质何如。有肾虚精弱,不能融育成胎。有禀赋原弱,气血虚损。有嗜欲无度,阴精衰惫。各当求原而治。至大要,则当审男女尺脉。若右尺脉细,或虚大无力,用八味丸。左尺洪大,按之无力,用六味丸。两尺俱微细,或浮大,用十补丸。若误用辛热燥血,不唯无益,反受其害矣。

慎斋按:以上一条,序不孕之理,兼男女病情而论之也。

26.《女科精要》(清·冯兆张)

(1)"嗣育门绪论"内容如下。

妇人无子者,或经不匀,或血不足,或有疾病,或交不时,四者而已。调其经而补其血,去其病而节其欲,无疾病而交有时,岂有不妊娠者乎。然更有二,凡肥盛妇人,禀受甚浓,恣于酒食,不能有胎,谓之躯脂满溢,闭塞子宫,宜燥湿痰,如星、半、苍术、芎、香附、陈皮,或导痰汤之类;若是瘦怯性急之人,经水不调,不能成胎,谓之子宫干涩无血,不能摄受精气,宜凉血降火。妇人不孕,亦有六淫七情之邪伤冲任,或宿疾淹留,传遗脏腑;或子宫虚冷;或气旺血衰,或血中伏热;或脾胃损,不能荣养冲任;或有积血积痰,凝滞胞络。更当审男子形质何如?有肾虚精弱;有禀受不足,气虚血损;有嗜欲无度,阴精衰竭,各当求原而治。又当审其男女尺脉,若有尺脉细或虚大无力,用八味丸。左尺洪大,按之无力,用六味丸。两尺俱微细,或浮大,用十补丸。若徒用辛热燥血,不惟无益,反受其害矣。

按语:妇人不孕,多由于月经不调、气血不足、患有它疾、房事不节,基于此应调理月经、补养气血、祛除它病、节制房事,即可孕育。此外,肥胖妇人不孕,多由于脂肪壅滞冲任,有碍血海满溢,并闭塞子宫,不能摄精成孕,应给予导痰汤之类燥湿化痰。若瘦弱阴虚火旺妇人月经不调,不能孕育,多由于子宫气血不足不能摄取精血,应清热凉血降火。此处还指出妇人不孕的病因有六淫七情、患有宿疾、子宫虚寒、气多血少、血热、脾胃受损、痰血凝滞。

(2)"受胎总论"如下。

启宫丸:治妇人肥盛,子宫脂满壅塞,不能孕育。

川芎、白术、半夏曲、香附各一两,茯苓、神曲各五钱,橘红、甘草各二钱,粥丸,白汤送下三钱。橘、半、白术燥湿以除痰,香附、神曲理气以消滞,川芎散郁以活血,茯苓、甘草去湿和中,助其生气,则壅者,通塞者启矣。肥而不孕,多由痰盛,故以二陈为君,而加气血药也。

诜诜丸:治妇人冲任虚寒,胎孕不成,或多损坠。

当归(酒洗,焙)、川芎、石斛(酒浸,炒)、白芍药、牡丹皮、延胡索各一两,肉桂(去皮)五钱、泽兰叶、白术各一两五钱,干姜(泡)五钱,熟地黄(洗、焙)二两,为末,醋糊丸,桐子大,每服五十丸,空心温酒下。

27.《女科切要》(清·吴道源)

经准不孕:妇人月信准而不受胎者,其故有三。有因痰闭子宫者,有因气食生冷者,有因男子阳伤易泄者。如痰闭子宫者,其妇必肥白,经来腹不痛,宜导痰汤,或人参半夏丸之类,或二陈合四物汤。如气食生冷所致者,其腹多痛,宜温之,千金吉祥丸之类,如咳嗽,又不宜服,以四物加陈皮、香附、山楂。如气作泻,用枳实丸。如男子精寒易泄,不能受孕者,与妇无干,只宜男子服药。或谓经水正而子宫寒者,万无是理也。盖子宫若寒,经水必过期矣。或又云:子宫寒者,因产时阴户着寒所致,第产后阴户着寒,产妇即便不语,岂能语者,尚谓着寒乎。

薛古蒙曰:妇人经行不正,每不受胎,然参前而受胎者亦有之,其血热故也。女科书云: 先期为血热,后期为血气,第有参前落后互兼者。何也? 大抵妇人性执,多恼着气,则气不调矣。夫气为血之母,气乱则经期亦乱矣。故调经以理气为先,宜以归附丸、四物丸之类。又有冲任寒损,胎孕不成,或成而后多堕者,诜诜丸主之。

按语:妇人月经调和而不孕是由于痰湿闭塞子宫、食用生冷导致子宫虚寒及男子精寒易泄。

诜诜丸:干姜、白术、丹皮、元胡、肉桂、泽兰、熟地、川芎、白芍、当归、石斛,上为末,醋糊丸,煮酒送下。

导痰汤:半夏、南星、橘红、枳实、茯苓、人参、菖蒲、竹茹、甘草,加姜煎。

《千金》吉祥丸:天麻(煨,一两),川芎、肉桂、丹皮、熟地、白术、柳絮、五味、茯苓、菟丝子、覆盆、枳实、桃花片(各一两),上为末,蜜丸,如豆大,每服五丸,空心,煮酒送下。

正元丹:调经种子。香附(一斤,用蕲艾三两,先以醋同浸一宿,分开,制醋、童便、盐山栀汤各制四两),阿胶(一两,蛤粉炒),枳壳(两半,炒半生半),生地、熟地、归身、白芍、川芎、茯苓(各四两),琥珀(二两)。共为末,醋糊丸,每日早晨,空心淡盐汤送下。

千金种子丸:令人多子,并治虚损梦遗。

沙蒺藜(四两),白莲须(四两),黄肉(三两),芡实(四两),覆盆(二两),龙骨(五钱,火)。共为末,蜜丸,空心淡盐汤下,忌房事一月。

28.《女科要旨》(清·陈修园)

门人问曰:妇人何以无子? 曰:妇人无子,皆由经水不调。经水所以不调者,皆由内有七情之伤、外有六淫之感,或气血偏盛、阴阳相乘所致。

种子之法,即在于调经之中,前论已详矣。若经水既调,身无他病,而亦不孕者,一则身体过于肥盛,脂满子宫而不纳精也,前人有启宫丸一方颇超然。修园最厌女科书,排列许多方名,徒乱人意,究竟是二陈汤加苍术、川芎、六神曲、香附之类,不如直说出来更妙。一则身体过于羸瘦,子宫无血而精不聚也,景岳有毓麟珠极效,然亦是八珍汤加菟丝子、鹿茸霜、川椒、杜仲四味,似亦不必另立名色也。其有生女不生男者,系以男人督脉不足,阳不胜阴;令其男人以鹿茸四具,人参一斤,远志四两,菟丝子半斤,醇酒为丸服之。所谓得其要者一言而尽,他书皆繁而无当也。

按语:妇人无子皆是因为月经不调,月经不调可因七情六淫、气血不调和而致。若月经调和而致不孕,一是因为身体过于肥胖,脂肪壅滞子宫不能摄精成孕,方用启宫丸;一是因为身体过于瘦弱,子宫气血不足,不能摄精成孕,方用毓麟珠。

启宫丸:半夏(制)、苍术、香附(童便浸炒)各四两,六神曲(炒)、茯苓(生研)、陈皮(盐水炒)各二两,川芎三两,蒸饼丸,酒下三钱服。苍术,又一本作白术。

毓麟珠:鹿角霜、川芎、白芍、生白术、茯苓各二两,川椒一两,人参二两,当归四两,杜仲、甘草各一两,菟丝、地黄各四两。上为末,炼蜜为丸,如梧桐子大,米汤无灰酒送下。

门人问曰:妇人不能得孕,或易于得孕,可以诊脉而预知之否乎?曰:陈楚良云:人身血气各有虚实寒热之异,惟察脉可以知,舍脉而独言药者,妄也。脉不宜太过而数,数则为热;不宜不及而迟,迟则为寒;不宜太有力而实,实者正气虚,火邪乘之以实也。治法当散郁、以伐其邪,邪去而后正可补。不宜太无力而虚,虚乃血气虚也。治法当补其气血,又有女子气多血少,寒热不调,月水违期,皆当诊脉,而以活法治之。务使夫妇之脉和平有力,交合有期,不妄用药,乃能生子也。

按语:通过诊察脉象而辨别月经不调的寒、热、虚、实,进而调理阴阳,使月水如期而致,经调则可种子矣。月经病的脉象常见的有滑脉、数脉、迟脉、沉脉、弦脉、涩脉、细脉、虚脉、实脉等。若月经病属热属实者,脉多滑数或弦数有力;属寒属实者,脉多沉弦或沉迟有力;属虚者,脉多细数或沉迟无力;属瘀者,脉多涩或弦;失血过多者,脉见虚大无力。治宜遵"热者寒之,寒者热之,虚者补之,实者攻之""谨察阴阳所在而调之,以平为期。"

母不受胎者,气盛血衰之故也。衰由伤于寒气,感于七情,气凝血滞,荣卫不和,以致经水前后多少,谓之阴失其道,何以能受?父不种子,气虚精弱故也。弱由过于色欲,伤乎五脏,脏皆有精而藏于肾,肾精既弱,辟之射者力微,矢枉不能中的,谓之阳失其道,何以能种?故腴地也不发瘠种,而大粒亦不长硗地,调经养精之道所宜讲也。

广嗣丸:此方乃论中所谓奇砭纳之户内者也。沉香、丁香、吴萸、官桂、白及各一钱,蛇床子、木鳖子、杏仁、砂仁、细辛各二钱。上十味,炼蜜为丸,如绿豆大。

固精丸:以下二方,乃论中所谓养精调经之平和药也。附子(一枚,重八钱,脐心作窍如皂角子大,入朱砂三钱,湿纸包煨,用一半)、牡蛎(一枚,漳泉二府所出者,童便遍涂,浓纸裹,米醋浸透,盐泥固济候干,以炭三斤煨之)、桂心(去皮)、龙齿、当归(酒焙洗)、石菖蒲(烧去毛)、山茱萸(去枝梗)、乌药(天台者)、益智(去枝梗)、杜仲(酒洗去丝)、牛膝(浸酒)、秦艽、细辛、桔梗、半夏(盐汤泡七次)、防风、川椒(去子并合口者)、茯神、白芍各三钱,干姜(炒半生)一两半,辽参一两。上二十一味,研,糯米为丸,取附子肉、朱砂为衣,如桐子大,每服三十丸,加至七十丸,空心淡醋汤或盐汤任下。

增损地黄丸:治月经不调,久而无子。

当归(全用)二两,熟地黄(怀庆者佳)半斤,黄连(净)一两。上三味,酒浸一宿,焙干为末,炼蜜为丸,桐子大,每服五十丸至一百丸。如经少,温酒下;经多,米汤下。

新定加味交感丸:治妇人不育。

香附(去毛,水浸一昼夜,炒老黄色)半斤,菟丝子(制)一斤,当归(童便浸,晒干)、茯神(生研)各四两。按:水与土相调,则草木生;脾与肾相和,则胎息成。菟丝子一物而备水土之气,故取之为君;当归能滋子宫之干燥,故取之为使;至于香附、茯神,铁瓮翁名交感丸,其效详载于《内经拾遗》中,不待赘论。

按语:妇女不孕缘于气多血少,因受寒、七情导致气血凝滞,荣卫不和,以致月经失调。治疗妇女不孕症,除内服药物之外,还可采用外治法,上述广嗣丸纳阴道内之动情欲、开宫口的用法,乃古代用法,录之以备参考。

29.《女科正宗》(清·何松庵、浦天球)

亦有肥白人,不能成胎者,或痰滞血海,子宫虚冷,不能摄精,其尺脉沉滑而迟者,当温其子宫,补中气消痰为主;亦有瘦人不能成胎者,或内热火多,子宫血枯,不能凝精,其尺脉洪数而浮者,当滋阴降火、顺气养血为主。

今妇人之无子者,皆因血少不能摄精也,必先补其精血,使无亏欠,不宜泛用桂、附等剂,熏蒸其脏腑,血气沸腾,祸不旋踵矣。若肥盛妇人不能成胎者,此躯脂满溢,闭塞子宫,不能受精而施化也,宜行湿燥痰之剂;若怯弱性急妇人不能成胎者,此子宫干涩血少,不能摄受精气,宜养血滋阴为主,总要于妇人之尺脉细求之。若左尺微细或虚大无力者,用八味丸;左尺洪大,按之无力者,用六味丸;两尺俱微细,或浮大无力者,用大补丸。

妇人必先于调经,而其不能成胎者有二:在肥白人则躯脂满溢,占住血海,故不能摄精也,宜服二陈、二术、香附、半夏、蛤粉之类,以燥湿化痰;在瘦怯人则血少子宫干,或血热火动,故不能成胎也,宜服六味丸与四物加二冬、知、柏、香附之类,以滋阴清火。故曰调其经,和其心,暴怒宜戒,肥瘠宜分,如是治之,则无不善矣。

按语:妇人不孕皆因为血少不能摄精成孕,应先补充精血,且不宜使用肉桂、附子等温热之品,以防熏蒸脏腑,血气外溢。形体肥胖妇人不孕是因脂肪痰湿满溢闭塞子宫,不能摄精成孕,治疗应以燥湿化痰之剂;形体瘦弱妇人不孕是因子宫血少不能摄精成孕,治疗应以滋阴养血为主。

七子丸:治妇人无子,气虚精血少。

枸杞子、五味子、车前子、覆盆子、附子各五钱,蛇床子、菟丝子、人参、杜仲、淮山药、山茱萸、黄芪、石斛、熟地、远志、川芎、鹿茸各三钱,桂心、苁蓉各一钱。右为末,每服二钱,酒下,日二服。

百子健中丸:主调经养血,顺气受胎。

真阿胶(蛤粉炒成珠)、当归(酒洗)、白芍(酒炒)、川芎、熟地黄(酒煮)各三两,艾叶(醋煮)二两,香附(去毛,醋炒)十二两。右为末,蜜丸,空心白汤下,内寒者酒下。

调经种玉方:当归(酒洗)、川芎各四钱,白芍(酒炒)、白茯苓、陈皮、延胡索、丹皮各三钱,熟地黄、香附(炒)各六钱。右作四剂,姜、水煎,空心服;渣再煎,临卧服。必待经行之日服起,一日一贴,药尽经止,即当交合,必孕无疑矣。如经水过期而淡色者,乃血虚有寒也,加黑炮姜、熟艾各二钱;如先期来而色紫者,乃血热也,加黄芩三钱。

30.《沈氏女科辑要》(清·沈又彭)

《素问》云:女子二七而天癸至,任脉通,太冲脉盛,月事以时下,故有子;七七而任脉虚,太冲脉衰少,天癸竭,地道不通,故形坏而无子。

沈尧封曰:求子全赖气血充足,虚衰即无子。

故薛立斋曰:至要处在审男女尺脉,若右尺脉细,或虚大无力,用八味丸;左尺洪大,按之无力,用六味丸;两尺俱微细或浮大,用十补丸。此遵《黄帝内经》而察脉用方,可谓善矣。然此特言其本体虚而不受胎者也。若本体不虚而不受胎者,必有他病。缪仲淳主风冷乘袭子宫;朱丹溪主冲任伏热;张子和主胞中实痰;丹溪于肥盛妇人,主脂膜塞胞;陈良甫谓二三十年全不产育者,胞中必有积血,主以荡胞汤。诸贤所论不同,要皆理之所有,宜察脉辨证施治。荡胞汤在《千金》为妇人求子第一方,孙真人郑重之。

荡胞汤:朴硝、丹皮、当归、大黄、桃仁(生用)各三铢,浓朴、桔梗、人参、赤芍、茯苓、桂心、甘草、牛膝、橘皮各二铢,附子六铢,虻虫、水蛭各十枚。上十七味咀,以清酒五升,水五升,合煮取三升,分四服,日三夜一,每服相去三时。更服如前,覆被取微汗。天寒汗不出,着火笼之,必下脓血,务须斟酌下尽,二三服即止。如大闷不堪,可食酢饭冷浆一口,即止。然恐去恶不尽,忍之尤妙。

31.《胎产指南》(清·单南山)

故种子者,男则清心寡欲以养其精,女则平身定气以养其血,补之以药耳,济以方术,是谓人事之当尽也。何谓男贵清心寡欲?盖形乐者易盈,志乐者易荡,富贵之人,不知御神则荡必倾,不知御形则盈必亏,此清心寡欲为男子第一要紧也。何谓女贵平身定气?盖女子以身事人而性多躁,以色悦人而情多急,稍不如意,即忧思怨怒矣。忧则气结,思则气郁,怒则气逆,怨则气阻,血随气行,气逆血亦逆,此平心定气为女子第一要紧也。药饵维何?男子宜服地黄丸,以补左肾之阴,加杜仲、苁蓉、巴戟、补骨、沉香,以补右肾之阳。女子宜服乌鸡丸,以养其血气,调其经候,斯为得理。若彼桂、附、丹、石,动气耗阳,损血消阴之剂,一切止之。何谓济之以方术?如种子之歌,素女之论是也。女人无子,多因经候不调,药饵之辅,尤不可缓,若不调其经候,而与之合,徒用力于无用之地,此调经为女人种子紧要也。

如肥盛妇人,禀受甚厚,及恣于酒食之人,经候不调,不能成胎,谓之躯脂满涩闭壅子宫。宜行湿燥痰,用苍莎导痰丸、四制香附丸。

如瘦怯性急之人,经水不调,不能成胎,谓之子宫干涩无血,不能摄受精气。宜凉血降火,用地黄三补丸调之。

如素有浊漏带下之人,经水不调,不能成胎,谓之下元虚惫,不能聚血受精。宜补虚涩脱,用乌鸡丸、补宫丸调之。

种子歌云:三十时辰两日半,二十八九君须算,落红满地是佳期,经水过时空霍乱。霍乱之时枉费工,树头木底觅残红,管取放花能结子,何愁丹桂不成业。此盖言经水未行之时,血海正满,子宫未开,不能受精以成胎。经水既行,则子宫开,血海净,斯能受精矣。然自行经之时,算至三十个时辰,恰两日半,种子当贵其时。故一日二日三日与之交,则多生男。四日五日六日与之交则多生女。七日之后,子宫复闭,不受胎矣。

乌鸡丸:专治妇人脾胃虚弱,冲任损伤,血气不足,经候不调,以致无子者,神验。用乌骨鸡一只,先以粳米喂养七日,勿令食虫蚁,吊死,去毛杂,以一个为率。用生地二两、熟地二两、天冬二两、麦冬二两,放鸡肚中,陈酒十碗,沙罐煮烂,取出。再用桑柴火上焙,去药,更将余酒淹尽,焙至焦枯研末。再加杜仲二两用盐水炒,人参、炙甘草、苁蓉、故纸、小茴各一两炒,归身、川芎、白术、丹参、白茯苓各二两,香附四两醋炒,砂仁一两。共研末,和上药末,酒调面糊为丸,每服五十丸,空心米饮下。

按语:种子要求男子清心寡欲养精,女子平身定气养血。若女子性子急躁,易致忧思、怨恨、愤怒,忧则气结,思则气郁,怒则气逆,怨则气阻,气为血之帅,血随气行,致使气血运行失调。

32.《叶氏女科证治》(清·叶桂)

妇人虚弱不孕:妇人气血俱虚,经脉不调,或断续,或带浊,或腹痛,或腰酸,或饮食不甘,瘦弱不孕,宜服毓麟珠一二斤,即可受胎。凡种子诸方无以加此。

毓麟珠:人参、白术(蜜炙)、茯苓、白芍(酒炒)各二两,川芎、炙甘草各一两,当归、熟地黄各四两,菟丝子(制)四两,杜仲(酒炒)、鹿角霜、川椒各二两,去目。上为末,蜜丸弹子大。空心嚼服一二丸,白汤下,或作小丸吞服。如经迟腹痛,加破故纸(酒炒)、肉桂各一两,甚则再加吴茱萸(汤泡炒)五钱。如带多腹痛,加破故纸(酒炒)一两,北五味五钱,或加龙骨(醋)一两。如子宫寒甚,或泄或痛,加附子(制熟)、干姜(炮)各数钱。如血热多火、经早内热者,加川续断、地骨皮各二两,或另以汤剂暂清其火,而后服此,或以汤引,酌宜送下。

妇人脏寒不孕:妇人五脏虚损,子宫冷惫,赤白带下,盗汗短气,畏寒恶冷,宜续嗣降生丹。此方无怪诞克伐之品,且温且固,凡血海虚寒者,服之必佳。但温力有余,补力不足,倘益以人参、白术、熟地黄、川芎、炙甘草各一两,则温补赞育之功,非浅鲜也。因名曰:加味续嗣降生丹。

续嗣降生丹:当归(酒洗)、杜仲(酒炒)、茯神、益智仁、龙骨(煅)、桂心、吴茱萸(汤泡)、干姜(半生半熟)、川椒(去目)、乌药(炒)各一两,白芍(酒炒)、川牛膝(酒浸)、半夏(制)、防风、秦艽、石菖蒲(去毛)、北细辛、桔梗各五钱,朱砂(用大附子一枚,脐下作窍,入朱砂于内,面裹煨热,取出朱砂为末,去附子不用,研细水飞)一钱,牡蛎(大片者童便浸四十九日,每五日一换,取出用硫黄一两,为末,酒和涂遍,用皮纸糊实,米醋浸湿,外以盐泥固之,候干,用炭五斤,过为末,每料只用二两,余可收储,留下再用)。上为末,酒煮糯米糊丸,梧子大,朱砂为衣。每服三十丸,渐加至八九十丸,空心白汤下。

妇人形肥不孕:痰气盛者体必肥,肥则下体过胖,子宫缩入,难以受精。即或男茎长健,鼓勇而战精直射入,而湿由膀胱,必有泛滥之患,宜涤痰汤吞送涤痰丸。

涤痰汤:当归(酒洗)、白术(蜜炙)、白芍、半夏(制)、香附、米陈皮、甘草各一两,茯苓四两,川芎七钱五分,分作十剂,每剂姜三片,水煎吞服涤痰丸。

涤痰丸:白术(蜜炙)二两,半夏曲、川芎、香附米各一两,神曲(炒)、茯苓各五钱,橘红四钱,甘草二钱,上为末,粥丸。每服八十丸,热加黄连、枳实(麸炒),各一两。

按语:思虑劳倦或肝木犯脾,伤及脾阳,健运失司,水湿内停,湿聚成痰,冲任壅滞,导致不孕;或素体肥胖,嗜食肥甘,痰湿内盛,胞脉受阻,导致不孕。

妇人瘦弱不孕:妇人瘦弱,多由血少不能受孕,宜常服大补丸。

大补丸:天冬(去心)、麦冬(去心)、石菖蒲、茯苓、人参、益智仁、枸杞子、地骨皮、远志肉各等分,为末,蜜丸桐子大,空心酒下三十丸。

妇人素弱不孕:妇人受胎,必气足血充而后能养。倘气虚则阳衰,血虚则阴衰,气血两虚则胞胎下坠而不能升举,小产之不免也。宜八珍益母丸。

八珍益母丸:人参、白术(蜜炙)、茯苓、川芎各一两,当归、熟地黄各二两,甘草(蜜炙)五钱,白芍(醋炒)一两,益母草(五六月采取,只用上半截带叶者,不见铁器,晒杵为末)四两。上为末,蜜丸弹子大,空心白汤下一丸。或作小丸亦可。脾胃虚寒多滞者,加砂仁(姜汁炒)一两;腹中胀闷加山楂肉(米饭上蒸熟)一两;多郁者加香附(酒制)一两。

按语:妇人素体羸弱或久病重病忧思劳倦,致脾胃运化功能失司,生血乏源,血少不能受孕;妇人须气血充足才能受胎,气虚可导致阳虚,血虚可导致阴虚,气血两虚则不能固摄胞胎,易导致小产。

妇人脾胃寒不孕:脾胃虚寒,则带脉必然无力,精即直射子宫,又安能胜任耶? 宜补中丸。

补中丸:川芎、当归、黄芪(蜜炙)、白术(蜜炙)、人参、白芍、杜仲(盐水炒)、川续断、阿胶(炒珠)、五味子(炒)各一两,甘草(蜜炙)五钱,上为末,蜜丸白汤下。

妇人气郁不孕:妇人思郁过度,致伤心脾冲任之源,血气日枯,渐至经脉不调,何以成胎? 宜合欢丸。

合欢丸:当归、熟地黄各三两,茯神、白芍各一两五钱,酸枣仁(炒)、远志肉(制)各一两,香附(酒炒)、炙甘草各八分,上为末,蜜丸,白汤下。气虚加人参一两。

按语:情志不畅或盼子心切,肝郁气滞,疏泄失常,气血失调,冲任失和,胎孕不受。

妇人血滞不孕:妇人血虚经滞蓄积不行,小腹疼痛,久不成胎。宜五物煎。

五物煎:当归、熟地黄各三钱,白芍(酒炒)二钱,川芎、肉桂各一钱。气滞加香附(制)一钱,阴虚癥痛加小茴香一钱,水道不利加泽泻一钱,呕恶加干姜一钱。水煎服。

妇人经乱不孕:妇人经水不调,气血乖和,不能受孕,或生过一胎之后,停隔多年,宜种玉酒服至百日,即能受孕。如气血不足,经滞痰凝者,服至半年自能见效。

种玉酒:全当归(切片,此能行血养血)五两,远志肉(甘草汤洗,此能散血中之滞,行气消痰)五两。上二味用稀夏布袋盛之,甜酒十斤,安药浸之,密封口,浸过七日后,临卧温服,随量饮之。切弗间断,服完再制。又经净后,每日用青壳鸭蛋一个,针刺七孔,蕲艾五分,水一碗,将蛋安艾水碗内,饭上蒸熟,食之。每月多则吃五六个,少则吃二三个亦可。

妇人经水不调:妇人惟经水为育嗣之期,经水不调,即非受孕之兆,纵使受之,亦不全美,宜大生丸。此通治调经之剂也。若赤白带下,久不受孕,宜调经种玉丸。若阴虚不孕,宜加味地黄丸。若经行腹痛,宜坤浓资生丸。

大生丸:熟地黄(酒蒸)、当归身各四两,续断(盐水炒)、阿胶(蒲黄末炒珠)、杜仲(盐水炒)、丹参(炒)各二两,黄芪(蜜炙)、白芍(酒炒)、延胡索(炒)、川芎各一两五钱,广皮(五钱)、香附(四制者)各一两,上为末,蜜丸,每服三钱,空心白汤下。行经时加二钱,若先期色紫,改为煎剂,一两改作一钱,加黄芩八分,姜三片,水煎,空心服,临卧再服。若后期色淡,加肉桂、熟艾、干姜各五分,生姜三片,水煎服。若经未至而腹痛,则用丹参一两,为末,黄酒下二钱。俱以经尽为止,仍常服前丸。

调经种玉丸:香附(四制)、杜仲(姜汁炒)各八两,川芎、白芍、当归身、干地黄、陈皮、小茴香(酒炒)、玄胡索(微炒)、肉苁蓉(酒炒)、青皮(陈者,麸炒)、乌药(炒)、枯黄芩(酒炒)、乌鱼骨(酥炙)各四两,共为末,醋和面糊为丸,每服百丸,空心好酒下。一方无地黄、陈皮,有人参、黄芪各二两。

加味地黄丸:熟地黄四两,山萸肉、山药各二两,牡丹皮、茯苓各一两五钱,泽泻、香附(童便制)各一两,蕲艾(去筋,醋炙)五钱,为末,蜜丸,每服七十丸,白汤下。

坤浓资生丸:熟地黄、当归(酒蒸)各四两,白芍(酒炒)三两,川芎(酒蒸)一两五钱,丹参(酒蒸)三两,茺蔚子(酒蒸)四两,香附(醋、油、姜汁、盐水各浸,各炒一两)四两,白术(蜜水炙黄)四两。为末,以益母草八两,酒、水各半,熬膏,和蜜为丸,每服四钱,空心白汤下。月经先期、脉数属热,加生地黄、牡丹皮。后期、厥冷、脉迟属寒,加肉桂。将行腹痛是气滞也,加乌药、木香。食少气虚、面色白、四肢无力,是气血两亏也,方内香附减半,加人参、黄芪、茯神、远志肉、酸枣仁。

33.《竹林寺女科密传》(清·竹林寺僧)

治赤白带下,不能成孕者:服收带丸,神效方。香附四两,白芷二两,石硫黄入豆腐,煮一昼夜,取硫黄一两。花椒共为末,蜜丸,桐子大。每服二钱,红米酒酿下。白滚水,亦可服此。经水调,带自止。

按语:不能成孕,治则之要是补肾调经。《女科要旨》云:"妇人无子,皆由经水不调……种子之法,即在于调经之中。"盖肾司二阴,女子胞宫系于肾,冲任二脉导源于肝肾,肾藏生殖之精,肾虚则阴精不足,生殖功能低下,月经不按期而至,冲任不足,胞脉不荣,则月经失调,不能摄精成孕。只有肾气旺盛,任脉通,冲脉充盈,月事才能如期而至,从而具备孕育能力。治以调经为重,而调经之道,在于审明月经周期之节律,根据不同时期的生理特点,进行适时适当的治疗,事半功倍。当补则补,当泻则泻,肝郁者疏肝,脾虚者健脾,痰阻者祛痰,血瘀者化瘀。经间期及经前期宜多以育肾培元。

治赤白带下,月经不行不能育者:白矾、蛇床子各等分,为末。醋糊为丸,如弹子大。用绸包裹,线扎紧留线头尺许,引过笔管,送入玉户内三四寸。取出笔管,留线在外,定坐半日。俟热极,带线取出。等小便后,再换一丸,如前送入,良久,病囊随药而出,永除此患。

蛇床子,《本草新编》谓:"蛇床子,功用颇奇,内外俱可施治,而外治尤良。若欲修合丸散,用之于参、芪、归、地、山萸之中,实有利益,然亦宜于阴寒无火之人,倘阴虚火动者,服之非宜。"又,《本草正义》谓:"蛇床子,温暴刚烈之品。《本经》虽称其苦辛,然主治妇人阴中肿痛,男子阴痿湿痒,则皆主寒湿言之,必也肾阳不振,寒水弥漫,始可以为内服之品。甄极已谓其有毒,濒湖且谓蛇虺喜卧其下,食其子,盖产卑湿汗下之地,本系湿热之气所钟,其含毒质可知。观雷敩制法,以浓蓝汁同浸,再以生地黄汁拌蒸,无非监制其燥烈之性。故近今医籍,绝少用为内服之药,况市肆中以为贱品,皆不炮制,而可妄用以入煎剂乎。《本经》又谓除痹气,利关节,癫痫,则燥烈之性,本能通行经络,疏通关节,然非寒湿,及未经法制者,慎弗轻投。《本经》又主恶疮,则外治之药也。外疡湿热痛痒,浸淫诸疮,可作汤洗,可为末敷,收效甚捷,不得以贱品而忽之。"《方脉正宗》载治白带因寒湿方:蛇床子八两,山茱萸肉六两,南五味子四两,车前子三两,香附二两(俱用醋拌炒),枯白矾五钱,血鹿胶(火炙酒淬)五钱。共为细末,山药打糊丸梧子大。每早空心服五钱,白汤送下。

三、月经后期

1.《金匮要略》(东汉·张仲景)

妇人之病,因虚、积冷、结气,为诸经水断绝。

温经汤方:吴茱萸三两,当归二两,芎穷二两,芍药二两,人参二两,桂枝二两,阿胶二两,生姜二两,牡丹皮(去心)二两,甘草二两,半夏半斤,麦门冬(去心)一升。右十二味,以水一斗,煮取三升,分温三服,亦主妇人少腹寒,久不受胎,兼取崩中去血,或月水来过多,及至期不来。

按语:妇女杂病的病因可归结为虚、积冷与结气三个方面,气血虚少无以滋养,寒冷积聚血脉不通,气机郁结失于条达,致使冲任失调,甚至经闭不行。

2.《薛氏济阴万金书》(宋·薛古愚)

过期汤:经水过期不行,乃血虚气滞,当补血行气。

熟地、白芍、当归、香附各二钱,川芎一钱,红花一分,甘草四分,桃仁泥六分,蓬术、木通各一钱,肉桂四分。食前服。

3.《妇人规》(明·张介宾)

其有阴火内烁,血本热而亦每过期者。此水亏血少,燥涩而然。治宜滋阴降火,以加味四物汤、加减一阴煎、滋阴八味丸之类主之。

加减一阴煎:此治水亏火胜之剂。生地、芍药、麦冬各二钱,熟地三五钱,炙甘草五七分,知母、地骨皮各一钱,水二钟,煎服。如烦躁热甚便结者,加石膏二三钱;如小水热涩者,加栀子一二钱;如火浮于上者,加泽泻一二钱,或黄芩一钱;如血燥血少者,加当归一二钱。

滋阴八味丸:治阴虚火盛,下焦湿热等证。此方变丸为汤,即名滋阴八味煎。山药四两,丹皮三两,白茯苓三两,山茱萸肉四两,泽泻三两,黄柏(盐水炒)三两,熟地黄(蒸捣)八两,知母(盐水炒)三两。上加炼蜜捣丸梧桐子大,或空心或午前用滚白汤或淡盐汤送下百余丸。

按语:妇人血热,以月经先期为多。若阴虚火旺,水亏血少,亦可见月经后期,治宜滋阴清热、养血调经。

4.《妇人规》(明·张介宾)

凡血寒者,经必后期而至。然血何以寒?亦惟阳气不足,则寒从内生,而生化失期,是即所谓寒也。至若阴寒由外而入,生冷由内而伤,或至血逆,或为疼痛,是又寒滞之证,非血寒经迟之谓也。当详辨之。凡阳气不足,血寒经迟者,色多不鲜,或色见沉黑,或涩滞而少。其脉或微,或细,或沉、迟、弦、涩。其脏色形气必恶寒喜暖。凡此者,皆无火之证。治宜温养血气,以大营煎、理阴煎之类加减主之。大约寒则多滞,宜加姜、桂、吴茱萸、荜茇之类,甚者须加附子。

5.《万氏妇人科》(明·万全)

如德性温和,素无疾者,责其血虚少也,八物汤主之。川芎、白芍、人参、茯苓、归身、生草、生地、白术各等分,姜枣引。水煎,食后服。如性急躁,多怒多妒者,责其气逆血少也,八物加香附汤主之,加香附(便炒)、青皮等分,水煎服。兼常服苍莎丸以调之。

苍莎丸:和中开郁。苍术(米潜水浸)、香附(童便浸一日夜)各三两,条芩(酒炒)一两。共为末,汤浸蒸饼为丸,白汤下。

6.《万氏妇人科》(明·万全)

瘦人,责其脾胃弱,气血虚,用十全大补汤及地黄丸主之。人参、川芎、半夏各七分,甘草五分,白术、白茯苓、陈皮、苍术(米澄水浸)、归身、香附(童便炒)、枳壳各一钱。姜引。

7.《济阴纲目》(明·武之望)

过期饮:治经水过期不行,乃血虚气滞之故,法当补血行气。

当归、白芍药、熟地黄、香附各二钱,川芎一钱,红花七分,桃仁泥六分,蓬莪术、木通各五分,甘草(炙)、肉桂各四分。上作一服,水二钟,煎一钟,食前温服。

8.《孕育玄机》(明·陶本学)

经血过期不来作痛,血虚有寒,治当温经养血。

当归一钱五分,川芎、肉桂、甘草各五分,芍药(炒)、熟地、香附、蓬术、苏木各一钱,红花三分,木通八分,桃仁(去皮、尖)二十个。水煎,空服。

9.《妇科百辨》(明·庄履严)

妇人经水过期而来者何?曰:事非一例,有气血涩滞不按期者,当开郁行血;有血虚者,肚腹不疼,身上渐渐作热,宜大补血为主,调气佐之;有事不称意,郁结忧思,肚腹、胸膈、腰胁疼痛等症,务要开郁调气四物汤倍加香附、青皮、元胡索、木香、陈皮、红花、苏木之类。

按语:月经后期可分虚实,虚者责之血亏不足,实者责之肝郁气滞,以补气养血、行气开郁为治则。

10.《证治准绳》(明·王肯堂)

滋血汤:治妇人心肺虚损,血脉虚弱,月水过期。

人参、山药、黄芪各一钱,白茯苓(去皮)、川芎、当归、白芍药、熟地黄各一钱半。上作一服,水二盏,煎至一盏,食前服。

11.《妇科秘书八种》(清·陈佳园)

凡女子年十七八岁,经脉不通或阻,或间月或半年,颜色青黄,饮食少进,寒热往来,四肢困倦,头痛目眩,腹中有块,心神烦躁,呕吐膨胀,此脾胃气血皆虚,多食生冷,急宜和血气、健脾胃、调脉为先。

逍遥散:当归一钱,芍药、柴胡、黄芩各一钱,川芎、熟地、半夏各八分,人参、门冬各五分,甘草三分,姜三片。呕吐加砂仁、香附、白术各八分,咳嗽加杏仁、五味子、苏叶各八分,煎服四剂即愈。

八物汤:当归、熟地、芍药、香附各二钱五分,白术二钱,茯苓、小茴香、柴胡各一钱五分,人参、甘草、黄芩各一钱,姜一片。肚痛加牛膝、玄胡索、枳壳各一钱五分,呕吐加良姜、砂仁,手足顽麻加肉桂八分,煎热服。

调经丸:当归、香附各三两,青皮、牛膝各二两,厚朴、赤芍、熟地、枳壳、白芍、小茴香各一两五钱,三棱(醋煮)、砂仁各一两,粉草二钱。为末,占米粉糊如桐子大,每服九十粒,空心米汤下。

凡妇人二十一岁,经水不通,或赤白带下,淋沥成户,或间三四月。此气血虚弱,潮热咳嗽,饮食少进,四肢无力,日久成劳。当调经治热,可服八物大温经汤十余贴。

八物大温经汤:当归一钱五分,鹿茸、人参、川芎、白术、山茱萸、小茴香、砂仁、陈皮各八分,甘草三分,芍药、熟地各一钱,沉香四分,葱姜煎热服。汗不止加酸枣仁、黄芪各五分,咳嗽加五味子、桔梗。

凡妇人廿五岁,血海虚冷,经脉不调,或小腹痛,面色黄瘦,赤白带下,不分日期,少气少力,头疼目眩。宜服四物汤、补经汤,并服乌鸡丸。

乌鸡丸:人参、砂仁各一两,当归、川芎、芍药、熟地、海金砂、木香各三两,僵蚕二钱,甘草二钱,防风五钱,侧柏叶四两。为末,以乌鸡一只,去毛、足,将前药三分之一入鸡内,酒五碗,铜锅煮熟,去骨,晒干为末,并前二分药,亦末,蜜丸,酒下九十丸。

凡妇人廿七八岁,身体败弱,经水不调,淋沥不止,或片或汁,面色青黄,头晕眼花,四肢困倦。急宜调治,缓则成血崩之患,宜服止经汤四五贴,后服四物、补经二汤数贴。

止经汤:当归一钱二分,芍药、熟地、川芎、香附各一钱,阿胶、侧柏叶(盐水炒)、黄芩、蒲黄(炒)、白术各五分,甘草三分,姜三片。

凡妇人年三十四五岁,血败气虚,以致经水不调,肚中瘀血不散,时作痛,可服莪术散。

莪术散:当归、川芎、人参、赤芍、莪术、玄胡索、熟地、枳壳、陈皮各一两,牛膝、红花各五钱,小茴香(炒)、砂仁、三棱、黄芩各八分,香附二两,白术一两,甘草一钱,为末,服三钱,空心酒下。

妇人经水不调,诸病皆生,宜调经催经汤方。

调经催经汤:陈皮、桔梗、川芎、当归、芍药、生地、乌药、山楂、香附、枳壳、玄胡、青皮、干姜、肉桂、五灵脂、牛膝、甘草,水煎服。

如经在前,血有余而气不足,加茯苓、白术,重者加人参;如经在后,气有余而血不足,加当归、川芎、生地、芍药,减茯苓、白术。

久热则血虚经阻,发热如伤寒之状:陈皮、枳壳、乌药、甘草、干姜、肉桂、小柴胡、天花粉、牛膝、五灵脂、生地、白芷、香附、山楂、三棱、莪术,水煎。

气多血少,不思饮食,潮热:陈皮、桔梗、柴胡、黄芩、枳壳、乌药、香附、甘草、山楂、地骨皮、芍药、天花粉、当归、川芎、熟地,水煎。

血少夜卧不安,宜养阴安神:当归、白芍、生地、茯神、香附、枣仁、川芎,水煎服。

月水不行,饱闷膨胀黄瘦:当归身、川芎、地黄、陈皮、茯苓、甘草、桔梗、乌药、香附、枳壳、青皮、木通、草果、山楂、白芷、牛膝、官桂、砂仁、萝卜子各一钱,姜三片,水煎服。

妇人室女经事过期而来,服何药?

答曰:此证有气涩滞者,有血虚者。肚不痛,身微热,当服清热养荣剂:(此证单是血虚肚不痛者为真)首乌、知母、条芩、当归、生地、白茯苓、白芍、陈皮、香附、甘草。

气血涩滞者肚痛、腰痛、胸膈不宽,当服顺气和荣汤。

顺气和荣汤:乌药、香附、木香、陈皮、川芎、玄胡索、丹皮、当归、红花、甘草。

经水或一二月一至,或期年一至,不甚瘦弱者,此气盛血衰也。慎勿作血隔治,当补血为主:当归三钱,川芎二钱,芍药、生地、丹参、玄胡、小茴、牛膝、苏梗、圆眼肉各一钱。

妇人月水后期而至,此气血虚寒故也。川芎、当归、艾叶、香附、红花各二钱,桂枝、黑姜各五分,玄胡索、木通各一钱。

12.《妇科心法要诀》(清·吴谦)

过期饮:过期血滞物桃红,附莪桂草木香通。血虚期过无胀热,双和圣愈及养荣。

【注】经水过期不至,因血气凝滞胀痛者,用过期饮,其方即四物汤加桃仁、红花、香附、莪术、肉桂、甘草、木香、木通也。若过期不至,并不胀痛者,乃无血可行,是血虚也,宜用双和饮、圣愈汤、人参养荣汤。

13.《妇科玉尺》(清·沈金鳌)

经水后期而行者,血虚有寒也,宜四物加黄芪、陈皮,或香附芎归汤,过期太甚,胶艾丸。经水过期,色淡者,痰也,宜二陈汤加川芎、当归。有痰占住血海之地,因而不来,目必渐昏,肥人多有之,是痰碍经而不行也,宜星芎丸。

香附芎归汤:治经行后期。

川芎、当归、香附、白芍、蕲艾、熟地、麦冬、杜仲、橘红、甘草、青蒿。若太甚,并半边头痛,加甘菊、藁本、荆芥、童便,去蕲艾、杜仲、香附、橘红。

胶艾丸:治经行后期太甚。

香附、生地、枳壳、白芍、砂仁、艾叶、阿胶、山药糊丸。

14.《妇科知要》(清·徐荣斋)

月经后期

【病因】虚者系久病消耗或产育频繁,致气血亏损。

【临床表现】体力易疲,肢重腿酸,有时头晕心悸,或有虚热,月经过期而腹不胀痛,脉象细弱或虚数。

【治法】补气养血,活血调经。

【方药】人参养荣汤合圣愈汤加减。

15.《傅青主女科》(清·傅山)

经水后期:妇人有经水后期而来多者,人以为血虚之病也,谁知非血虚乎。盖后期之多少,实有不同,不可执一而论。盖后期而来少,血寒而不足;后期而来多,血寒而有余。夫经本于肾,而其流五脏六腑之血皆归之。故经来而诸经之血尽来附益,以经水行而门启不遑迅阖,诸经之血乘其隙而皆出也。但血既出矣,则成不足。治法宜于补中温散之,不得曰:后期者俱不足也。方用温经摄血汤。

　　大熟地(九蒸)一两,白芍(酒炒)一两,川芎(酒炒)五钱,白术五钱(土炒),柴胡五分,五味子三分,肉桂(去粗,研)五分,续断一钱。水煎服。三剂而经调矣。此方大补肝、肾、脾之精与血。加肉桂以祛其寒,柴胡以解其郁,是补中有散,而散不耗气;补中有泄,而泄不损阴,所以补之有益,而温之收功。此调经之妙药也,而摄血之仙丹也。凡经来后期者,俱可用。倘元气不足,加人参一二钱亦可。

　　经水数月一行:妇人有数月一行经者,每以为常,亦无或先或后之异,亦无或多或少之殊。人莫不以为异,而不知非异也。盖无病之人,气血两不亏损耳。夫气血既不亏损,何以数月而一行经也?妇人之中,亦有天生仙骨者,经水必一季一行。盖以季为数,而不以月为盈虚也。真气内藏,则坎中之真阳不损,倘加以炼形之法,一年之内,便易飞腾。无如世人不知,见经水不应月来,误认为病,妄用药饵,本无病而治之成病,是治反不如其不治也。山闻异人之教,特为阐扬,使世人见此等经,不必妄行治疗,万勿疑为气血之不足,而轻一试也。虽然天生仙骨之妇人,世固不少。而嗜欲损夭之人,亦复甚多,又不可不立一疗救之方以辅之,方名助仙丹。

　　白茯苓五钱,陈皮五钱,白术(土炒)三钱,白芍(酒炒)三钱,山药(炒)三钱,菟丝子(酒炒)二钱,杜仲(炒黑)一钱,甘草一钱。河水煎服。四剂而仍如其旧,不可再服也。此方平补之中,实有妙理。健脾益肾而不滞,解郁清痰而不泄,不损天然之气血,便是调经之大法,何得用他药以冀通经哉!

　　曾见妇人一年一行经,身健无恙。妊娠后反月月俱行经,或至五月至七月经止,不等。育男皆成,人或以为异,或亦仙骨之所致乎?亦造化令人不测耶!

16.《女科精要》(清·冯兆张)

　　如半月或十日而来,且绵延不止,此属气虚,用补中汤;如过期而来者,火衰也,为寒、为虚、为郁、为痰,方加艾叶、香附、半夏;如迟而色淡,本方加桂,此其略也。其间亦有不及期而无火者,有过期而有火者。

　　滋血汤:治妇人皮聚色落,心肺俱伤,血脉虚弱,月水过期。益气养血。人参、白茯苓、川芎、当归、白芍、山药、黄芪、熟地水煎,食前温服。

17.《女科秘诀大全》(清·陈秉钧)

　　经行过期有血虚、血热、痰多之别。朱丹溪曰:经水过期而来者,血虚也,四物加黄芪、陈皮、升麻。过期紫黑有块,血热也,必作痛,四物加香附、黄连。过期淡色者,痰多也,二陈加川芎、当归。

　　经行过期有血虚、痰饮之分。王肯堂曰:经水过期而至,血虚也,其色必淡,治宜补血为主,以四物加香附、艾叶、五味、麦冬之类,倍加当归、熟地。血淡而稠黏者,以化痰为主,二陈加香附、生姜、砂仁。

经行过期不一。薛立斋曰:过期而至,有因脾经血虚,宜人参养荣汤;有因肝经血少,宜六味丸;有因气虚血弱,宜八珍汤。

经行过期有血虚、血寒之因。吴本立曰:月事过期而来,其说有二:有血虚者,有血寒者。血虚腹不痛,身微热,然亦有痛者,乃空痛也,宜服生气补血之药,八物汤加香附。血寒者,归附丸。以脉辨之,若浮大而无力,微濡芤细,皆虚也;沉迟弦紧,皆寒也。

大温经汤:治冲任亏损,少腹有寒,月水过期,不能受孕。温经汤加白术。

通经四物汤:治经水过期不行者,乃血虚有寒。四物汤加红花、香附、肉桂、桃仁、莪术、木通、甘草。

18.《女科秘要》(清·静光禅师)

月经后期:其症经来如屋漏水,头昏目眩,小腹作痛,更兼白带,咽中如鱼腥,恶心吐逆。先用理经四物汤,次服内补当归丸,次月即愈。

理经四物汤:川芎、当归、白芍、生地、白术、柴胡、香附、元胡索各一钱,黄芩、三棱各八分,水煎服。

内补当归丸:川断、阿胶、白芷、苁蓉、蒲黄(炒黑)、浓朴硝、吴茱萸、附子、当归、茯苓各一两,川芎、干姜各五钱,熟地一两五钱,为末。蜜丸桐子大。空心白汤下。八十丸。

过期经行证:情性温和有痰。此气血两虚。宜八物汤合青皮汤,加香附,兼服苍莎丸。

苍莎丸:苍术(米汁浸炒)二两,香附(童便浸炒)三两,条芩(酒炒)一两,为末。神曲糊丸白汤下。

形瘦素无他症,此血气不足,宜十全大补汤。

形瘦食少,此脾胃虚弱,血气衰少。宜异功散合芎归汤,加人参、白术、茯苓、甘草、陈皮、地黄,为丸。

芎归汤:川芎、归身、香附、枳壳(炒)各一钱五分,滑石二钱,姜引。

肥胖饮食过多,此湿痰壅滞,躯脂逼迫。宜六君子汤合芎归汤,加香附,姜枣引,空心服。

数月行经证:形盛多痰气虚。宜六君子汤合苍莎丸,加川芎、当归、枳壳,食前服。苍莎导痰丸,亦在食。

苍莎导痰丸:苍术、香附、枳壳各二两,陈皮、茯苓各一两五钱,胆星、甘草各一两为末,姜汁为丸,形瘦脾胃弱,气血虚,宜十全大补汤。

19.《女科切要》(清·吴道源)

经水过期不来:凡妇人女子,月事过期而来,其说有三,有血虚者,有血寒者,有湿滞者。血虚腹不痛,身微热,然亦有腹痛者,乃空痛也。宜服生气补血之药,八物汤加香附。血寒者,归附丸。以脉辨之,若浮大而无力,微濡芤细,皆虚也,沉迟弦紧,皆寒也。王肯堂云:经水过期而至,血虚也,其色必淡,治宜补血为主,以四物加香附、艾叶、五味、麦冬之类,倍加当归、熟地。血淡而稠黏者,以化痰为主,二陈汤加香附、生姜、砂仁。如经水将来而腰腹痛者,以行气为主,宜君以木香,佐以枳壳、香附,同四物煎服。如经水止而复腰腹痛者,以补血为主,君以熟地,佐以归、芍、参、术、苓、香附、陈皮、甘草之类。或一月两至,数日一至者,以补血凉血为主,宜八物汤加黄连、山栀、龟板、炒蒲黄之类。或止或来无定期者,以调气为主,君以香附,佐以陈皮、乌药、砂仁、艾叶之类,与四物同煎服。经数日不止者,以凉血为主,君以炒黑山栀,佐以炒蒲黄、地榆炭、牡蛎、侧柏、香附之类。经正后,过二三四日复见微血者,以四物汤为主,加香附、陈皮、甘草之类煎服。然此不足为病,即不服药,亦无害也。

八物汤:熟地、白芍、川芎、当归、白术、人参、广皮、半夏。

五积散:白芷、陈皮、浓朴硝、当归、苍术、麻黄、川芎、白芍、官桂、桔梗、甘草。

二陈汤:半夏、茯苓、陈皮、甘草。

醋煎散:赤芍、乌梅、甘草、香附、三棱、莪术、官桂,加醋半杯,水煎。血多加当归、红花、青皮。

艾煎丸:白芍、熟地、艾叶、川芎、当归、人参、石菖蒲,各等分为末,醋糊丸。

归附丸:当归、附子。

按语:此处将月经后期的病因病机归纳为血虚、血寒和湿滞,并从月经的颜色、质地、有无腹痛、腹痛的性质和脉象进行辨证,提出经血色淡是由于血虚,应补血,方用四物汤;血淡黏稠以化痰为主,方用二陈汤;经前腹痛以行气为主;经后腹痛以补血为主。

20.《女科要旨》(清·陈修园)

正以女子有不得隐曲之事,郁之于心,故心不能生血,血不能养脾,始焉胃有所受,脾不能化,而继则渐不能纳受,故胃病发于心脾也。由是水谷衰少,无以化精微之气,而血脉遂枯,月事不能时下矣。余拟用归脾汤,重加鹿茸、麦门冬,服二十余剂可愈。武叔卿注云:此节当从"隐曲"推解。人有隐情曲意,难以舒其衷,则气郁而不畅;不畅则心气不开,脾气不化,水谷日少,不能变化气血,以入二阳之血海;血海无余,所以不月;余拟用归脾汤,加芍药、柴胡。传为风消者(风之名,火之化也。消,消瘦也),发热消瘦,胃主肌肉也;余拟用归脾汤,加丹皮、栀子、地骨皮、芍药。传为息贲者,喘息上奔,胃气上逆也;余用《金匮》麦门冬汤。人无胃气则死,故云"死不治"。此一节为经血本原之论也。

按语: 此处提出月经后期是由于心脾两虚,心气郁结不能生血,血不能养脾,脾胃运化功能受损,脾生血统血,心脾受损,化源不足,致营血亏虚,冲任不充,血海难以按时满溢,经水不能如期而至。方用归脾汤补养心脾。

21.《女科正宗》(清·何松庵、浦天球)

血者气之配,气行血随之,故经水有先期而来者,气之热也,法当清之,四物汤加炒芩、连、栀子、生地、丹皮、香附之类;后期而行者,血不足也,法当补之,须用八珍汤。

温经养血汤:治经水过期不来作痛,血虚有寒。当归、白芍、熟地、香附、蓬术、苏木、红花各一钱,川芎、肉桂各五分,桃仁(去皮、尖)二十个,研木通八分,甘草五分。水煎,空心服。

22.《沈氏女科辑要》(清·沈又彭)

如过期而来者,火衰也,六味加艾叶;如脉迟而色淡者加桂。此其大略也。其间有不及期而无火者,有过期而有火者,不可拘于一定,当察脉视禀,滋水为主,随症加减。

23.《胎产新书》(清·竹林寺僧)

妇人二十一二,经脉不调,赤白带,或如梅汁,或片,或二三月不行,潮热咳嗽,饮食不思,四肢困倦。若此证日久不治,则成骨蒸痨,急服八物温经汤。若带如鱼脑者,冷极,须继用乌金散。

八物温经汤:当归、香附、鹿茸(醋炙,如热少用)、川芎、熟地、白术、山萸、小茴各二钱,甘草一钱,分四帖,加姜三片,空心服。如盗汗,加枣仁、黄芪各二钱;嗽,加杏仁、五味子各二钱;潮热,加黄芩、柴胡各二钱。

妇人二十九三十,连年生育,气散血虚,经脉不和,或二三月不行,不时腹痛,结成血块,日倦夜热,饮食少思。此血虚胃热,抑或劳倦而致。先服红花当归散,后服八物汤。

红花当归散:当归六钱,川芎、赤芍、熟地、黄芩、香附、延胡、厚朴各四钱,小茴、柴胡、陈皮、莪术、牛膝各二钱,三棱(先服二钱,后少用),甘草五分,红花一钱,先服分八帖,少加姜,水煎,空心服。如恶心,呕吐,加砂仁一钱五分,良姜一钱五分;泄泻,加豆蔻、粟壳各三钱;遍身痛,加羌活、独活各二钱;嗽,气急,加杏仁、五味、桔梗、苏叶各一钱。

24.《胎产指南》(清·单南山)

经过期而后行:如往性温和,素无痰者,责其血虚少,八物汤主之,加姜枣。

当归、川芎、生地(酒炒)、白芍、人参、白术、茯苓、甘草各等分。如性急躁,多怒多妒者,责其气逆血少也,前方加香附(便浸炒)、青皮等分,水煎,兼服苍莎丸以调之。

苍莎丸:和中开郁。苍术、香附各三两,黄芩一两五钱,共为末,汤浸蒸饼丸。

如形瘦,素无他疾者,责其气血俱不足也,十全大补汤主之。人参一钱,黄芪一钱,白术一钱,茯苓一钱,炙甘草一钱,当归一钱,川芎一钱,白芍一钱,生地一钱,肉桂五分,加姜枣。

如形瘦食少,责其脾胃虚弱,气血衰少也。用异功散加当归川芎汤主之。人参、茯苓、白术、陈皮、甘草各等分。此五味名异功散加归、芎、姜、枣,兼服地黄丸。

如形肥及饮食过多之人,责其湿痰壅滞,躯肢迫塞也,六君子加芎归汤主之。人参、白术、陈皮、茯苓、甘草、半夏、川芎、当归、香附各一两,便浸兼服苍莎丸。

如素多痰者,责其脾胃虚弱,气血失养也,用参、术大补,即参芪白术散加芎、归。人参五钱,白术七钱,茯苓七钱,甘草三钱,陈皮五钱,莲肉七钱,山药一两,砂仁五钱,石菖蒲五钱,归身七钱,川芎五钱。共为末,用荷叶包米,煮饭为丸,米饮下,兼服地黄丸。

数月而经一行:如瘦人责其脾胃弱,气血虚,用十全大补汤及地黄丸主之。

如肥人责其多痰及气血虚,用六君子加苍莎导痰丸主之。人参、川芎、白芍、半夏各七分,白茯苓一钱,陈皮一钱,苍术一钱,当归一钱,香附一钱,枳壳一钱。

苍附导痰丸:苍术二两,香附二两,陈皮二两,白茯苓一两,枳壳一两,半夏一两,南星一两,甘草一两,用生姜自然汁浸饼,为丸,淡姜汤下。

25.《血证论》(清·唐宗海)

因见经水后期。黯淡清冷之状以及凝滞疼痛兼作,四物汤加茯苓、甘草、桂枝、黑姜、附子等药。以温水者行气,气行则血行也。

26.《叶氏女科证治》(清·叶桂)

月经后期:妇人以血为主,惟能谨于调护,则气血周流,月水自然如期,若阴不足而月经推后一月,忽迟一月,则其形色不鲜,或涩滞而少,其脏气恶寒喜暖,宜服正经养血汤。

正经养血汤:白芍(酒炒)、当归(酒洗)、茯苓、白术(蜜炙)、阿胶(蛤粉炒)各一钱,五味子、川椒(炒)、甘草(蜜炙)各二钱,半夏(姜汁制)、人参各七分,柴胡八分,姜三片,水煎,食前服。如五心烦热,日晡发热,加胡黄连五分;不思饮食,加神曲、麦芽(炒)各五分;头痛,加川芎七分。

过期经行:妇人德性温和,有痰而过期经行,此气血两虚也,宜服八物汤;性躁多怒而过期经行,亦气血虚也,宜服八物汤加青皮、香附,兼服苍附丸。

八物汤:人参、茯苓、白术、甘草(炙)、熟地黄、当归、川芎、白芍各一钱二分,姜三片,枣二枚。水煎服。性躁者,加青皮、香附。

苍附丸:苍术(炒)二两,香附(童便制)三两,黄芩(酒炒)一两,共为末,神曲糊丸,白汤下。

形瘦过期经行:形瘦素无它症,而过期经行者,此气血不足也,宜服十全大补汤。如食少而脾胃虚弱,过期经行者,此气衰血少也,宜服异功散,合芎归汤,兼服地黄丸。

十全大补汤:人参、白术、茯苓、甘草(炙)、黄芪、肉桂、熟地黄、白芍、当归、川芎,姜三片,枣二枚,水煎服。

异功散:人参、茯苓、白术、陈皮、甘草(炙),姜枣为引,食前服。

芎归汤:当归身、川芎、香附、枳壳(炒)各一钱,滑石二钱,姜为引。

地黄丸:熟地黄四两,山药、山茱萸各二两,牡丹皮、茯苓各一两五钱,泽泻、香附(童便制)各一两。

形肥过期经行:形肥饮食过多,而过期经行者,此湿痰壅滞,躯脂逼迫也。宜服六君子汤合芎归汤。

六君子汤:人参、白术、茯苓、炙甘草、陈皮、半夏。

芎归汤:当归身、川芎、香附、枳壳(炒)各一钱,滑石二钱,姜枣为引,空心服。

数月行经:形盛多痰气虚,至数月而经始行者,宜服苍附六君汤,兼服苍附导痰丸。若形瘦脾胃虚弱,气血两亏,至数月而经始行者,宜服十全大补汤。

苍附六君:人参、白术、茯苓、甘草(炙)、半夏、陈皮、苍术(米泔浸)、香附(童便制)、黄芩(酒炒)、川芎、当归、枳壳(麸炒),水煎,食前服。

苍附导痰丸:苍术、香附、枳壳各二两,陈皮、茯苓各一两五钱,胆星、甘草各一两,共为末,姜汁和神曲丸,淡姜汤下。

十全大补汤:人参、白术(蜜炙)、茯苓、甘草(炙)、熟地黄、当归、川芎、白芍、黄芪(蜜炙)、肉桂,姜枣为引。

三旬经证:妇人二十九、三十岁,连年生育,气散血虚,经脉不和。或二三月不行,不时腹痛,结成血块,日倦夜热,饮食不思。此血虚胃热,或由劳伤而致也。先服红花当归散,次服八物汤。

红花当归散:当归八分,川芎、赤芍、熟地、黄芩、香附(童便制)、玄胡索、浓朴(姜制)各五分,小茴香、柴胡、陈皮、莪术、三棱、牛膝各四分,甘草三分,红花二分,姜二片,水煎,空心服一剂;除去三棱、莪术,再服二三剂。如恶心,如呕吐,加砂仁、良姜各二分;泄泻,加肉豆蔻(煨)、粟壳各四分;遍身痛,加羌活、独活各四分;咳嗽气急,加杏仁(去皮、尖)、五味子、桔梗、苏叶各四分。

八物汤:人参、白术(蜜炙)、茯苓、炙甘草、熟地黄、当归、川芎、白芍各一钱,姜三片,枣二枚,水二钟,煎七分服。

四旬七八经证:妇人四十七八岁,经水将断之年,多有渐见阻隔。临期而经不至者,当此之时,最宜谨防,细心体察。如果气血和平,素无他疾,此固渐止,而然无足虑也。若素多忧郁不调之患,而见此过期阻隔,便是崩漏之兆。若阻隔日近者,其崩漏尚轻;阻隔日远者,其崩漏必甚,宜预服八珍汤以调之。否则恐其郁久,而崩则为患滋大也。

八珍汤:人参、茯苓、白术(蜜炙)、甘草(蜜炙)、熟地黄、当归、川芎、白芍各一钱,姜三片,枣二枚,水煎服。

四、月经先后无定期

1.《诸病源候论》(隋·巢元方)

妇人月水不调,由劳伤气血,致体虚受风冷,风冷之气客于胞内,伤冲脉、任脉,损手太阳、少阴之经也。冲、任之脉,皆起于胞内,为经络之海。手太阳小肠之经,手少阴心之经,此二经为表里,主上为乳汁,下为月水。然则月水是经络之余,若冷热调和,则冲脉、任脉气盛,太阳、少阴所主之血宣流,以时而下。若寒温乖适,经脉则虚,有风冷乘之,邪搏于血,或寒或温,寒则血结,温则血消,故月水乍多乍少,为不调也。

《养生方》云:病忧患泣哭,以令阴阳结气不和,故令月水时少时多。

按语:内伤气血、体虚受邪及情志不畅可导致冲任气血失和,阴阳失调,故而致月经先后无定期。

2.《女科百问》(宋·齐仲甫)

夫妇人病,多是月经乍多乍少,或前或后,时发疼痛。医者一例呼为经病,不曾说得是阴胜阳,是阳胜阴,所以服药少得有效。盖阴气盛乘阳,则胞寒气冷,血不运行,经所谓天寒地冻,水凝成冰,故令乍少而在月后;若阳气盛乘阴,则血流散溢,经所谓天暑地热,经水沸溢,故令乍多而在月前,当和其阴阳,调其气血,以平为福。

按语:阴阳偏盛会影响月经周期与经量,阴胜阳则寒气凝,月经乍少且后期;阳胜阴则血热妄行,月经乍多且提前。故月经前后多寡不定者,当调和阴阳,使气血平和。

3.《妇人大全良方》（宋·陈自明）

治冲任衰弱，月候愆期，或前或后……每至经脉行时头眩，饮食减少，气满心忪，肌肤不泽，悉皆主之。

加减吴茱萸汤(出张氏方)：吴茱萸半两，麦门冬、干姜、白茯苓、牡丹皮、南木香、苦梗各三钱，甘草三钱半，当归半两，北细辛一钱半，防风、官桂各一分，半夏七钱。上咬咀，每服四大钱。水一盏半，生姜五片，枣子一枚，煎至七分，去滓，空心温服。

4.《女科百问》（宋·齐仲甫）

阴气胜阳，月假少者，七物汤。治妇人营卫气虚，经水愆期，或多或少而腹痛。当归、川芎、白芍、蓬术、川姜各等分，熟地(酒蒸焙干)、木香各等分。上为粗末，每服四钱。水一盏，煎八分，温服，不拘时。

5.《女科百问》（宋·齐仲甫）

温经汤：治冲任虚损，月候不调，或来多不断，或过期不来……及少腹有寒，久不受胎。丹皮、阿胶(碎炒)、当归(去芦)、人参(去芦)、川芎、甘草(炒)、肉桂(去粗皮)、芍药各二两，半夏(各汤洗七次)二两半，吴茱萸三两，麦门冬(去心)五两半。上为粗末，每服三钱，水一盏半，生姜五片，煎八分，去滓，空心食前热服。

6.《世医得效方》（元·危亦林）

煮附丸：治妇人室女一切血气，经候不调，脐腹疗痛，面色萎黄，心忪乏力，腹胀胁疼，头晕恶心，饮食减少，崩漏带下，大肠便血，积聚癥瘕，并皆治疗。

上以香附子不拘多少，先捣去毛净，用好醋煮半日出，焙，碾为末，醋糊丸梧桐子大。每服三四十丸，米饮吞下，不以时候。

大油煎散：治经候不调，脐腹胀，腰腿无力，烦渴潮热，身体拘倦，日渐羸瘦。

海桐皮、五加皮、牡丹皮、地骨皮、桑白皮各等分，上锉散。每服四钱，生姜三片，红枣一枚，清油数点，水一盏半同煎，空心温服。

7.《女科撮要》（明·薛己）

苟或七情内伤，六淫外侵，饮食失节，起居失宜，脾胃虚损，则月经不调矣……其过期而至者，有因脾经血虚，有因肝经血少，有因气虚血弱。主治之法……脾经血虚者，人参养荣汤；肝经血少者，六味地黄丸；气虚血弱者，八珍汤。盖血生于脾土，故云脾统血。凡血病当用苦甘之剂，以助其阳气而生阴血，俱属不足。大凡肝脾血燥，四物为主；肝脾血弱，补中益气为主；肝脾郁结，归脾汤为主；肝经怒火，加味逍遥为主。

8.《普济方卷》(明·朱橚)

调经之道,贵乎耗其气以行其血,血盛气变是谓之从,从则百病不生,孕育无损矣。

大概妇人之病,以经脉如期为安。或有愆期,当审其冷热虚实而调之……过期而行者,血寒故也,法当温之。然又不可不察其有无外邪,为之寒与热,而后投药也。

安息活血丹:出《和济方》。治冲任不足,下焦久寒,脐腹疗痛,月事不匀。或来多不断,或过期不来,或崩中下血,或带下不止。面色萎黄,肌肉瘦瘁,肢体沉重,胸胁胀满,气力衰乏,饮食减少。一切血气虚寒并用服之。

吴茱萸(汤浸七遍,焙干微炒)、柏子仁(炒)、木香各二十两,安息香(捣碎入好酒,研取去渣,银器内慢火熬成膏)、山茱萸(去核)、延胡索、桃仁(去皮、尖,炒微黄色)、虎杖、当归、杜仲(去粗皮,锉炒)、附子(炮去脐皮)、泽兰叶、干姜(炮)、肉桂(去粗皮)、艾叶(微炒黄)、黄芪(去芦)、牡丹皮各二斤半,肉苁蓉(酒浸焙)、厚朴(去粗皮,姜汁炙令热)各五斤,为细末。以前安息香膏入白面同煮作糊丸,如梧桐子大,每服二十丸。食前温酒下,醋汤亦得。

禹余粮丸:一名紫石英丸,出《医方大成》。若经候乍多乍少,或前或后,脐腹时痛,面色不泽,久不治之,渐至虚损俱令人断产,变生他病。若治妇人诸病,补暖下元。然当知诸病皆因经候不调,阴阳相胜所致。若阴气乘阳,则胞寒气冷,血不通行,经所谓天寒地冻,水凝成冰,故令乍少,而在月后……须知其阴阳,调其血气,则百病不生矣。

官桂(去皮)、龙骨、川乌头(炮)、禹余粮(烧醋淬)、人参、紫石英、桑寄生、杜仲(去皮炒)、五味子、远志(去心)、泽泻、当归(切,洗焙)、石斛(去根)、苁蓉、干姜各一两,牡蛎(烧)、甘草(炙)、川椒(去目,炒出汗)各二两半。右为细末,炼蜜和丸,如梧桐子大。米饮下二十丸,加至三十丸,日三。

干姜丸:出《圣济总录》。治妇人月水不调,绕脐疗痛,手足烦热而脚酸疼。干姜(炮)、吴茱萸(汤洗焙炒)、附子(炮制,去皮脐)各一两半,黄芩(去黑心)一两,蜀椒(去目并合口,炒出汗)、熟干地黄(焙)、当归(切,焙)各一两,桃仁(汤浸,去皮、尖,炒黄)三十五枚,大黄(锉炒)、桂(去粗皮)、白术各一两,赤芍药、人参、石苇(去毛)各半两,薏苡仁二两。右为末,炼蜜和捣,丸如梧桐子大,每服二十丸,温酒服下,日再,未知稍加,以知为度。

补血汤:治妇人室女血海不准,或多或少,或过期,身体倦怠,宜服此药。白芍药、白术、白茯苓、熟地黄、当归、香附子、川芎、黄芪、甘草、胶珠、远志肉各一两,人参、官桂各半两。水二盏,姜五片,枣子二个,煎至一盏。食后服,再煎服。

9.《妇人规》(明·张介宾)

凡人有衰弱多病,不耐寒暑,不胜劳役,虽先天禀弱者常有之,然以气血方长，而纵情亏损，或精血未满，而早为斫丧，致伤生化之源，则终身受害，此未病之先，所当深察而调之者也。若欲调其既病，则惟虚实阴阳四者为要。

后期而至者，本属血虚，然亦有血热而燥瘀者，不得不为清补；有血逆而留滞者，不得不为疏利。

10.《妇人规》(明·张介宾)

《集验》加味八珍汤(见《妇人规古方》)补血调经。治妇人思虑过伤，饮食日减，气血两虚，月经不调，夜梦交感，或出盗汗，寝成劳损。

十全大补汤(见《古方八阵·补阵》)温补气血。治气血俱虚，恶寒发热，自汗盗汗，肢体困倦，眩晕惊悸，晡热作渴，遗精白浊，二便见血，小便短少，便泄闭结，喘咳下坠等证。即前八珍汤加黄芪、肉桂各一钱。

六物煎(见《新方八阵·因阵》)治男妇气血俱虚等证。炙甘草、当归、熟地(或用生地)、川芎(三四分不宜多)、芍药(俱随宜加减)、人参(或有或无，随虚实用之。气不虚者不必用)。上咀，用水煎服。如脾气稍滞者宜加陈皮、山楂；如胃气虚寒多呕者加干姜炒用，或加丁香；如腹痛兼滞者加木香、陈皮。

11.《妇人规》(明·张介宾)

凡女人血虚者，或迟或早，经多不调。此当察脏气，审阴阳，详参形证脉色，辨而治之，庶无误也。盖血虚之候，或色淡，或涩少，或过期不至，或行后反痛，痛则喜暖、喜按，或经后则困惫难支，腰膝如折，或脉息则微弱弦涩，或饮食素少，或形色薄弱。凡经有不调，而值此不足之证，皆不可妄行克削及寒凉等剂，再伤脾肾以伐生气，则惟有日甚矣。凡肝脾血虚，微滞微痛者，宜四物汤主之。或加肉桂，或加黄芩，随寒热而用之，自无不可。

按语：血虚不可妄用清泻寒凉之剂，伤及脾肾使气血生化乏源。肝脾血虚，可用四物汤加减。

12.《妇人规》(明·张介宾)

妇人因情欲房室，以致经脉不调者，其病皆在肾经。此证最多，所当辨而治之。凡欲念不遂，沉思积郁，心脾气结，致伤冲任之源，而肾气日消，轻则或早或迟，重则渐成枯闭。此宜兼治心、脾、肾，以逍遥饮、秘元煎之类主之。

左归丸(见《新方八阵·补阵》)：治真阴肾水不足，不能滋养营卫，渐至衰弱，或虚热往来，自汗盗汗，或神不守舍，血不归源，或虚损伤阴，或遗淋不禁，或气虚昏运，或眼花耳聋，或口燥舌干，或腰酸腿软。凡精髓内亏，津液枯涸等证，俱速宜壮水之主，以培左肾之元阴，而精血自充矣，宜此方主之。

13.《万氏妇人科》(明·万全)

妇人经候不调有三：一曰脾虚，二曰冲任损伤，三曰脂痰凝塞。治病之工，不可不审。

脾胃虚弱者,经曰:二阳之病发于心脾,女子经病。夫二阳者,阳之海,血气之母也。惟忧愁思虑则伤心,心气受伤,脾气失养,郁结不通,腐化不行,胃虽能受,而所谓长养灌溉流行者,皆失其令矣。故脾胃虚弱,饮食减少,气日渐耗,血日渐少。斯有血枯、血闭及血少、色淡、过期始行、数月一行之病。

冲任损伤者,经曰:气以吹之,血以濡之。故气行则血行,气止则血止也。女子之性,执拗偏急,忿怒妒忌,以伤肝气。肝为血海,冲任之系,冲任失守,血气妄行也……有一月再行、不及期而行者矣。

按语:女性月经不调有脾虚、冲任损伤、脂痰凝塞三种病因。脾虚而致饮食减少,血化乏源,血枯血少则经不调;怒气伤肝,冲任损伤,气血妄行,经水不调。

14.《万氏妇人科》(明·万全)

悉从虚治,加减八物汤主之。人参、白术、茯苓、炙草、当归、川芎、白芍、陈皮、丹参、香附、丹皮各一钱,姜枣引。

乌鸡丸:此丸专治妇人脾胃虚弱,冲任损伤,血气不足,经候不调,以致无子者,服之屡验。白乌骨雄鸡一只,要未傲者,先以粳米喂养七日,勿令食虫蚁野物,吊死,去毛并杂细,以一斤为率。用生地、熟地、天冬、麦冬各二两,放鸡肚中,甜美醇酒十碗,入沙罐煮烂,取出,再用桑柴火上焙。去药,更以余酒淹尽,焙至焦枯,研罗为末。再加杜仲(盐水炒去丝)一两,人参、炙草、肉苁蓉(酒洗)、破故纸(炒)、小茴(炒)各一两,归身、川芎、白术、丹参、白茯各二两,香附(醋浸三日,焙)四两,砂仁一两。共研末,和上末,酒调面糊为丸。每服五十丸,空心温酒下,或米饮下。

15.《济阴纲目》(明·武之望)

陈氏曰:妇人月水不调,由风邪乘虚客于施中,而伤冲任之脉,损手太阳少阴之经。盖冲任之脉,皆起于胞中,为经络之海,与手太阳小肠、手少阴心经为表里,上为乳汁,下为月水。然月水乃经络之余,苟能调摄得宜,则经应以时矣。

16.《孕育玄机》(明·陶本学)

要知经脉不调者,气血之不和也。不和则生生之机灭息矣。然所以致其不和而不调者,岂无因哉?或天禀之素弱,而气血之本虚;或劳心于世务,而真元之耗损。此皆足以致妇人之病,而经之不调,所由然矣。然则思欲生子,必使调经,舍调经而曰别有种子之仙丹,吾不信矣。

按语:女性月经不调多因先天不足或后天损耗过度,导致气血不和。月事如常是顺利孕育的先决条件。

17.《妇科百辨》(明·庄履严)

妇人经水错乱妄行无定期者何?曰:此气乱也,宜生血地黄汤加元胡、小苗,并服归附丸。

18.《证治准绳》(明·王肯堂)

阴胜阳,月候少者,七沸汤。

七沸汤:治荣卫虚,经水愆期,或多或少,腹痛。当归、川芎、白芍药、蓬术、熟地黄、川姜、木香各等分。每服四钱,水一盏半。煎至八分,温服。经水过多为虚热,为气虚不能摄血。

19.《普济方》(明·朱橚)

滋荣丸:出《御药院方》。治妇人月经衰少,愆期不来。人参、五味子、赤芍药、当归、熟干地黄、远志(去苗)、白茯苓(去皮)、牡丹皮、桂心、藁本各一两,防风、卷柏、细辛、山药各半两,白术三分。右为细末,炼蜜和丸,如梧桐子大,每服三十丸,食前空心温酒服,日三。

吴茱萸汤:出《永类钤方》。治冲任衰弱,月候愆期,或前或后,或崩漏不止,赤白带下,小腹忽痛,至经脉行时头眩,饮食减少,气满心忡,肌肤不泽,悉皆主之。吴茱萸半两,麦门冬、干姜、白茯苓、牡丹皮、南木香、苦梗各三钱,甘草三钱半,当归半两,北细辛一钱半,防风、官桂各一分,半夏七钱半。右咀每服四钱,水一盏半,生姜三片,枣子一枚,煎至七分,去滓,空心温服。

20.《妇科秘书八种》(清·陈佳园)

妇人经水不调:先期而行者,血热故也;过期而行者,血寒故也。热则清之,寒则温之,然不可不察其有无外邪之证。

按语:月经先期由于血热,热者寒之;月经后期由于血寒,寒者温之;另外,不能忽略是否感触外邪。

21.《妇科冰鉴》(清·柴得华)

月经按月而至,是为常候,或前或后,谓之愆期。丹溪曰:先期而至者,血热也;后期而至者,血虚也。王子亨曰:阳太过则先期而至,阴不及则后时而来。观二子之论,阳盛血热,阴亏血虚,致期先后,理诚然矣。然犹有未尽,不可不察。尝见薄弱之女,每每先至,积想之妇,恒多后期。盖薄弱者,中气常馁,脾宫失其统摄之权;积想者,心火时烁,元海乏其源流之血。又见纵欲之辈,亏损肝肾,冲任失守,以致乍多乍少,或前或后。今世患经病者,率由乎此。诚崩漏之肇端,亦剪嗣之根蒂也。

过期不至,脉见沉涩者,过期饮;尺中脉微涩或兼腹痛者,香桂四物汤;色淡黄者,痰湿也,芎归二陈汤;紫黑有块,或成条片者,热烁血也,必作痛,香连四物汤。

过期不至,尺脉微弱或涩里,面颜黄白,无胀痛之证者,乃无血可行,切戒攻破之剂,宜补益荣卫,大壮气血为主,所谓积流而渠自通也。荣卫怯弱者,双和饮、人参养荣汤;气虚血亏者,八珍汤、十全大补汤;肝经血少者,六味地黄丸,滋水即所以补肝也。

香连四物汤:于前四物汤内加木香六分、黄连一钱。

双和饮:熟地四钱,当归(酒洗)二钱,白芍(酒炒)二钱,川芎一钱,黄芪(蜜炙)二钱,炙草八分。加姜枣,水煎温服。

人参养荣汤:人参一钱,白术(土炒)二钱,黄芪(蜜炙)二钱,白苓一钱,熟地三钱,当归(酒洗)二钱,白芍(酒炒)一钱五分,陈皮七分,肉桂(去皮)八分,炙草六分。加姜枣,水煎服。

八珍汤:人参一钱,白术(土炒)二钱,白苓一钱,炙草八分,熟地三钱,当归(酒洗)二钱,白芍(酒炒)一钱五分,川芎一钱。加姜枣,水煎服。

十全大补汤:于前八珍汤加黄芪二钱、肉桂一钱。引煎同。

六味地黄丸:大怀熟地(九蒸者)八两,怀山药(炒黄)四两,白苓(人乳制)三两,杭山茱(去核,酒蒸)四两,南丹皮(酒洗,蒸)三两,建泽泻(切片,盐水浸焙)三两。上为细末,加炼蜜丸如桐子大,每服三钱,空心淡盐汤送服。忌三白。

22.《妇科心法要诀》(清·吴谦)

经来前后为愆期,前热后滞有虚实,淡少为虚不胀痛,紫多胀痛属有余。

【注】经来或前或后,谓之愆期,皆属经病。经来往前赶,日不足三旬者,属血热。若下血多,色深红而浊,则为有余之热;若下血少,色浅淡而清,则为不足之热也。经来往后退,日过三旬后者,属血滞。若色浅淡、血少,不胀痛者,则属气虚,血少涩滞,不足之病;若色紫、血多,腹胀痛者,则属气实,血多瘀滞,有余之病也。

23.《妇科玉尺》(清·沈金鳌)

陈自明曰:妇人月水不调,由风邪乘虚客于胞中,而伤冲任之脉,损手太阳、少阴之经。盖冲任之脉皆起胞中,为经血之海,与小肠、心为表里,乳汁下为月水。然月水乃经络之余,苟能调摄得宜,则经以时应矣。

刘完素曰:月水不调,则风热伤于经血,故血在内不通。或内受邪热,脾胃虚损,不能饮食,荣卫凝涩;或大肠虚,变为下利,流入关元,致绝子嗣。

戴思恭曰:月水或前后,或多少,或欲来先病,或来而断续,皆曰不调,和气饮加香附五分。经来或不来,皆腹痛,皆血不调也,欲调血先调气,四物加吴萸五分,痛甚,延胡索汤。然又恐感外邪、食积,宜详审,和气饮却能兼治。

李梴曰:以期言之,对期者,性和血足,易受孕,差一二日不为害。以色言之,心主血,阴从阳,故红为正。虽不对期,而色正者易调。或前后多少,或逾月不至,或一月再至,当归散、调经散、单丹参散。经前后痛,通用交加地黄丸、七制香附丸。

万全曰:经不调有三,一脾虚,二冲任损伤,三痰脂凝塞。胃为水谷之海,血气之母也,惟忧愁思虑,心气受伤,则脾气失养,郁结不通,腐化不行,饮食减少。斯有血枯、血闭及血少色淡,过期,或数月一行也。又脾为血海,冲任之系,或嫉怒褊急,以伤肝气,致冲任失守,血气妄行,或血未行而妄合,以动其血,或经未断而即合,冲任内伤,血海不固,为崩为漏,有一月再行者矣。肥硕之人,膏脂充满,元室之户不开,或痰涎壅滞,血海之波不流,故有过期而经始行,或数月而经一行及为浊、为带、为经闭、为无子之病者矣。

大温经汤:治冲任虚损,月候不调,或来多不已,或过期不行,或崩中去血过多,或胎产瘀血停留,小腹急痛,五心烦热,并皆治之。但此温剂,内冷者宜。当归、川芎、人参、阿胶、桂心、炒白芍、淡吴萸、丹皮、炙草各一钱,麦冬二钱,半夏二钱半,姜五片。食前,稍热服。

升阳举经汤:治经水不调,右尺按之空虚,轻手数疾,举指弦紧,或涩。柴胡根、当归根、白术、黄芪各三钱,羌活根、防风根、藁本各二钱,红花、白芍各五分,独活根、细辛各六分,桃仁(去皮、尖)十枚,川芎、熟地、人参、炮附子、甘草梢各一钱,肉桂心(秋冬五分,夏不用)。每吹咀二钱,空心水煎,稍热服。诸药言根者,近根处去苗便是。

24.《傅青主女科》(清·傅山)

妇人有经来断续,或前或后无定期。人以为气血之虚也,谁知是肝气之郁结乎。夫经水出诸肾,而肝为肾之子,肝郁则肾亦郁矣。肾郁而气必不宣,前后之或断或续,正肾之或通或闭耳。或曰:肝气郁而肾气不应未必至于如此。殊不知子母关切,子病而母必有顾复之情,肝郁而肾不无缱绻之谊,肝气之或开或闭,即肾气之或去或留,相因而致,又何疑焉。治法宜舒肝之郁,即开肾之郁也。肝肾之郁既开,而经水自有一定之期矣。方用定经汤。

菟丝子(酒炒)一两,白芍(酒炒)一两,当归(酒洗)二两,大熟地(九蒸)五钱,山药(炒)五钱,白茯苓三钱,芥穗(炒黑)二钱,柴胡五分。水煎服。二剂而经水净,四剂而经期定矣。此方舒肝肾之气,非通经之药也;补肝肾之精,非利水之品也。肝肾之气舒而精通,肝肾之精旺而水利。不治之治,正妙于治也。以上调经三条,辨论明晰,立方微妙,但恐临时或有外感、内伤不能见效。有外感者宜加苏叶一钱,有内伤者宜加神曲(炒)二钱,有因肉食积滞者再加东山楂肉(炒)二钱,临证须酌用之。若肝气郁抑又当以逍遥散为主,有热加栀炭、丹皮,即加味逍遥散。

按语:傅氏认为,月经先后无定期是由于肝气郁结,揭示了本病的病机。肝藏血,主疏泄,肝的疏泄功能正常,气机调达,血液运行有序,血海按时满溢,月经应期而至。肾藏精,肾气充盛,冲任调和,血海满溢有常,月经应期而至。若情志抑郁或愤怒伤肝,致使肝气逆乱,疏泄失司,冲任失调,血海蓄溢失常。若疏泄太过,则月经先期而至;若疏泄不及,则月经后期而至。肾气不足,开阖不利,冲任失调,血海蓄溢失常,遂致月经先后无定期。

25.《女科经纶》(清·萧埙)

女子经不调由合之非时论。褚侍中曰:女人天癸既至,逾十年无男子合,则不调。未逾十年,思男子合,亦不调。不调则旧血不出,新血误行。或渍而入骨,或变而为肿,或虽合而难子,合多则沥枯虚人,产乳众则血枯杀人。观其精血,思过半矣。

经不调由阴阳盛衰所致论。王子亨曰:经者,常候也。谓候其一身之阴阳愆伏,知其安危,故每月一至。太过不及,皆为不调。阳太过则先期而至,阴不及则后时而来。其有乍多乍少,断绝不行,崩漏不止,皆由阴阳盛衰所致。

经候不调有阴阳相胜论。许叔微曰:妇人病,多是月经乍多乍少,或前或后,时发疼痛。医者一例呼为经病,不辨阴胜阳,阳胜阴,所以服药少效。盖阴气乘阳,则胞寒气冷,血不营运,经所谓天寒地冻,水凝成冰,故令乍少而在月后。若阳气乘阴,则血流散溢,经所谓天暑地热,经水沸腾,故令乍多而在月前。当别其阴阳,调其血气,使不相乘,以平为期也。

经不调属风冷乘虚客胞中论。陈良甫曰:妇人月水不调,由风冷乘虚,客于胞中,伤冲任之脉,以损手太阳、手少阴之经也。盖冲任之脉,起于胞中,人将息顺理,则血气调和,六淫不能为害。若劳伤血气,则风冷乘之,脾胃一伤,饮食渐少,荣卫日衰,肌肤黄瘦,皆由冲任劳损。故凡遇经行,最宜谨慎,否则与产后证相类。

月水不调属风冷之邪搏血论。王子亨曰:妇人月水不调者,由劳伤气血,致体虚,风冷之气乘之也。冲任之脉,皆起于胞内,为经络之海。手太阳小肠、手少阴心二经为表里,主上为乳汁,下为月水。若冷热调和,则冲任气盛,太阳、少阴所生之血宣流,根据时而下。若寒温乖适,经脉则虚,如有风冷,虚则乘之,邪搏于血,或寒或温,寒则血结,温则血消,故月水乍多乍少,为不调也。

月经不调属忧思郁怒所致论。方约之曰:妇人以血为海。妇人从于人,凡事不得专行。每多忧思忿怒,郁气居多。书云:气行则血行,气止则血止。忧思过度则气结,气结则血亦结。又云:气顺则血顺,气逆则血逆。忿怒过度则气逆,气逆则血亦逆。气血结逆于脏腑经络,而经于是乎不调矣。

慎斋按:以上六条,序妇人经水不调之由也。妇人以血用事,故病莫先于调经。而经之所以不调者,或本于合非其时,或属于阴阳相胜,或感于风冷外邪,或伤于忧思郁怒。皆足以致经候不调之故,此病机之不可不察者也。

经水不调有先后多少之分。戴复庵曰：妇人每月经水应期而下，不使有余，犹太阴之缺，其有或先或后，或多或少，或欲来先病，或遇来而断续，皆谓之不调，和气饮加香附。

妇人月水不调成病。《产宝方》曰：大率治病，先论其所主。男子调其气，女子调其血。气血，人之神也，不可不谨调护之。然妇人以血为本，气血宣行，其神自清。所谓血室不蓄，则气血凝结，而木火相刑。月水如期，谓之月信。其血不来，则因风热伤于经血，故血不通。或外感风寒，内受邪热，脾胃虚弱，不能饮食。食既不充，营卫抑遏，肌肤黄燥，面无光泽，时发寒热，腹胀作痛，难于子息，子藏冷热，久而劳损，必夹带下，便多淋沥，忽致崩漏。经云：腹中如块，忽聚忽散，其病乃症。血涸不流而抟，腹胀，时作寒热，此乃成瘕。或先或后期，虽通而或多或少，究病之原，盖本于此。

经行先期后期有血热、血虚之分。朱丹溪曰：经水先期而至者，血热也，四物加芩、连、香附。后期而至者，血虚也，芎、归、参、术加二陈。

薛立斋按：先期而至，有因脾经血燥，宜加味逍遥散。有因肝经郁滞，宜归脾汤。有因肝经怒火，宜加味小柴胡汤。有因血分有热，宜加味四物汤。有因劳役火动，宜补中汤。如过期而至，有因脾经血虚，宜人参养荣汤。有因肝经血少，宜六味丸。盖血生于脾，故云脾统血。凡血病当用甘苦之剂，以助阳气而生血也。

月经过期不及期为有火无火论。赵养葵曰：经水如不及期而来者，有火也，宜以六味丸滋水，则火自平矣。如不及期而来多者，本方加海螵蛸、柴胡、白芍。如半月或十日而来，且绵延不止，此属气虚，用补中汤。如过期而来者，火衰也，本方加艾叶。如迟而色淡者，本方加桂。此其大略也。其间亦有不及期而无火者，有过期而有火者，多寡不同，不可拘于一定。当察脉之迟数，视禀之虚实强弱，但以滋水为主，随症加减。凡紫与黑色者，多属火旺之甚。亦有虚寒而紫黑者，不可不察脉审证。若淡白，则无火明矣。

经病门诸论。妇人月水不调，有因风冷乘虚客于胞中，有伤冲任之脉。盖冲任之脉起于胞中，将息顺理则血气调和，六淫不能为害。若劳伤气血，风冷乘之，脾胃一伤，饮食渐少，荣卫日衰，肌肤黄瘦，皆由冲任劳损。故凡经行，最宜谨慎，否则与产后成病相类。妇人以血为海，每因忧思忿怒郁气，气行则血行，气止则血止。忧思过度，则气结而血亦结；忿怒过度，则气逆而血亦逆。

《脉经》曰：尺脉滑，血气实，妇人经脉不利。尺脉来而断绝者，月水不利。寸关如故，尺脉绝不至者，月水不利，当患少腹痛。肝脉沉，月水不利，主腰腹痛。

交加地黄丸：治经水不调、血块气痞、肚腹疼痛。生地黄一斤，老生姜一斤，玄胡索、当归、白芍、川芎各二两,没药、木香各一两,桃仁(去皮、尖)、人参各一两五钱,香附半斤。上将地黄、生姜各捣汁,以生姜汁浸地黄渣,地黄汁浸生姜渣,各以汁尽为度。次将余药为末,共作一处,日干同为末,醋糊丸,桐子大,空心服五十丸,姜汤下。

活血散:治冲任经虚,经事不调,不拘多少前后并治。白芍药、玄胡索、当归、川芎各四两,肉桂(去皮)一两,每服四钱,水煎,食后热服。

四制醋附丸:治妇人女子经候不调。香附子(去毛一斤,作四分,一分好酒浸七日,一分小便浸七日,一分盐水浸七日,一分米醋浸七日)谷焙干为末,醋糊丸如桐子大,每服七十丸,空心食前盐酒送下,肥人根据方服,瘦人加泽兰叶、赤茯苓各二两。

按:香附子血中元气药也,妇人假血为本,以气为用,今用香附子开郁行气,气行而血亦行矣,但气调而血枯、血燥者用之,非徒无益也。

当归地黄丸:治妇人血气不和,月事不匀,腰腿疼痛。当归、川芎、白芍药各五钱,牡丹皮、玄胡索各二钱五分,人参、地黄各一钱二分半,为末,蜜丸桐子大,每服三十丸,食前米汤下。

26.《女科秘诀大全》(清·陈秉钧)

妇女月水行期有不一候。李时珍曰:女子阴类也,以血为主,其血上应太阴,下应海潮,月有盈亏,潮有朝夕,月事一行,与之相符,故谓之月水、月信、月经,经者常也。天癸者,天一生水也,邪术家谓之红铅,谬名也。女人之经,一月一行,其常也。或先或后,或通或闭,其病也。有行期只吐血、衄血,或眼耳出血,是谓倒经逆行。有三月一行者,是谓居经。有一年一行者,是谓避年。有一生不行而受胎者,是谓暗经,每月至期必腰痛为信。有受胎之后,月月经行而产子者,是谓胎盛,俗名垢胎。有受胎数月,血忽大下而胎不陨者,是谓漏胎。此虽以气血有余不足而言,然亦以异常耳。

养血之剂:四物汤治妇人冲任虚损,月水不调,或前或后,或多或少,或脐腹疞痛,或腰足中痛,或崩淋带下,及胎前产后等症。熟地黄(二钱)补血,当归身(洗,一钱)和血,白芍药(酒炒,一钱半)和血理脾,川芎(八分)治风泄肝。朱丹溪加减法,如经候过,而腹中绵绵作痛,属血虚,倍当归、熟地;兼气虚,加人参、黄芪;夹寒,加炮姜。如经候将来,腹中阵阵痛而乍作乍止,属血实,换生地,加黄连、香附、桃仁、红花、元胡、丹皮。如经水常不及期而行者,血热也,换生地,加芩、连、白芷。如经水常过期而来者,瘦人是血少,倍当归、熟地,加黄芪、甘草,少佐以红花、桃仁,为主血之引用也;肥人是气虚夹痰,去地黄,加参、芪、香附、二陈。如经水常过期而紫黑成块者,血热也,多作腹痛,换生地加黄连、香附、元胡、灵脂、乳香、没药。若血淡色者,痰多血少也,换生地合二陈。肥盛妇人，或二三个月一行者，此属痰盛闭塞经脉也，不宜四物，以导痰汤加芎、归、香附、苍术、白术。百子归附丸治月事参差，有余不足，久服有孕。兼治胎前产后等症。四物汤加艾叶、阿胶、四制香附。右为末，用石榴一枚，连皮捣碎，煎水打糊为丸，如桐子大，每服百丸，空心淡醋汤下。十味香附丸治经候不调。香附（四制）一斤，当归、川芎、芍药、熟地各四两，白术、泽兰、陈皮各二两，黄柏（盐水炒）、甘草（炙）各一两，右为末，醋糊丸，如桐子大，每服七十丸，空心淡盐汤下。

温血之剂：温经汤《金匮要略》治经水不调、崩带及唇口干燥，并治经水不通，咳嗽，便血，此肺移热于大肠也。四物汤去地黄，加阿胶、甘草、人参、肉桂、吴茱萸、牡丹皮、麦门冬、半夏、生姜。归附丸治气乱，经期或前或后。当归四两，香附（童便浸透、晾干，再加盐水、醋、酒、姜汁四制）八两。二味为末，醋和丸，空心砂仁汤下三钱。血虚，加熟地黄八两；虚寒，加桂、附各一两。带下气腥，加吴茱萸、艾各一两；脐下冷痛，加桂、附、沉香各一两，丁香三钱。经行少腹先痛或血色紫黑结块，加醋煮莪术二两，沉香一两；经后少腹虚痛，加参、芪、阿胶各二两，蕲艾一两；经水色淡，加姜、桂各一两，人参二两。

调经先以顺气为主论。《济生方》曰：经云：百病皆生于气。有七气有九气。喜怒忧思悲恐惊，七气也，益之以寒热为九气。气之为病，男子妇人皆有之，惟妇人之气为尤甚。盖人身血随气行，气一滞则血为气并，或月事不调，心腹作痛，或月事将行，预先作痛，或月事已行，淋沥不断，或作寒热，或为癥瘕，或疼痛连腰胁，或引背脊，上下攻刺，吐逆不食，肌肉消瘦，非特不能受孕。久不治，转为痨瘵者多，是皆气之为病也。故调经养血，莫先以顺气为主。

调经养血莫先于调气论。汪石山曰：妇人属阴，以血为本，但人肖天地，阴常不足，妇人加乳哺月经之耗，是以妇人血病者多。夫月经者，津液血脉所成，苟营卫和，经候自然应期，如月之盈亏，不失常度，故曰月经。苟气血一忤，则或先或后，多寡不匀，或闭绝不行，而百病生，必须分因而治。如真水亏败，阳火内炽，血海枯竭，经绝不通者，宜补养阴血，则经水自行；如寒客胞门，子户凝泣血不通，为癥瘕之候者，宜散寒逐瘀，则经自行。但血乃气之配，其升降寒热虚实，一从乎气，是以气热则血热而色紫，气寒则血寒而色凝，气升则血逆而上出，气陷则血随而下崩。此调经莫先于养血，养血莫先于调气也。

调经不可耗气宜养心实脾论。罗周彦曰：妇人得阴柔之体，以血为本，阴血如水之行地，阳气若风之旋天，故风行则水动，阳畅则血调，此自然之理也。考古方耗气以调其经，夫太冲者气也，任脉者血也，气开则开，气降则降，血随气行。若独耗其气，血无所施，正气虚，邪气必胜，而百病生焉，经安得调乎？况心生血，脾统之，胃为卫之元。养其心则血生，实其脾则血足，气胜则血行，安可独耗其气？此调经之至要也。行经之时，当戒暴怒，怒则损其冲任；远房室，多欲则伤其血海。一有抑郁,宿血必停,走入腰胁,注于腿膝,遇新血相抟,则疼痛不已,散于四肢,则麻木不仁,入于血室,则热不定,皆四气七情之所致也。

按语:以上所论,序调经之法,莫先于顺气开郁,而顺气开郁,则又戒不可专耗其气,当以实脾养心,为调经之要法也。经云:百病皆生于气。而于妇人为尤甚。妇人之病,先于经候不调,但妇人以血用事,经水虽属血病,若竟从血分求治,未得病机之要者也。若从气分求责,而调经知所本矣。

调经以大补脾胃为主论。陈良甫曰:妇人以血为主,脾胃虚弱,不能饮食,营卫不足,月经不行,寒热腹痛,或崩带症,皆脾胃不足所生病。故妇人月水不通,或因劳役过度,或因失血损伤肝脾,但滋化源,其经自通。若小便不利,苦头眩、腰背痛,足寒时痛,久久血结于内,变为癥瘕;若血水相并,脾胃虚弱,壅滞不通,变为水肿;若脾气衰弱,不能制水,水渍肌肉,变为肿满,当益其津液,大补脾胃为主。

按语:以上所论,序调经以补养脾胃为大法也。

女子经行宜谨。陈良甫曰:女子二七而天癸至,经血渐盈,应时而下,名曰月信。凡遇经行,最宜谨慎,否则与产后证相类。若被惊怒劳役,则血气错乱,经脉不行,多致痨瘵等证。若逆于头面肢体之间,则重痛不宁。若怒气伤肝,则头晕胁痛,呕血瘰疬。若经血内渗,则窍穴淋沥。凡此六淫外侵,变证百出,犯时微若秋毫,成患重于泰山,可不畏哉。

滋阴养血之剂六味丸方见虚劳。

乌骨鸡丸:治妇人郁结不舒,蒸热咳嗽,月事不调。或久闭不行,或倒经血溢于上,及赤白带下、白淫等证。乌骨鸡一只,熟地黄四两,血热加生地四两、北五味子一两。以二味入鸡腹内,用陈酒酿童便,于砂锅中煮,如上法。黄芪(蜜酒蒸焙)、白术(泔浸,蜜水拌,饭上蒸九次)、当归(酒洗)、芍药(酒炒)各二两,以五味为末,同鸡内捣烂,骨用酥炙。再加人参三两,牡丹皮(酒洗、晒干)二两,川芎(童便浸,切)一两,以三味为末,加入上药中。另加山药末六两,打糊为丸,如梧子大。清晨用沸汤服三钱,临卧用陈酒再服二钱。骨蒸寒热,加九肋鳖甲三两,银柴胡、地骨皮各一两五钱;经闭不通,加肉桂一两;崩漏下血,倍熟地黄,加阿胶二两;倒经血溢,加麦门冬二两;郁结痞闷,加童便、制香附二两,沉香五钱;赤白带下,加茸二两,制香附二两,蕲艾一两。

乌骨煎丸:治阴虚血热,经水不调,崩漏带下,羸弱骨蒸,不能受孕。用乌骨白毛公鸡一只,闷杀之,去毛杂,用蕲艾四两、青蒿四两,纳入鸡肚内。余药同鸡入坛内,加童便和水煮干。取出,去骨,捣如薄饼,晒干为末。香附八两,分四分,米泔、童便、酒、醋各浸一分,春秋三日、夏一日、冬四日取出,晒干为末。熟地黄、生地黄各四两,当归二两,川芎一两,芍药二两,人参一两,黄芪二两,牡丹皮二两,五味子一两。共为末,用陈米饮糊丸。一方用酒、醋各半煮,糊丸。

月经或前或后:此证因脾土不胜,不思饮食,由此血衰,月水往后,或次月饮食多进,月水又往前矣。用药血匀气顺,自然应期。

紫金丸:青皮、陈皮各五钱,苍术、槟榔、砂仁、红豆各六钱,良姜、枳壳、乌药、香附各八钱,三棱一两,莪术二两,为末,米糊丸,食后米汤下百丸。一方无莪术、苍术、香附。

原经水不调:一由脾胃虚损。经曰:二阳之病,发于心脾。夫二阳者,阳明胃经也,主纳水谷,长养气血,乃水谷之海,气血之升。唯忧愁思虑伤心,心气受伤,脾气失养,郁而不通,腐化不行。胃虽能受,而谓长养灌溉者,安在哉。故脾胃虚弱,饮食少思,血气耗衰。斯有血枯经闭之证。盖血少色必淡,或过期始行,或数月一行矣。一由冲任损伤。气以顺之,血以濡之,故气行则血行,气滞则血逆。大抵妇人,情多执拗。肝为血海,冲任之脉,冲任失守,血气妄行。或女子未及二七天癸之期,而男强与之合。或月事适未尽,而男与合,纵欲不已。皆致冲任内损,血气不固,或为崩,或为漏。有一个月再行,有未及期先行诸症。一由脂痰凝滞。肥盛之妇,肠胃多痰,壅滞经络,或闭经带下。以上三证,皆不能孕育。

经水不调证:形瘦多痰多郁,血虚气热。宜四物汤合开郁二陈汤,加赤芍、黄芩、黄连,姜为引。开郁二陈汤中苍术、香附、川芎各一钱,青皮、莪术、槟榔各七分,木香五分,姜引。

形瘦多痰且热,此冲任受伤。宜四物汤,加人参、知母、麦冬、甘草,姜枣引,并服地黄丸,空心白汤下。

冲任伤损,肾虚血少枯闭,误服辛热暖子宫药,致经不调,冲任伏火。宜四物汤,加赤芍、甘草,食前服,兼服三补丸。三补丸:黄芩、黄柏各等分,俱酒炒,蜜丸白汤下。

性急多怒而妒,气血俱热,必有郁证。宜四物汤,加柴胡、酒炒黄芩、酒炒黄连、香附。

肥盛肠胃多痰,壅滞经络,闭血带下。地骨皮汤:地骨皮、当归、川芎、知母、麦冬各一钱,甘草五分,空心服。

形瘦经不调,素无它症,此血热也。宜四物汤,加黄芩、黄连、知母、酒炒黄柏各等分。

经期或前或后证:脾胃虚弱,气血不足,宜从虚治。服加减八物汤,兼乌鸡丸。

加减八物汤:人参三钱,白术、茯苓、炙草各五钱,白芍、归身、陈皮、香附、丹皮各一钱。

乌鸡丸(专治脾胃虚弱,冲任伤损,气血不足,经候不调。凡无子者,服之神效):白毛乌骨鸡(未镦雄鸡者一只,约重一斤,以粳米喂养,七日勿令食虫蚁,以绳缢死,干用。纳生地、熟地、天冬、麦冬各二两于鸡肚内。以好鱼、酒十碗,熬烂,即出肚内药。将鸡用桑柴火连骨焙干。仍以前生地等药酒又浸又焙,至鸡骨肉枯为末。此酒不知出处,只用无灰陈米酒,亦可),人参五钱,苁蓉(酒洗焙)、故纸(炒)、砂仁、归身、白术、川芎、丹参、茯苓、杜仲、盐香附(醋浸)各四两,为末。入上鸡骨绞肉,和匀,酒面糊丸。空心酒下,或米汤下五十丸。

27.《女科切要》(清·吴道源)

女科地黄丸:治妇人经水不调。熟地四两,山萸二两,山药二两,丹皮二两半,茯苓二两半,艾叶(醋炒)五钱,香附(童便制炒)三两,阿胶一两,共为末,蜜丸滚汤下。

28.《女科要旨》(清·陈修园)

余遍阅大有悟曰:古人以月经名为月信,不止命名确切,而月事之有无、多少、迟速,及一切治疗之原委,无不包括于"信"字之中。夫五行之土,犹五常之信也。脾为阴土,胃为阳土,而皆属信;信则以时而下,不愆其期。虽曰心生血,肝藏血,冲任督三脉俱为血海,为月信之原,而其统主则惟脾胃,脾胃和则血自生,谓血生于水谷之精气也。若精血之来,前后、多少、有无不一,谓之不调,不调则为失信矣。

方氏曰:妇人经病,有月候不调者,有月候不通者;然不调不通中,有兼疼痛者,有兼发热者,此分而为四也。细详之,不调中,有趋前者,有退后者,趋前为热,退后为虚。不通中,有血枯者,有血滞者;血滞宜破血,枯宜补也。疼痛中,有时常作痛者,有经前经后作痛者;常时与经前为血积,以经后为血虚也。发热中,有常时发热者,有经行发热者;常时为血虚有积,经行为血虚而有热也;是四者之中,又分为八矣。人之气血周流,忽有忧思忿怒,则郁结不行;经前产后,忽遇饮冷形寒,则恶露不尽;此经候不调,不通作痛,发热所由作也。大抵气行血行,气止血止;故治血病以行气为先,香附之类是也。热则流通,寒则凝塞。故治血病以热药为佐,肉桂之类是也。

29.《女科正宗》(清·何松庵、浦天球)

大凡治妇人不过以阴血为主,阴盛血充则百病不生,阴虚血少诸病作焉。然阴血之盛衰,又系于卫气之顺逆,气行而血随之,气治则血和。若气有余则为火,火盛则阴血耗,气逆则阴血滞。故治女科者必先调经,调经必先理气,滋阴必兼降火,顺气则经自调,调经则血常足。

四物汤:治妇人室女补血调经之要药。当归、川芎各二钱,熟地黄二钱,白芍药一钱,右水煎服。

益气养荣汤:治气血俱虚,经候不调。人参、茯苓各二钱,陈皮、香附各一钱,当归、川芎、黄芪、熟地黄各二钱,芍药一钱五分,甘草八分,桔梗、白术各一钱,右水煎服。

补中益气汤:治脾胃气虚,经脉不调。此方能补中气,以滋化源,使脾旺则能统血,而经自调矣。黄芪、人参、白术、当归各二钱,陈皮、升麻、柴胡各一钱,川芎、黄连各八分,黄柏、知母各五分,甘草三分。水煎服。

经验调经方:治经水不准,多寡不定。当归、白芍、续断、肉苁蓉各一钱,熟地二钱,大腹皮、荆芥、条芩各八分,粉草三分,阿胶一钱二分,砂仁(炒)六分。右水煎服。

艾附暖宫丸:治月经不调,小腹痛带下,子宫寒冷。香附(每四两以童便、酒、醋、盐水各浸七日,用艾叶醋浸)二斤,当归、白芍(酒炒)四两,熟地(姜汁炒)一两,延胡索(炒)二两,生甘草八钱。右为末,醋为丸,如桐子大,每服七八十丸,空心酒下或米汤下。

逍遥散:治血虚烦热,月水不调,脐腹胀痛,痰嗽潮热。甘草(炙)五钱,当归(炒)、芍药、白术(炒)、柴胡各一两。右为末,每服五钱,加煨姜一片,薄荷少许,煎七分温服。加山栀、丹皮,名加味逍遥散。

30.《胎产新书》(清·竹林寺僧)

趱前为热,退后为虚。血滞宜破,血枯宜补。时常经前作痛为血积,经后作痛为血虚。当时发热为血虚有积,经后发热为血虚有热。

妇人坤道血如期,气血调和体最宜。血盛气衰应可治,血衰气旺渐乖违。血热先期风热紫,寒痰黄淡湿违期。作痛行经气血滞,行过作痛气血虚。经血欲调宗四物,温胆枳术二陈推。脉数黄芩荆芥穗,气虚力弱用参芪。沉迟气滞槟榔佐,作痛满闷入青皮。虚热逍遥补心类,清其经血自如期。

妇人二十五六,血海虚冷,经脉不调,或时腹下疼痛,或白带,或鱼脑髓,或米汁,信期不定,每日淋漓不止,面色青黄,四肢无力,头晕眼花。此气血两虚之证。

加味四物汤:当归、鹿茸、白芍、香附各三钱,川芎、熟地各二钱五分,黄芪、白术、茯苓、黄芩、陈皮(去白)、砂仁、人参、阿胶、小茴、山萸各二钱,沉香、粉草各一钱,延胡二钱,分四帖,加姜三片,煎,空心服。如咳嗽、潮热,加五味子、杏仁各五分,竹沥少许。

乌鸡丸:此方善调经,如有热者忌用。人参、砂仁各五钱,白术、川芎、熟地、当归、厚朴、香附各一两,海金砂、银虫砂、柏叶各二两,僵蚕、防风各五钱,粉草二钱五分。共为末,外用乌骨雄鸡一只,三年陈者,用竹刀杀之,去毛血头足肚杂,洗净。用陈酒一大升。将药末分三份,以一份纳鸡肚内,一份入汤内,一份留下,听用。文武火煮熟,将鸡骨拆开,熬干原汁,取鸡骨肉药末,晒干为细末,同留下一分药末和匀,以米饭为丸。每日空心酒下五十丸。(吴按)前卷乌鸡丸药味纯和,与广东白凤丸同功,乃妇科良剂。此丸重用金石,岂可常服?若删去二砂,为八珍加减,亦可用也。

31.《胎产指南》(清·单南山)

妇人经候不调有三:一曰脾虚,二曰冲任损伤,三曰脂痰凝塞,治之不可不审。

脾胃虚弱者。经曰:二阳之病发心脾,女子不月。夫二阳者,阳明胃也,胃主受纳五谷,长养血气,灌溉脏腑,流行经络,乃水谷之海,血气之母也。惟忧愁思虑则伤心,心气受伤,脾气失养,郁结不通,腐化不行,所谓长养灌溉者,失其全矣,故脾胃虚弱,饮食减少,气日渐耗,血日渐少,始有血枯、血闭,及血少色淡,过期始行,数月一行之病。

冲任损伤者。经曰:气以呴之,血以濡之。故气行则血行,气止则血止也。女子之性,执拗偏急,忿怒妒忌,以伤肝气。肝为血海,冲任之系,冲任失守,血气妄行也。又褚氏曰:女子血未行,而强合以动其血,他日有难名之病,故女未及二七天癸之期,而男子强与之合,或于月事未断之时,男子纵欲不已,冲任内伤,血海不固。由斯二者,为崩为漏,有一月再行,不及期而行都矣。

脂痰凝塞者。盖妇人之身,内而肠胃开通,无所阻塞,外而经络流利,无所凝滞,则气血和畅,经水应期。惟彼肥硕者,脂膏充满,玄室之户不开。夹痰者,痰涎凝滞,血海之波不流,故有过期而经始行,或数月而经一行,及为滞、为带、为经闭、为无子之病。

经行或先或后,悉从虚治,加减八物汤主之。人参、白术、茯苓、当归、川芎、甘草、陈皮、白芍、丹皮、丹参、香附,加姜枣。

乌鸡丸:专治妇人脾胃虚弱,冲任损伤,血气不足,经候不调,以致无子者,神验。用乌骨鸡一只,先以粳米喂养七日,勿令食虫蚁,吊死,去毛杂,以一个为率。用生地二两、熟地二两、天冬二两、麦冬二两,放鸡肚中,陈酒十碗,沙罐煮烂,取出。再用桑柴火上焙,去药,更将余酒淹尽,焙至焦枯研末。再加杜仲二两用盐水炒,人参、炙甘草、苁蓉、故纸、小茴各一两炒,归身、川芎、白术、丹参、白茯苓各二两,香附四两醋炒,砂仁一两。共研末,和上药末,酒调面糊为丸,每服五十丸,空心米饮下。

32.《叶氏女科证治》(清·叶桂)

月经或前或后:脾土不胜,不思饮食,由此血衰,故月水往后,或次月饮食多进,月水又往前矣。治宜理脾,脾旺则血匀气顺,自然应期,宜用紫金丸。

月经愆期:经来或前或后,名曰愆期。此由脾胃虚弱,冲任损伤,气血不足。

宜服加减八物汤,兼服调经乌鸡丸。

加减八物汤:人参三钱,白术、茯苓、甘草(炙)各五钱,白芍、当归身、陈皮、香附、牡丹皮各一钱,水煎,食前服。

调经乌鸡丸:白毛乌骨未炖雄鸡一只,约重一斤。以糯米喂养七日,勿令食虫蚁,以绳缢死,干其毛,去肚内杂脏不用,纳生地黄、熟地黄、天门冬、麦门冬各二两于鸡肚内。以好酒十碗,文火煮烂,取出肚内药,将鸡连骨用桑柴火焙干,仍以前煮过生地黄等药酒,又浸又焙,至鸡骨肉枯为度,研极细末。再用人参五钱,肉苁蓉(酒洗净)、破故纸(炒)、砂仁、当归身、白术、川芎、丹参、茯苓、甘草(炙)、杜仲(盐水炒)各一两,香附米(醋制)四两,共为细末,入鸡骨绞肉和匀,酒面糊丸,空心米汤下五十丸。

形瘦经不调:形瘦多热,致经不调,素无它症,此水亏血少燥涩而然,宜服加味四物汤。

加味四物汤:熟地黄、当归、白芍、川芎、黄芩、黄连、黄柏(酒炒)各一钱,甘草五分,水煎,空心服。

四旬四一经证:妇人四旬四十一岁,气血两虚,脾胃并弱,饮食少思,四肢无力,月经不调,或腰酸腹胀,或断或续,赤白带下,身作寒热者,八珍益母丸主之。

33.《竹林寺女科秘传》(清·竹林寺僧)

经来或前或后:此证因脾土不胜,不思饮食,由此血衰,经水或在后。次月饮食多进,经水又在前。不须调经,只宜理脾。脾土胜,血旺气匀,自然经水应期。当服紫金丸。

紫金丸:陈皮五钱,红豆六钱,良姜、莪术、乌药各八钱,槟榔六钱,枳壳八钱,砂仁六钱,三棱一两。共为细末,米糊为丸,如桐子大。食后,米汤送一百丸,或加小茴六钱,香附四两,酒、醋各二两,制服。

五、闭经

1.《黄帝内经》

月事不来者,胞脉闭也,胞脉者属心,而络于胞中,今气上迫肺,心气不得下通,故月事不来也。

按语:妇女月经未潮,究其原因乃水气阻滞,胞脉闭塞不通。胞脉属心而络胞,现气上迫于肺,使心气不得下通,所以胞脉闭而月经未潮。

2.《黄帝内经》

帝曰:有病胸胁支满者,妨于食,病至则先闻腥臊臭,出清液,先唾血,四支清,目眩,时时前后血,病名为何,何以得之? 岐伯曰:病名血枯,此得之年少时,有所大脱血。若醉入房中,气竭肝伤,故月事衰少不来也。帝曰:治之奈何? 复以何术？岐伯曰：以四乌贼骨一芦茹，二物并合之，丸以雀卵，大小如豆，以五丸为后饭，欲以鲍鱼汁，利肠中，及伤肝也。

按语：有一种病，胸胁支满，妨碍饮食，发病时先闻到腥臊的气味，鼻流清涕，先唾血，四肢清冷，头目眩晕，时常大小便出血，这种病叫血枯。其原因是在少年的时候患过大失血病，使内脏有所损伤，或者是醉后肆行房事，使肾气竭，肝血伤，所以月经闭止不来。治疗用四份乌贼骨，一份芦茹，二药混合，以雀卵为丸，制成如豆大小的丸药，每次服五丸，饭前服药，饮以鲍鱼汁。这个方法可以通利肠道，补益损伤的肝脏。

3.《诸病源候论》(隋·巢元方)

妇人月水不通者，由劳损血气，致令体虚受风冷，风冷邪气客于胞内，伤损冲任之脉，并手太阳少阴之经，致胞络内绝，血气不通故也。冲任之脉起于胞内，为经脉之海。手太阳小肠之经也，手少阴心之经也，此二经为表里，主下为血水。风冷伤其经血。血性得温则宣流，得寒则涩闭，既为冷所结搏。血结在内，故令月水不通。又云，肠中鸣，则月事不来，病本于胃。所以然者，风冷干于胃气，胃气虚，不能分别水谷，使津液不生，血气不成故也。又云，醉以入房，则内气竭绝伤肝，使月事衰少不来也。所以尔者，肝藏于血，劳伤过度，血气枯竭于内也。又，先经唾血，及吐血、下血，谓之脱血，使血枯，亦月事不来也。又，利血经水亦断，所以尔者，津液减耗故也。须利止，津液生，其经自下。诊其肾脉微涩不下利者，是月水不来也。又左手关后尺内浮为阳，阳绝者，无膀胱脉也，月事则闭。又，肝脉沉之而急，浮之亦然，时小便难，苦头眩痛，腰背痛，足为寒，时疼，月事不来，时恐，得之少之时有所堕坠也。

按语：本条论述了闭经的病因病机。有因劳损体虚，风冷邪气客于胞内，伤损冲任之脉及手太阳少阴之经，使血结胞络，月水不通；有因风冷伤于胃气，使胃气虚，津液不生，血气不成，无余可下；有因酒后同房，气竭伤肝，血气枯竭于内，月事衰少不来；有因唾血、吐血、大便下血等失血性疾病引起的血枯于内，月事不来；有因下痢同时大便带血，使津液减耗，月事不来。诊脉时如肾脉微涩，无下利现象，是肾虚月经不来；左手关后尺内浮，为阳绝月事闭；肝脉沉或急浮，月事不来的原因，与年轻时房劳过度有关。

4.《女科百问》(宋·齐仲甫)

夫月水不通，因风冷客于胞络，或醉后入房，或为血枯血瘕，或因堕坠惊恐，皆令月水不通也。《病源》云：血性得温宣流，得寒则涩闭。既为冷所结搏，则月水不得通行。若肠中鸣者，则月事不来，不来因冷干于胃腑。或醉入房者，则内气耗损，劳伤于肝经。或吐血、唾血、下血，谓之脱血，使血枯于中，为积块血瘕，名曰血聚，使荣结于内，心主行血，堕坠惊恐，神无所倚而血散，亦令月水不通也。

按语:闭经多因寒邪侵袭伤于脾胃,房事不节伤于肝经,或各类出血疾病导致血枯。又因惊恐伤神,耗气伤血也可致闭经。

滋血汤:治劳过度,致伤腑脏,冲任气虚……或月水闭绝,气不升降。马鞭草、牛膝、荆芥穗各四两,丹皮、赤芍、枳壳、肉桂、当归、川芎各二两。每服四钱,乌梅一个,水煎,空心服,至半月或一月,经脑自通。

5.《女科百问》(宋·齐仲甫)

室女者,乃未出闺门之女也……经脉来时,俗呼为红脉,或因惊恐,冷气击搏,所以当行而不行也。

桃仁散:治妇人室女血闭不通,五心烦热。红花、当归、怀牛膝、桃仁(别研),上四味各等分为细末,每服三钱,温酒调下,空心食前。

6.《妇人大全良方》(宋·陈自明)

夫妇人月水不通者,由劳伤血气致令体虚,受风冷邪气客于胞内,伤损冲任之脉,并手太阳、少阴之经,致胞络内血绝不通故也。冲任之脉起于胞内,为经脉之海。手太阳小肠之经也,手少阴心之经也,此二经为表里,主上为乳汁,下为月水。风冷伤其经血,血性得温则宣流,得寒则涩闭。既为风冷所搏,血结于内,故令月水不通也。又云:肠中鸣则月水不来,病本在胃,胃气虚,不能消化水谷,使津液不生血气故也(所以《梅师方》单用厚朴,其理可见。再出《易简方》)。又云:醉以入房,则内气竭绝伤于肝,使月水衰少不来。所以尔者,肝藏于血,劳伤过度,血气枯竭于内也。又先唾血及吐血、下血,谓之脱血,名曰血枯,亦月水不来也。所以尔者,津液减耗故也。但益津液,其经自下也。诊于肾脉微涩者,是月水不通也。又左手关后、尺内浮为阳绝,无膀胱脉也,月水则闭。又肝脉沉而急,隐之亦然。时小便难,苦头眩痛,腰背痛,足寒时疼,月水不来时,恐得之时有所堕坠也。

按语:本条对闭经的病因、兼症和治则在《诸病源候论·月水不通候》的基础上做了进一步论述,并说明由劳累过度或长期慢性失血而致冲任血虚所引起闭经者,治疗原则是调补脾胃,滋其化源,则荣血生而经自通。

当归散:治血脉不通。当归、川山甲(灰炒)、蒲黄(炒)各半两,辰砂一钱,麝香少许。上为细末研停,每服二钱,热酒调下。如不知酒,薄荷、醋汤亦可。

7.《妇人大全良方》(宋·陈自明)

论曰:夫冲任之脉起于胞内,为经脉之海。手太阳小肠之经、手少阴心之经也,二经为表里。心主于血,上为乳汁,下为月水也。女子十四而天癸至,肾气全盛,冲任流通,经血既盈,应时而下,名之月水。常以三旬而一见,谓之平和也。若愆期者,由劳伤血气壅结,故令月水不通也。

8.《妇人大全良方》(宋·陈自明)

寇宗奭曰:夫人之生,以气血为本。人之病,未有不先伤其气血者。世有室女、童男,积想在心,思虑过当,多致劳损。男子则神色先散,女子则月水先闭,何以致然?盖忧愁思虑则伤心,心伤则血逆竭,血逆竭则神色先散而月水先闭也。火既受病,不能荣养其子,故不嗜食;脾既虚,则金气亏,故发嗽;嗽既作,水气绝,故四肢干;木气不充,故多怒,鬓发焦,筋痿。俟五脏传遍,故卒不能死者,然终死矣。

张氏云:室女月水久不行,切不可用青蒿等凉药。医家多以为室女血热,故以凉药解之。殊不知血得热则行,冷则凝,《养生必用方》言之甚详,此说大有理,不可不知。若经候微少,渐渐不通,手足骨肉烦疼,日渐羸瘦,渐生潮热,其脉微数,此由阴虚血弱,阳往乘之,少水不能灭盛火,火逼水涸,亡津液。当养血益阴,慎无以毒药通之,宜柏子仁圆、泽兰汤。

柏子仁圆:柏子仁(炒,别研)、牛膝各二两,熟地黄三两,卷柏、泽兰叶、续断各半两。上为细末,炼蜜圆如梧桐子大。空心,饮下三十圆。

泽兰汤:泽兰叶三两,当归、白芍药各一两,甘草半两。上为粗末,每服五钱匕,水二盏,煎至一盏,去滓,温服,不以时。

9.《妇人大全良方》(宋·陈自明)

《腹中论》曰:有病胸胁支满者,妨于食。病至则先闻腥臊臭,出清液,四肢清,目眩,时前后血,病名曰血枯。此得之年少时,有所大脱血。若醉入房中,气竭肝伤,故月事衰少不来也。注云:夫藏血受天一之气,以为滋荣者也。其经上贯膈,布胁肋,今脱血失精,肝气已伤,故血枯涸而不荣;胸胁满,经以络所贯然也。妨于食,则以肝病传脾胃。病至则先闻腥臊臭,出清液,则以肝病而肺乘之。先唾血,四肢清,目眩,时时前后血,皆肝病血伤之证也。

乌贼鱼骨圆(岐伯方):治妇人胸胁支满,闻腥臊气,唾血目眩,不能饮食,泄血不已,日久血枯。乌贼鱼骨(去甲)四两,芦茹一两。上为末,以雀卵和成剂,圆如小豆大。每服五圆,加至十圆,以鲍鱼煎汤下,以饭压之。

苁蓉圆:苁蓉(酒浸)、熟地黄、白茯苓、菟丝子(制)、附子(炮)、当归(炒)、白石英(研)、五味子、禹余粮(制,研)、乌贼鱼骨(去甲)各一两,人参半两。上为末,炼蜜为圆如梧桐子大。酒下二三十圆,米汤亦可。空心、日中、临卧各一服。

10.《圣济总录》(宋·赵佶)

妇人月水不通者,所致不一,有气不化血,微不通,有先期太过,后期不通,有大病后热燥不通,有寒凝结滞不通,有积聚气结不通,有心气抑滞不通,凡此所受不同,治之亦异。盖女人假血为本,以气为用,血气稽留,则涩而不行,其为病或寒或热,或脐腹坚痛,或肌肉消瘦,久而不治,则为劳瘵之证。

当归汤:治血涩不行,心忪肌热,腰重腹痛不可忍。川归、丹皮、川芎、白芍、牛膝、麦芽、玄胡索、桂心五钱,琥珀、没药(炙,去油)三钱。水煎,温服,日二。

11.《圣济总录》(宋·赵佶)

论曰:女子二七而天癸至,任脉通,月事以时下,若禀受不足,或任脉为风寒所搏,致令风气凝结,不能应时而下,经久不治,则致劳疾。

人参汤:治室女思虑太过,心气不足,气结不得宣利,月水不依时,或久不通,或血隔成劳,渐有寒热,肌肉不生,不思食味,凡此病症,不可复行破血急性之药,宜通心气,行荣卫,滑经络。人参、白芍、麦冬、丹皮、槟榔、草蔻、大腹皮、白术、川芎、生地、桔梗、防己、枳壳、丁香皮、甘草、茯神、川归一两,桂心、大黄、远志、生姜、大枣各三钱。水煎,入酒少许,温服,日二。

赤芍药散:治室女月水不通。赤芍、牛膝、人参、木香、甘草、丹皮、玄胡索、川芎五钱,桂心、川归三分,桃仁(去皮、尖,炒)一两。共末,酒下二钱。

沉香汤:治室女荣卫凝涩,月水不利,目昏冈,肢体拘急,五心虚烦,多困少力。沉香、槟榔、甘草三两,人参、木香、桂心、川归、生地、白茯苓、陈皮、青皮、柴胡、鳖甲(醋炙)、生姜各三钱。水煎,温服,日二。

羚羊角汤:治室女元气不足,虚劳内燥,月水不利,四肢少力,颊赤口干,五心烦热。羚羊角、防风、地骨皮、川芎、黄芪(蜜炙)、赤茯苓、桂心、麦门冬、炙甘草各一两,怀生地三两,羌活、酸枣仁(炒)、川归、红花子、白芍药各三钱,生姜三片,薄荷七片。水煎,入酒少许,温服,日二。

二地散:治室女月水不通,脐腹下刺痛。怀生地、怀熟地各四两,桂心、川归各二两。共末,酒下二钱,日二。

12.《坤元是保》(宋·薛轩)

经候渐少,以至不通,手足骨肉烦疼,日渐羸瘦,每发潮热,而其脉微数者,由阴虚血弱,阳往乘之,杯水不救车薪火,火逼水竭而津液斯干矣。法当养血益阴,切勿以毒药攻之。经闭有因脾虚而不能生血者,有因脾伤而反耗血者,有因胃火而血消烁者,有因兼损脾胃而血衰者,有劳伤心、怒伤肝而血衰者,有肾水不足生肝而血衰者,有肺虚不能行血者。损其肺者益其气,损其心者调其营卫,损其脾者调其饮食、适其寒温,损其肝者缓其中,损其肾者益其精,不可轻认经闭血死而擅用通经破血之药。若血块凝结,确有实据,方可行血通经。

按语:闭经与五脏均相关,脾胃虚不能生血需调饮食、适寒温,心肝血虚需疏肝调营卫,肾水不足而血衰者需益其精,不可随意擅用通经破血之药。

13.《薛氏济阴万金书》(宋·薛古愚)

平时常常或三月四月一行,脐腹不痛,面色萎黄,饮食减少者,血枯也,用四物大补汤。

14.《薛氏济阴万金书》(宋·薛古愚)

东垣云:经闭不行三热结,三者何也?脾胃久虚,形体羸弱,气血俱衰而致经水不行,或病中消胃热,喜食不为肌肤,津液不生。夫经血者,津液所化,津液既绝,为热所烁,形肉渐瘦,时见渴燥,血海枯竭,病曰血枯经闭,宜泻胃之燥热,补益气血,经自行矣。此病或经适行而有子,子亦不安,为胎病者有矣,此中焦胃热结也;或心胞脉洪数躁疾,时见大便闭塞,小溲虽清而不利,经水不行,此乃血海干枯,宜调血脉,清胞络中火邪,而经自行矣,此下焦包络热结也;或因劳心,心火上炎,月事不来者,胞脉闭也,胞脉者,属于心而络于胞中,今气上迫于肺,心气不得下通,故月事不来,宜安心补血泻火,经自行矣,此上焦心肺热结也。夫妇人月经,气血盈亏于是焉察之,病之有无于是焉候之,生息孕育于是焉系之。其通其闭,关于妇人为甚重。调养失宜,经候不能顺时而下,经年累月,当行不行,病曰经闭。夫经何由而闭也?其病虽有血虚、血实、血寒、血热、血滞、血脱之不同。推其原因,得之于血虚者,其证有五,盖血生于脾,若饮食失节,脾胃受伤,使饮食减少,或呕吐泻利,或腹满肠鸣,脾胃内虚,不能生血,而冲任虚空,此当用人参、白术、茯苓、山药以健其脾,当归、川芎、白芍、熟地以补其血,佐以活血行经之剂,如香附、干姜、陈皮、炙甘草、桃仁、红花之类;腹满加厚朴、腹皮;呕吐加半夏、姜汁;泄泻加白术、升麻;水谷不化加砂仁、神曲、麦芽。如归脾、六君子皆可选而用也。至如血阴而气阳,阴生阳者也,若或饮食劳役,内伤元气,以至自汗、盗汗,或腹痛泄泻,耳鸣头眩,唇干口燥,形衰体倦,不思饮食,有此形症,气虚之明验也。气虚则阳衰,阳衰则阴不足,而血日消。此当以补中益气为主,如参、术、茯、甘、升、柴、陈皮之属,而佐之以当归、芍药、熟地以养其血。自汗、盗汗加黄芪;腹痛加厚朴;泄泻加白术、木香;头眩晕加川芎;若或耳鸣有气加龙胆草。他如六君子汤、八珍汤皆可选而用也。又有因病致虚,如疟劳、房劳、失血劳、阴虚劳等症,日久不愈,真阴内虚。自汗、盗汗,饮食到口,只闻腥臊,食则作胀,食少体羸,不生津液,渐成骨蒸,蒸郁不止,阴血日消,冲任空虚,谓之血枯。

又有积想在心,或深思极虑,劳心过度,损伤心经,心经受伤则心血不足而灵源之舍空,是血虚于其上也;心经伤则脾血因而不行,致津液枯,津液枯则冲任之舍空,是血虚于其下也。上下竭逆,经闭不行,实由于此,法当以参归养荣汤,如当归、茯苓、人参、熟地、柏子仁、炙甘草、枣仁、芍药、川芎以补心血之虚,如石菖蒲、远志以调心经之气,以行灵源之血,用枸杞引参、归以入冲任之舍,如此而劳心血伤者,可复矣。此斯五者,皆不足之证也。经虽不通,证涉于虚,法当补益,补益日久,冲任自实,不必用通经破血之剂,如桃仁、红花、牛膝、丹皮、蒲黄之属而经自通。医不达此,一见经闭,概投通经。如至,有用干漆、斑蝥、水蛭以重其虚,经虽得通,是竭其巢也,可不慎诸?

按语:闭经三热结有上焦心肺热结、中焦胃热结、下焦包络热结。其病因总的责之于血虚,从而引起气虚、阳衰、阴不足。

八珍健脾饮:治脾虚不生血,血虚经闭。八珍汤加山药、红花、香附、干姜、陈皮、姜、枣。如腹痛加厚朴,呕加半夏、姜汁,泄泻倍术,加升麻,谷不化加麦曲、砂仁。

补中益气汤:治气血虚,不能领血,血虚经闭。四君子汤加升麻、柴胡、陈皮、当归、白芍、熟地。如自汗、盗汗加黄芪,腹痛胀满加厚朴,眩晕加川芎,耳聋加龙胆草。

滋阴除热汤:治因病致虚,虚劳骨蒸经闭。四物汤加人参、麦冬、知母、黄柏、秦艽、甘草、地骨皮、橘红、银柴胡。如潮热加柴胡、黄芩;虚加黄芪;自汗加芪、术;五心烦热加天冬、麦冬、犀角;疟劳加鳖甲;瘰疬加海藻、连翘,去甘草;咳嗽加杏仁、五味、紫菀、桔梗、款冬花;有痰加贝母、姜汁;咯血加阿胶、百合;房劳加杜仲、枸杞子、巴戟、山药、苁蓉、石斛。

参归养荣汤:劳心伤血,血虚经闭。四物汤加人参、茯苓、远志、枣仁、石菖蒲、枸杞子、柏子仁、甘草。

温经汤:风寒客于胞中,冲任内血凝经闭。归尾、赤芍、防风、白芷、姜桂、桃仁、红花、牛膝、元胡、紫葳花、刘寄奴、丹皮、香附。如小腹痛加茴香,癥瘕加三棱、蓬术、槟榔,发热恶寒头痛加羌活。

乌药顺气丸:气血滞涩,经闭不通。香附、乌药、川芎、青皮、蓬术、红花、牛膝、元胡索、沉香、槟榔、紫葳花、白豆蔻。如胸膈痛加枳壳、桔梗,腹痛加厚朴,呕吐加丁香,小腹痛加茴香,胁痛加柴胡。

15.《薛氏济阴万金书》(宋·薛古愚)

凡妇人三十八九岁,经脉断绝太早,腹中余血未散,不时攻痛,治当散血和气为主,用蓬术散。当归、赤芍、川芎、熟地、蓬术、白术、枳壳、黄芩、青皮、延胡各一两五钱,三棱、砂仁、甘草、香附各五钱,干漆炭一两。每为末,每日空心好酒下三钱,米汤亦可。一本有红花、小茴香二味。

16.《世医得效方》(元·危亦林)

滋血汤:治血热气虚,经候涩滞不通,致使血聚,肢体麻木,肌热生疮,浑身疼倦,将成劳瘵,不可妄投它药,但宜以此滋养通经。马鞭草、荆芥穗、赤芍药、枳壳(去穰,麸炒)、牡丹皮(去骨)、肉桂、当归(去尾)、川芎各等分,上锉散。每服四钱,水二盏,乌梅一个,煎至一盏,空心,日四五服。有此证服至半月或一月,经脉自通,百病皆除。

杜牛膝散:治妇人室女血闭不通,五心烦热。红花二钱半、大当归、杜牛膝各五钱,桃仁(去皮、尖、炒,另研)二钱半。上为末。每服二钱,空心,温酒下。

17.《兰室秘藏》(元·李杲)

妇人脾胃久虚,或形羸经绝,为热所烁,肌肉消瘦,时见渴燥,血海枯竭,病名曰血枯经绝。

18.《女科撮要》(明·薛己)

夫经水阴血也,属冲任二脉主,上为乳汁,下为月水,其为患有因脾虚而不能生血者,有因脾郁伤而血耗损者,有因胃火而血消烁者,有因脾胃损而血少者,有因劳伤心而血少者,有因怒伤肝而血少者,有因肾水不能生肝而血少者,有因肺气虚不能行血而闭者。治疗之法,若脾虚而不行者,调而补之;脾郁而不行者,解而补之;胃火而不行者,清而补之;脾胃损而不行者,调而补之;劳伤心血而不行者,静而补之;怒伤肝而不行者,和而补之;肺气虚而不行者,补脾胃;肾虚而不行者,补脾肺。经云:损其肺者益其气,损其心者调其荣卫,损其脾者调其饮食、适其寒温,损其肝者缓其中,损其肾者益其精。审而治之,庶无误矣。

19.《普济方》(明·朱橚)

夫血得寒则闭涩,得温则宣流,荣气虚竭,风冷交侵,固易为虚劳月闭之证。

20.《普济方》(明·朱橚)

产后不久,月信不通,其故缘气血耗散,不是风寒击搏而内攻也,是血凝滞而不行。久不治之,便为血证。

医见经不行则用虻虫、水蛭等行血药,见热则用诸寒药,实出妄意。就中不行以药行之为害滋大。经水枯竭,则无以滋养,其能行乎?譬犹索万金于乞丐之人,虽捶楚并下,不可得也。但服以养气益血诸药,天癸自行。

凡妇人月水不来,室女亦可,内经曰月事不来,皆是胞脉闭也。胞脉者属心而络于胞中。令气上迫于肺,心气不得下通,故月事不来也。可用茶调散吐之。次用玉烛散、芎穷汤、三和汤、桂苓白术散之类,降心火,益肾水,开胃进食,分阴阳,利水道之药皆是也。慎勿服峻热有毒之药。

21.《妇人规》(明·张介宾)

血枯之与血隔,本自不同。盖隔者,阻隔也;枯者,枯竭也。阻隔者,因邪气之隔滞,血有所逆也。枯竭者,因冲任之亏败,源断其流也。凡妇女病损,至旬月半载之后,则未有不闭经者。正因阴竭,所以血枯,枯之为义,无血而然。

22.《万氏妇人科》(明·万全)

妇人女子,经闭不行,其候有三:乃脾胃损伤,饮食减少,气耗血枯而不行者,法当补其脾胃,养其血气,以待气充血生,经自行矣。不可妄用通经之剂,则中气益损,阴血益干,致成痨瘵之疾而不可救。所谓索千金于乞丐,箠楚日加,徒毙其生而已。一则忧愁思虑,恼怒怨恨,气郁血滞,而经不行者,法当开郁气、行滞血而经自行。苟用补剂,则气得补而益结,血益凝聚,致成癥瘕胀满之疾,所谓养虎自遗患也……斯谓之良工矣。

如因脾胃伤损,血枯不行者,用加减补中益气汤主之。人参、白术各二钱,黄芪(炙)、柴胡各七分,炙草五分,归身、白芍(酒洗)、川芎、陈皮各一钱,神曲(炒)、麦芽(炒)各五钱,姜枣引。更宜服前参术大补丸、乌鸡丸,以经行为度。

如因气郁血闭不行者,用开郁二陈汤主之。陈皮、白茯、苍术、香附、川芎各一钱,半夏、青皮、莪术、槟榔各七分,甘草、木香各五分,姜引。更宜服四制香附丸,以行经为度,此丸乃妇人常用之要药也。四制香附丸:香附(净,杵,分四制,酒、醋、盐水、童便各浸三日,焙研)一斤,乌药八两。共末,醋糊为丸,白汤下。

有经闭不行,骨蒸潮热,脉虚者,增减八物柴胡汤主之。人参、白茯苓各一钱,炙草五分,归身、白芍、生地、麦冬、知母、柴胡各二钱。有汗加地骨皮,无汗加牡丹皮,淡竹叶十五片,煎服。

凡妇人血虚有热者,皆可服之。如热太甚,服此不来者,加黑干姜一钱,神效。

23.《济阴纲目》(明·武之望)

丹溪云:经不通,或因堕胎及多产伤血,或因久患潮热销血,或因久发盗汗耗血,或因脾胃不和,饮食少进而不生血,或因痢疾失血,治宜生血补血、除热调和之剂,随证用之。或因七情伤心,心气停结,故血闭而不行,宜调心气、通心经,使血生而经自行矣。

24.《济阴纲目》(明·武之望)

三和散:治劳心,心火上行,以致胞脉闭塞,月事不来。此即四物汤与凉膈散合方也。当归、川芎、白芍药、地黄、大黄、朴硝、黄芩、栀子、连翘、薄荷、甘草各等分,每服八钱,水煎服。

五补丸:补诸虚,安五脏,坚骨髓,养精神。凡胞脉闭,先服降心火之剂,后服此丸及卫生汤,以治脾养血也。熟地黄、人参、牛膝(酒浸去芦,焙干)、白茯苓、地骨皮各等分,上为细末,炼蜜丸,如桐子大。每服三五十丸,空心温酒下。

25.《孕育玄机》(明·陶本学)

妇人经闭不通者,或因食少,胃气之化源薄,而血无所荣;或因中消胃热,内火盛而津液内损;或因堕胎,及多产伤血;或久患潮热耗血;或久发盗汗耗血;或因劳心,致心火上炎,而胞脉闭;或七情伤心,心气停结,而血不行。此数者,皆令经脉不通。大率以生血为主,补血除热之剂,随症用之。其心火上炎者,宜降火而安心。心气停结者,宜通心而解郁,兼以血药补之,则经脉自通。又云:经闭者,多因损伤脾胃,以致血少不行,只宜补脾益荣汤,使脾旺则能生血,经自行矣。有积滞者,加曲蘖为妙。果因血块凝结,方宜破血通经,但不可轻用耳……其有久久不行者,予因思世俗妇人,患此者,多由郁结在心,郁怒在肝,忧思在脾。三经之气,不能畅达,则荣身之血,日且耗减,尚安望其血之有余,流灌冲任,下为月水哉……斯见郁结者,则血脉干涸,而意适者,则血脉自畅也。大抵妇人女子,所见极狭,拂郁者恒多。患此者,惟能自解,斯可耳。

妇人经行诸病多因气盛血虚之故。

调经养血汤:专治妇室气血不和,胎产诸病。盖妇人以血为主,以气先不调,故血脉不顺而诸病生。香附(炒)二两,乌药、砂仁、当归、川芎、白芍(酒炒)、熟地(姜汁浸、焙)各一钱,炙甘草三分。上姜枣水煎。如气痛加吴萸,如痰多加二陈。

千金调经汤:治经水不调;或曾小产;或带下三十六疾,腹痛口干……六腑不调,时时泄血,久不怀孕。当归、川芎、白芍(炒)各二钱,人参、阿胶、丹皮(炒)、肉桂、吴茱萸(炒)各二钱,甘草五分,麦冬、半夏各一钱五分。上姜水煎。

26.《妇科百辨》(明·庄履严)

妇人经闭成劳治之者何? 曰:宜分经络、辨虚实,生血调气,不可用红花、桃仁通经之剂,当以白术、茯苓、当归、白芍、甘草、麦冬、五味、芡实、莲肉等分,纳入鸭腹内蒸熟而吃之,其骨煅和上药内成丸。盐汤送下,至骨蒸痰嗽,诊其脉七八至者,当视其肌肉何如,若消瘦之甚,药亦无益。

27.《证治准绳》(明·王肯堂)

李东垣曰:经闭不行有三,补前人之阙。妇人脾胃久虚,形体羸弱,气血俱衰,而致经水断绝不行。或病中消胃热,善食渐瘦,津液不生。夫经者血脉津液所化,津液既绝,为热所烁,肌肉渐瘦,时见渴燥,血海枯竭,名曰血枯经绝。宜泻胃之燥热,补益气血,经自行矣。此病或经适行而有子,子亦不成,而为胎病者有矣。此中焦胃热结也。或心包络脉洪数,躁作时见,大便秘涩,小便虽清不利,而经水闭绝不行,此乃血海干枯,宜调血脉,除包络中火邪,而经自行矣。此下焦胞脉热结也。或因劳心,心火上行,月事不来者,胞脉闭也。胞脉者,属于心而络于胞中,今气上迫肺,心气不得下通,故月事不来。宜安心、补血、泻火,经自行矣。此上焦心肺热结也。

五补丸(《局方》)补诸虚,安五脏,坚骨髓,养精神。熟地黄、人参、牛膝(酒浸,去芦焙干)、白茯苓、地骨皮各等分。上为细末,炼蜜丸如梧子大。每服三五十丸,温酒下,空心服。

28.《妇科冰鉴》(清·柴得华)

血滞经闭。水胀篇曰:石瘕生于胞中,寒气客于子门,子门闭塞,气不得通,恶血当泻不泻,坏以留止,日以益大,状如怀子,月事不以时下,皆生于女子,可导而下。夫胞者,子宫也。子门者,胞之门也。气血交通,月以时下。或寒邪外干,或瘀血内壅,气不宣通,血因遏阻,以当泻者不能得泻,坏血凝塞胞中,状如怀子。若不早为祛除,则必日以益大,其坚如石,故曰石瘕。寒邪既从下袭,温导奥容宽缓。务期坏留去而元气无伤,斯为用导之善者矣。

《评热病论》曰:月事不来者,胞脉闭也。胞脉者,属心而络于胞中。今气上迫肺,心气不得下通,故月事不来也。盖相火居于胞中,心火主乎血脉。阳气上下交通,阴血随其灌注,何有不来之虞?第妇人心气恒郁,欲火时萌,火之发也刑乎金,金之燥也气上冲,欲不咳嗽,势不能已。愈咳则气愈上,致乏下络之权,故月事断绝矣。夫病由心生,亟宜速治,否则咳嗽日久,必增息贲而成肺劳矣。洁古曰:宜先服降心火之剂,后养脾血。余佩而用之,每奏捷功。先哲之言,信非诬也。若外邪客犯,致成石瘕者,宜吴茱萸汤温而散之。里气壅瘀而成者,宜琥珀散以攻导之。气上迫肺,月事不来者,先宜三和汤,后服五补丸及卫生汤。

血亏经闭。《阴阳别论》曰:二阳之病发心脾,有不得隐曲,女子不月。其传为风消,其传为息贲者,死,不治。夫二阳者,足阳明胃也。从生于心,藉化于脾,二者安和,则胃纳水谷而化精微。倘女子有隐情曲意,不得舒衷畅怀,则心脾气郁不行,胃乏生化,饮食日少,血何由生。所谓二阳之病发心脾,女子不月矣。能使心脾和畅,胃职乃司,中焦受气取汁,变化而赤,庶血海日盛,经斯复下矣。苟或迁延,阴血愈虚,内热愈炽,肌为热烁,如风消物,皮肤甲错,日渐瘦枯,名曰风消。火之化也。火盛无制,必刑肺金,金气受邪,不能运布水精,留于胸中,津液悉凝为痰,咳嗽昼夜难已。肾失水源,因而气上不归,息贲促急。肝无水滋,毫毛焦枯,鬓发脱落。五脏遍传,欲望有生,焉可得耶。若因胃热烁血,血海干枯者,玉烛散,泻其热则经自行;心脾气郁者,归脾汤;气血亏衰者,人参养荣汤;咳嗽气急者,此金水不能相滋也,麦味地黄汤,肝失水荣者,六味地黄汤;诸所示尽。详血枯经闭。宜互参考。

血枯经闭。血枯经闭一证,其因多端,有不可一途论治者。夫枯者,涸竭之谓也。原其所致之由,或思虑而伤心脾,或纵欲而损肝肾,或崩漏吐衄,而阴血暴亡,或产多乳众,而冲任渐涸。盖思虑抑郁则心脾气滞不行,因而胃废出纳之用;纵欲过极则肝肾真精日损,以致筋骨无薪滋荣;崩漏吐衄,隧道乏其灌注;产多乳众,血海无以充盈,故月事断绝,面爪黄白,肢体困倦,午后潮热,种种见证,靡非精血亏竭之候,名曰虚损。于是最当滋补肝肾,培养脾胃。盖胃者卫之源,脾者荣之本。俾气血充足,经脉贯通,斯太冲渐盛,月当自下矣。舍此不治,久必阴水愈耗,阳火愈炽,火上烁肺,致使频咳喘促,继而骨蒸劳热,面色枯白,颧若涂朱,肌肤甲错,甚为寒热,迭变诸证,皆由真阴枯涸,元阳飞越,变为壮火,势与元气不两立,戕贼气血,难遏难止。经曰:壮火食气,气亦弱矣。此劳瘵中最危最恶之候也。惟宜壮水之主,以制阳光,或可冀其万一。倘妄肆寒凉,危亡立待。医不识此,安望有济于他哉。若因思虑伤脾者,归脾汤;饮食懒思,时或多痰者,六君子汤;纵欲过极,以致肝肾精血亏损者,归芍地黄汤,所谓乙癸同源也;崩漏吐衄,产多乳众,血无以生者,人参养荣汤、十全大补汤、八珍汤;午后潮热者,地骨皮饮、六味地黄汤;咳嗽成劳,频频不已者,却劳散;咳而喘促者,此肾虚不能纳气归源也,麦味地黄汤、参麦地黄汤、加味都气汤,此纳气藏元之治也;骨蒸劳热,或多盗汗者,地龟都气汤;身发壮热,时或干渴者,此真阴涸竭,元阳飞越也,法当壮水制阳为主,如六味地黄汤加龟胶、青蒿之类;如寒热似疟者,此气血大虚之候也,惟宜培补,如十全大补汤加姜炭、柴胡之类;若咳嗽初起,须审其因,如由外邪,当从疏解,倘骤用补,则邪必留连,久而成劳。《经》曰:劳风发于肺下,正谓此也。

"经闭门汇方"如下。

吴茱萸汤:吴茱萸、肉桂、当归(酒洗)、丹皮、半夏(姜制)、麦冬各二钱,防风、细辛、藁本、干姜、茯苓、木香、炙甘草各一钱。水煎服。

琥珀散:三棱、莪术、赤芍、当归、刘寄奴、丹皮、熟地、官桂、乌药、延胡索各一两。上前五味,用乌豆一升、生姜半劻(同斤),切片,米醋四升同煎,豆烂为度,焙干,入后五味,同为细末。每服二钱,温酒调下,空心食前服用。

三和汤:当归、川芎、白芍、生地、大黄、朴硝、黄芩、山栀、连翘、薄荷、甘草各等分。上每八钱水煎服。

五补丸:熟地黄、人参、牛膝(酒焙)、白苓、地骨皮各等分。上为末,炼蜜丸,桐子大。每服三五十丸,空心温酒送下。

卫生汤:当归(酒洗)二两,白芍(酒炒)二两,黄芪(蜜炙)三两,甘草一两。上为末,每服半两,水二盏,煎一盏,空心温服。如气虚者加人参一两。

玉烛散:当归、川芎、熟地黄、白芍各二钱,炙甘草、芒硝、大黄(酒洗)各一钱。上剉每服八钱,水煎食前服。

归脾汤:人参一钱余,白术(土炒)二钱,黄芪(蜜炙)二钱,白苓一钱,当归(酒洗)五分,枣仁(炒研)二钱,远志六分,炙甘草八分,木香(末调)三分,龙眼肉一钱。加姜枣水煎温服。

人参养荣汤:人参一钱,白术(土炒)二钱,黄芪(蜜炙)二钱,白苓一钱,熟地三钱,当归(酒洗)二钱,白芍(酒炒)一钱五分,陈皮七分,肉桂(去皮)八分,炙甘草六分。加姜枣水煎温服。

麦味地黄汤:熟地四钱,山药(炒)、山萸(酒蒸,去核)各二钱,白苓、丹皮(酒焙)、泽泻(盐水拌炒)各一钱五分,麦冬(去心)二钱,五味(蜜制)八分。水煎空心温服。

六味地黄汤:熟地四钱,山药(炒)二钱,山茱萸(酒蒸去核)二钱,白苓(乳制)一钱五分,丹皮(酒洗焙)一钱五分,泽泻(盐水拌炒)一钱五分。上水煎,空心温服。

六君子汤:人参一钱,白术(土炒)二钱,白苓一钱五分,半夏(姜制)二钱,橘皮一钱,炙草八分。加姜枣水煎,食后温服。

归芍地黄汤:熟地四钱,山药(炒)、山萸(酒蒸去核)各二钱,白苓、丹皮、泽泻(盐水浸炒)各一钱五分,当归(酒洗)二钱,白芍(酒炒)一钱五分。水煎,空心温服。右尺脉微者,加肉桂一钱。

八珍汤:人参一钱,白术(土炒)二钱,白苓一钱,炙甘草八分,熟地三钱,当归(酒洗)二钱,白芍(酒炒)一钱五分,川芎一钱。加姜枣水煎服。

十全大补汤:人参一钱,白术(土炒)二钱,白苓一钱,炙甘草八分,熟地三钱,当归(酒洗)二钱,白芍(酒炒)一钱五分,川芎一钱,黄芪二钱,肉桂一钱。加姜枣水煎服。

地骨皮饮:生地(酒炒)、当归(酒洗)各二钱,白芍(酒炒)一钱,川芎八分,丹皮、地骨皮各二钱。水煎微温服。

参麦地黄汤:熟地五六七钱,山药(炒黄)、山萸(酒蒸去核)各二钱,白苓、丹皮(酒焙)、泽泻(盐水拌炒)各五钱,麦冬(去心)三钱,五味(蜜炙)八分,人参(另煎冲入)一二钱。水煎早晚温服。

加味都气汤:熟地自四钱至七八钱,山药(炒黄)、山萸(酒蒸去核)各二钱,白苓、丹皮(酒焙)各一钱五分,泽泻(盐水拌炒)一钱,川牛膝(酒焙)五钱,麦冬(去心)二三钱,辽五味(蜜炙)七八分至一钱,肉桂(右尺沉而有力者去之)一钱,黑沉香(末调入)三五分。水煎空心温服。

地龟都气汤:熟地四钱,山药(炒黄)二钱,山萸(酒蒸去核)二钱,白苓、丹皮(酒洗)、泽泻(盐水拌炒)各一钱五分,龟板(醋炙)一钱,地骨皮(去骨)一钱,五味一钱。水煎温服。尺脉洪大者,加生地二钱,丹皮加至二钱;肝脉浮弦者,加生白芍二钱。

大黄䗪虫丸:大黄(酒蒸)、赤芍(酒炒)、生地(酒洗)、桃仁(去皮、尖)、杏仁(去皮)、干漆(炒去烟)、黄芩、甘草、蜜虫、虻虫、蛭虫、蛴螬各等分。炼蜜丸,每服丸数,量虚实增减。

29.《妇科秘书八种》(清·陈佳园)

妇人如同前病,身体瘦弱,或发寒热,此气血两虚,血枯经闭。宜大补气血为主。人参五分,茯苓、白术、归身、芍药、圆眼肉各二钱,沙参、丹参、生地、木通各一钱。

经闭不行三候:一则脾胃有损伤,食少血亏非血停,急宜补脾还养血,血充气足经自行。一则忧怒损肝经,肝火郁闭经始停,开郁二陈汤急用,四制女圣丸亦灵。一则体肥痰滞壅,故令经血不能通,加减导痰汤作主。多服方知药有功,未嫁愆期经忽闭,急宜婚嫁自然通。

30.《妇科心法要诀》(清·吴谦)

血滞经闭:石痕,寒气客胞中,状如怀子不经行。胞闭热气迫肺咳,伤心气血不流通。

【注】经曰:石痕生于胞中,寒气客于子门,子门闭,寒气不得通,恶血当泻不泻,以留止,日以益大,状如怀子,月事不以时下。皆生于女子,可导而下。此论经闭,因寒气客于下,故病石痕,而不病肺劳也。经曰:月事不来者,胞脉闭也。胞脉者,属心而络于胞中。今气上迫于肺,心气不得不通,故月事不来也。此论胞脉闭,因热气攻于上,故迫肺作咳,病肺劳而不病石痕也。

血亏经闭:二阳之病发心脾,不月有不得隐曲。血枯其传为风消,息贲者死不能医。

【注】二阳者,阳明胃也。女子有隐曲不得之情,则心脾气郁不舒,以致二阳胃病,饮食日少,血无以生,故不月也。血虚则生内热,愈热愈虚,肌肉干瘦如风之消物,故名曰风消也。火盛无制,心乘肺金,金气不行,不能运布。水精留于胸中,津液悉化为痰,咳嗽不已,日久成劳,传为息贲,则不能医矣。息贲者,喘也。

血枯经闭:脱血过淫产乳众,血枯渐少不行经。骨蒸面白两颧赤,懒食消瘦咳嗽频。

【注】失血过多,面与爪甲之色俱浅淡黄白,乃脱血病也。或因过淫精竭,或因产多乳众,伤血血枯,经来渐少,二三月后经闭不行,以致症见骨蒸肌热、面色枯白、两颧红赤、懒于饮食、皮干消瘦、咳嗽频频不已,多成虚损之证。

室女经来复止:室女经来复不来,若无所苦不为灾,必是避年未充足,若见虚形命可哀。

【注】室女年幼,气血尚未充足,有经来数月复又不来者,若无它证所苦,则不得谓之灾疾,必是避年或气血未充。若兼见虚损形状,则为室女血枯经闭童劳,多属难治,故曰命可哀也。

血滞经闭证治:三和汤。石痕带表吴茱萸,攻里琥珀散最宜。胞闭三和汤四物,硝黄连薄草芩栀。

【注】寒气客于胞中,血留不行而成石痕。兼表证多者,宜吴茱萸汤温散之;里证多者,宜琥珀散攻之。胞脉闭,上迫于肺,心气不得下通,故月事不来,宜三和汤清之,即四物汤合凉膈散,乃朴硝、大黄、连翘、薄荷、甘草、栀子、黄芩也。

如大便不实者,去硝黄。

血枯血亏经闭证治:六味地黄汤。胃热烁血玉烛散,失血血枯养荣汤。地黄汤治房劳损,萸药苓丹泽地良。乳众血枯经若闭,须用十全大补方。

【注】经曰:二阳之病发心脾,女子不月。二阳,胃也。胃热甚,则烁其血,血海干枯,故月事不下。宜以玉烛散泻其胃热,则经血自行。若原素有吐衄之证,或生育过多,则血海干枯,及房劳过伤阴血,乳众伤其血液,皆足以致经闭。失血多,宜养荣汤主之;房劳过者,以六味地黄汤滋之,即山萸、山药、白茯苓、丹皮、泽泻、熟地黄也;乳众者,以十全大补汤培补之。

31.《妇科玉尺》(清·沈金鳌)

经闭有因脾胃伤损者,不尽可作血凝经闭治也。只宜调养脾胃,脾气旺则能生血,而经自通。亦有因饮食停滞致伤脾胃者,宜消食健脾。若经来时,饮冷受寒,或吃酸物,以致凝积,血因不流,当以辛温活血行气药通之,此经闭也。精神壮盛,阴血有余,偶感风寒,或食冷物,以致气滞血凝而闭,宜以通气活血药导之,此气滞也。先天不足,或病后产后失于调理,以致真阴亏损,火热煎熬。或阴虚火旺,肝不生血,或堕胎及产多而亡血,或因久患潮热、盗汗耗血,乃将成痨瘵之候矣,宜以滋阴养血清火药治之,此血枯也。故即血凝之证,当有经闭、气滞、血枯三项因缘,未可概视。若专用攻伐,恐经不通而血反涸也。

妇人室女经闭疼痛,或成血瘕者,瘀积也,宜通经丸。经闭,或但不调,血块、气痞、腹痛者,气血滞也,宜调经汤。或烦热,肢疼体痛,口干盗汗,嗜卧,经不调,寒热如疟,痰嗽骨蒸者,血虚也,宜逍遥散,不愈,加味逍遥散。瘦弱人经闭者,血气受伤,或生育多也,宜四物加红花、桃仁。又瘦人经闭者,或气滞也,宜通经丸、调经汤。经壅,身体发虚,四肢无力,潮热骨疼者,内有气块也,宜苍术香附丸。经闭腹痛者,内结腹痛也,宜归尾丸。经事不来者,血闭也,宜调经琥珀汤。经闭不来,或过月者,血不调也,宜红花汤。经行后作痛者,气血虚也,宜八珍汤。

然而有宜小心者,妇人二三月经不行,宜用验胎法以验之,未可遽用攻伐通利之剂也。如果验之无胎,斯可随症而通之。或至瘦弱,身热口干,唇颊红色,下午尤甚,或先微寒,乃血枯经闭,阴虚发热,将成痨瘵也,宜逍遥散。妇人之病,甚于男子,不益可信哉!

张从正曰:月不通者,经曰胞脉闭也。胞脉者,属火,而络于胞中。今气上迫肺,心气不得下通也,茶调散吐之。吐讫,玉烛散、三和汤、桂苓白术散,量虚实选用。慎勿服峻热药,致变肺痿,骨蒸潮热,咳嗽咯脓,呕血喘逆,尿涩,寝汗不已,渐至脉大形瘦,必不救。

李杲曰:二阳之病发心脾,女子不月,其传为风消,为息贲,死不治。妇人脾胃久虚,形羸气血衰,致经不行,病中消,胃热善食,渐瘦液枯。夫经者,血脉津液所化,为热所烁,肌肉消瘦,时燥渴,血海枯竭,病名血枯经绝,宜泻胃之燥热、补益气血,经自行矣。此证或经适行而有子,子不安,为胎病者有矣,或心包脉洪数,躁作,时见大便秘涩,小便虽清不利,而经闭绝,此乃血海干枯,宜调血脉,除包络中火邪,而经自行。《黄帝内经》所谓小肠移热于大肠,为瘕痕,为沉,脉涩不利,则月事沉滞而不利,故云为瘕痕为沉也。或因劳心,心火上行,月事不来,安心和血泻火,经自行矣,故经云,胞脉闭也。胞脉者,属心而络于胞中,今气上迫肺,心气不得下,故月不来也。又曰:凡妇女之病,经水适断,俱作少阳治之,伤寒杂病皆同。经云,身有病而有邪,经脉闭也。经脉闭者,尺中不至;胞脉闭者,生化源绝。二者皆血病也,厥阴主之,厥阴病则少阳病矣。治法或实作大热,或变成痨,脉有浮中沉之不同,故药有表里和之不一,察其在气在血,定其行阴行阳,使大小得宜,轻重各当,则可万全。此少阳一治,不可不知也。

朱震亨曰:阴虚,经脉久不通,尿涩体痛,四物加苍术、牛膝、陈皮、甘草。又用苍莎丸料加苍耳、酒芍药为丸,就用前药吞下。经候微少,渐渐不通,手足烦疼,渐瘦,潮热,脉微数,四物去芎、地,加泽兰三倍、甘草半分。

王纶曰:经不行,有由脾胃损伤者,不可便为经闭死血,轻用攻破药,须审脾胃如何。若因饮食劳倦,损伤脾胃,少食恶食,泄泻疼痛,或因误服汗下攻伐药,伤其中气,致血少不行,只宜用白术为君,苓、芍为臣,佐以黄芪、甘草、陈皮、麦芽、柴胡、芎、归等,脾旺自能生血,而经自行。又有饮食积滞,致损脾胃,亦宜消积补脾。若脾胃无病,果有血结,方可行血通经。

李梴曰:经止后,用力太过,入房太甚及食燥热,以致火动邪盛而精血衰,曰血枯……血滞、血枯,俱有虚热,故重则经闭不通,以滞、枯分言之,轻则经不调,止言虚与热而已。总而言之,经水不通,不出虚、热、痰、气四证,不调亦相似。则饮食调和,自然血气流通,更有凝滞,然后可用红花当归散、紫葳散、通经丸、导经丸之类。虚者只用当归散,通后又须养血益阴,使津液流通。若以毒药攻逐,必死。又曰:经闭腹大,仅一月间便能动作,乃至过期不产或腹痛,必是虫证,雄砂丸主之。李时珍曰:经闭有有余、不足二证,有余者血滞,不足者伤肝。《素问》云:少时有所大脱血,或醉入房中,气竭肝伤,故月来衰少,或不来,治之以乌贼骨四茹一。此正血闭不足之病也。

万全曰:经闭而骨蒸潮热,脉虚,用增损八物柴胡汤。热甚,服此不平者,加干姜灰,神效。经闭发热,咽燥唇干,脉实者,四物凉膈散。

张介宾曰:血枯、血隔本不同。盖隔者,阻隔;枯者,枯竭。阻隔者,邪气隔滞,血有所逆也;枯竭者,冲任亏败,源断其流也。凡妇女病损,至旬月半载之间,未有不经闭者,正因阴竭,所以血枯。枯之为义,无血而然,故或羸弱,或困倦,或咳嗽,或血热,或饮食减少,或亡血失血及一切无胀、无痛、无阻、无隔而经有久不至者,皆血枯经闭之候。欲其不枯,无如养荣;欲以通之,无如充之,此诚要义。但使血行,则经脉自至。乃医者不论有滞无滞,多兼开导之药,其有甚者,则专以桃仁、红花之类通利为事。岂知血滞者可通,血枯者不可通乎?是宜知之矣。

大黄朴硝汤:治经年月水不行,胞中有风冷所致,宜下之。大黄、牛膝各五两,代赭石一两,朴硝、丹皮、甘草、紫菀各三两,虻虫、水蛭、桃仁、干姜、细辛、芒硝各二两,麻仁五合水一斗五升,煮五升,去渣,内硝。分五服,五更为首,去一炊顷,自下后将息,忌见风。

调经汤:治瘀积经闭。当归、延胡索、白术各二钱,香附、白芍、生地各一钱,川芎、陈皮、丹皮各八分,甘草六分,益母草三钱。经来日,空心服。

逍遥散:治血虚经闭。当归、柴胡、白术、白芍、茯苓、甘草。加味逍遥散治血虚经病,逍遥散加山栀、丹皮。

和血通经汤:治因受寒而经不调,或闭。当归、三棱各五钱,蓬术四钱,木香、熟地、官桂各三钱,红花、苏木各二钱,血竭(另研)一钱,共为末,酒下。

艾附丸:治由气滞经不行。蕲艾四两,香附一斤,当归四两,半酒半醋炒醋糊丸。有气,加枳壳、陈皮四两。肌瘦,加人参二两、白术四两、茯苓三两。身热,加柴胡四两。

凉血调经丸:治血热经病及热甚经闭。黄芩、黄柏、白芍、鳖甲、杞子、归身、樗皮。

红花汤:治经行过期及不月。红花、琥珀、白芍、麝香、没药、当归、桂枝、桃仁、苏木。

调经琥珀汤:治不月。三棱、蓬术、白芍、刘寄奴、当归、熟地、官桂、甘菊、延胡索、蒲黄。痛甚,加炮姜、红花、桃仁、牛膝、苏木、香附。

三和汤:治热结血闭。生地、白芍、川芎、当归、连翘、大黄、朴硝、薄荷、黄芩、山栀、甘草各七分。此方乃集四物、凉膈、调胃承气三方为一方。

通经汤:治月闭。四物汤加大黄、官桂、厚朴、枳壳、枳实、黄芩、红花、苏木各七分,乌梅一,姜三,枣二。

导经丸:治经闭不通,腰腹疼痛。大黄二两,川芎、当归、白芍、官桂、桃仁、甘草各一两,血竭二钱半,红花一钱,斑蝥、糯米同炒,二十个蜜丸,酒下。

柏子仁丸:治血虚有火,月经虚损,渐至不通,日渐赢瘦而生潮热。兼治室女思虑成痨,经闭。切毋以毒药通之,宜此,兼服泽兰汤。柏子仁(炒,另研)、牛膝、卷柏、泽兰、川断各二两,熟地(捣泥)三两,加蜜丸。

泽兰汤:治同上。泽兰三两,酒当归、白芍各一两,甘草五钱,每咀片五钱,煎。

32.《女科经纶》(清·萧埙)

经论女子月事不来属于胞脉闭。《素问》曰:月事不来者,胞脉闭也。胞脉者,属心而络于胞中。今气上迫肺,心气不得下通,故月事不来也。

经论女子不月属二阳之病。《素问》曰:二阳之病,发于心脾,有不得隐曲,女子不月,其传为风消,为息奔者,死不治。

慎斋按:以上经论二条,序女子不月,一属于胞脉之闭,一属于二阳之病也。

女子不月属心脾病,宜治心火养脾血。张洁古曰:女子月事不来者,先泻心火,血自下也。经云:二阳之病发心脾,有不得隐曲,故女子不月,其传为风消。太仆注曰:大肠、胃热也,心脾受之。心主血,心病则血不流;脾主味,脾病则味不化,味不化则精不足,故其病不能隐曲。脾土已亏,则风邪胜而气愈消。又经云:月事不来者,胞脉闭也。胞脉属于心,络于胞中。今气上迫肺,心气不得下通,故月事不来。先服降心火之剂,后服五补丸、卫生汤,治脾以养其血。

女子不月属肠胃病及于心脾论。王安道曰:二阳,足阳明与手阳明脉也。肠胃有病,心脾受之。发于心脾,犹言延及心脾也。虽然,脾胃为合,胃病而及脾,理固宜矣。大肠与心,本非合也,以大肠而及心,何哉?盖胃为受纳之府,大肠为传化之府。食入于胃,浊气归心,饮入于胃,输精于脾者,以胃之能纳,大肠之能化耳。肠胃既病,则不能受,不能化,心脾何所资?心脾既无所资,则无以运化而生精血。故肠胃有病,心脾受之,则男子为少精,女子为不月。心脾总男女言之,至隐曲不月,方主女子说。

女子不月属胃病不能运化水谷论。马玄台曰:二阳者,足阳明胃脉也,为仓廪之官,主纳水谷,乃不能纳受者何也?此病由心脾所发耳。正以女子有不得隐曲之事,郁之于心,故心不能生血,血不能养脾。始焉胃有所受,脾不能运化,而继则渐不能纳受,故胃病发于心脾也。由是水谷衰少,无以化精微之气,而血脉遂枯,月事不能时下矣。王注谓肠胃为病,心脾受之。何以谓心脾受肠胃之病,又以心血不流,为女子不月;脾味不化,为男女少精。岂女子无关于脾,而男子无关于心乎?况此节专为女子而发,未论及男子少精之义,学人详推之。

女子不月属胃无生化之原论。张景岳曰:二阳,阳明也,为胃与大肠二经。然大小肠皆属于胃,胃与心,子母也。人之情欲,本以伤心,母伤则害及其子。胃与脾,表里也。人之劳倦,本以伤脾,脏病则连于腑。故凡内而伤精,外而伤形,皆能病及于胃。此二阳之病,所以发于心脾也。不得隐曲,阳道病也。夫胃为水谷气血之海,主化荣卫而润宗筋。阴阳总宗筋之会,会于气街,而阳明为之长。然则精血下行,生化之本,唯阳明为最。今化源既病,则阳道外衰,故为不得隐曲。其在女子,当为不月也。

女子不月属心脾少血论。李太素曰：经云二阳之病发心脾，二阳指阳明经胃与大肠也。此经乃水谷传化之地，而心与脾实系之。盖胃之下口通于小肠上口，胃不病，而小肠传化，则心气流通，而邪不归心。大肠不病而传化，则饮食营运而脾不劳力。今二阳既病，则传化不行，心脾焉得不病？故曰病发心脾则精血不充。盖精、血，一物也，主于心而生于脾。在男子言精不言血，故曰少精而不得隐曲。在女子言血不言精，故曰少血而不月。此心脾受病而然，是月经不调之一端也。

女子不月属气郁不畅论。武叔卿曰：洁古云泻心火，养脾血，是从本文之义也，愚谓当从隐曲推解。人有隐情曲意，难以舒其衷，则气郁而不畅，不畅则心气不开，脾气不化，水谷日少，不能变化气血，以入二阳之血海。血海无余，所以不月也。传为风消者，阳明主肌肉，血不足则肌肉不荣，有不消瘦乎？风之名，火之化也。

女子不月属心、脾、胃三经受病论。李士材曰：阳明为二阳，胃伤而心脾受病者何也？脾与胃为夫妇，夫伤则妻亦不利。心与胃为子母，子伤则母亦不免。不得隐曲，阳事病也。胃为水谷气血之海，化荣卫而润宗筋。厥论曰：前阴者，宗筋之所聚，太阴阳明之所合。痿论曰：阴阳总宗筋之会，而阳明为之长。故胃病则阳事衰也。女子不月者，心主血，脾统血，胃为血气之海，三经病而血闭矣。慎斋按：以上八条，序女子不月证也。女子不月，自《黄帝内经》论二阳之病发心脾，因集洁古以下诸家之论，以发明其经旨。大约均主脾胃立论，独叔卿一条，作气郁解，与诸家有异。

妇人经闭属虚积冷结气。《金匮要略》曰：妇人之病，因虚积冷结气，为证经水断绝，至有历年，血寒积结胞门，寒伤经络，三十六病，千变万端。

妇人月水不通属津液减耗。王子亨曰：妇人月水不通，病本于胃，胃气虚不能消化水谷，使津液不生血气故也。又云：醉以入房，则内气竭绝伤肝，使月水衰少。所以尔者，肝藏血，劳伤过度，血气枯竭于内也。又先吐血，及吐血下血，谓之脱血，名曰血枯，亦月水不来。所以尔者，津液减耗故也。但益津液，其经自下。

慎斋按：以上三条，序妇人经闭，属于积寒风冷，凝泣其血，而月水为之不通也。

妇人经闭本执着属于血虚气结。《医录补遗》曰：妇人血海满则行，然妇人性情执着，比之男子十倍，虽有虚证宜补，亦当以执着为虑，况月闭一证，大半属血虚气结。

妇人经闭属于肝劳血伤。骆龙吉曰：经云有病胸胁支满，妨于食，病至则先闻腥臊臭，出清液，先吐血，四肢清，目眩，时时前后血，病名曰血枯。此年少时，因大脱血，或醉而入房，亏损肾肝。盖肝藏血，受天一之气，以为滋荣，其经上贯膈，布胁肋。若脱血失精，肝气已伤，肝血枯涸不荣，而胸胁满。妨于食，则肝病传脾，而闻腥臊臭，出清液。若以肝病而肺乘之，则吐血。四肢清，目眩，时时前后血出，皆肝血伤之证也。

　　妇人经闭属心血亏肾水涸论。虞天民曰：妇人百病，皆自心生。如五志之火一起，则心火亦从而燔灼。经闭不通之证，先因心事不足，心血亏耗，故乏血以归肝，而出纳之用已竭。经曰，母能令子虚，是以脾不磨而食少，所谓二阳之病发心脾者，此也。因食少，故肺气亦失所养。而气滞不行，则无以滋肾阴。况月水全赖肾水施化，肾水既乏，则经水日以干涸，或先或后，淋漓无时。若不早治，渐至闭塞不通，而必为劳极之证，不易治也。

　　妇人经闭属于心事不足、思虑伤脾论。徐春甫曰：心属阳而主血，脾裹血以行气。若月经不通，未必不由心事不足，思虑伤脾，有所劳倦，谷气不输，肺金失养，肾水无滋，经血枯涸，以致三五不调，渐致闭绝。虚损内热，骨蒸劳瘵之证作，而率难以治。唯养心则血生，脾健则气布，二者和则气畅血行，而调经之要至矣。

　　妇人经闭宜审脾胃论。王节斋曰：妇人女子，经脉不行，多有脾胃损伤而致，不可便作经闭死血，轻用通经破血药。凡遇此证，须审其脾胃何如。若因饮食劳倦，损伤脾胃，少食泄泻疼痛。或因误服汗下攻克药，伤其中气，以致血少不行，只用健脾胃药。脾旺则生血，而经自行。又有饮食积滞，致损脾胃，亦宜消积补脾。若果脾胃无病，有血块凝滞，方用行血通经之剂。

　　慎斋按：以上七条，序妇人经闭属于内伤不足之病也。经闭有心气不通，有血虚气结，有肝伤肾竭脾伤，皆足致经闭。此为内伤虚证，而与前条风冷寒凝、火邪热结、积痰污血为病者，有余不足，各自不同也。

　　妇人经闭有血滞、血枯之分。李氏曰：妇人以血为主，天真气降，壬癸水合，肾气全盛，血脉流行，尝以三旬一见，以象月盈则亏，故曰月经。经行与产后一般，若其时有余血一点未净，或被风寒湿热暑邪，或内伤生冷，七情郁结，为痰为瘀，凝积于中，曰血滞。或经止后，用力太过，入房太甚，及服食燥热，以致火动，则邪气盛而津液衰，曰血枯。

　　妇人经闭血滞、血枯有诸变证。陈良甫曰：经后被惊，则血气错乱妄行，逆于上则从口鼻出，逆于身则血水相搏，变为水肿。恚怒则气血逆于腰腿心腹，背胁手足之间重痛，经行则发，过期则止。怒极伤肝，则有眩晕、呕血、瘰、血风、疮疡等病，加之经血渗漏，遂成窍血生疮，淋漓不断。湿热相搏，为崩带，血结于内，变瘕。凡此变证百出，不过血滞与血枯而已。重则经闭不通，轻则经水不调，不止虚与热二者也。

经闭血滞、血枯有虚、热、痰、气之四证。叶以潜曰：血滞血枯，不越虚、热、痰、气四证而已。血滞亦有虚热，血枯亦有虚热。故滞者不宜过于宣通，通后又须养血益阴，使津血流通。血枯亦不可峻行补益，恐本主无力。而辛热之剂反燥精血矣。

经闭血枯与血隔之证不同。张景岳曰：肝病血伤证与血隔相似，皆经闭不通之候。然枯之与隔，有如冰炭。枯者竭也，血虚极矣。隔者，隔阻也。血本不虚，而或气或寒或积，有所逆也。隔者，病发于暂，其证或痛或实，通之则行而愈。若枯者，其来也渐，冲任内竭，其证无形。夫血既枯矣，宜补养阴气，使血自充。如用桃、红、硝、黄、棱、蓬，反加克伐，则枯者愈枯，毙可立俟也。

经闭血滞宜破、血枯宜补论。陈良甫曰：血滞经闭宜破者，原因饮食毒热，或暴怒凝瘀积痰，直须大黄、干漆之类推陈致新，俾旧血消而新血生也。若气旺血枯，起于劳役忧思，自宜温和滋补。或兼有痰火湿热，尤宜清之凉之。每以肉桂为佐者，热则血行也。但不可纯用峻药，以亏阴道。调和饮食，自然血气流通。苟不务充养气血，唯以毒药攻之，是求千金于乞丐，必死而后已也。

慎斋按：以上五条，序妇人经闭有血滞、血枯二证之辨也。血滞为有余，有余者宜泻，即前条《金匮》以下，所论风冷火热，积痰污血，所感而成也。血枯者，为不足，不足者宜补，即前条《内经》以下，所论心气不足，血虚肝伤，脾衰肾涸，以渐而致也。滞与枯之因，不外此数端，而调经者，可以类通之矣。

妇人月水不通有因诸证所致。《圣济总录》曰：妇人月水不通，所致不一。有气不化，血瘀不通。有先期太过，后期不通。有大病后，热燥不通。有凝寒结滞不通，有积聚气结不通，有心气抑滞不通。凡此所受不同，治之亦异。女人假血为本，以气为用。血气稽留，则涩而不行。其为病，或寒或热，或脐腹坚痛，或肌肉消瘦，久不治，则为劳瘵之证。

妇人月经不行成诸病。叶以潜曰：妇人经病，内因忧思忿怒，郁结不行；外因饮冷形寒，恶露凝滞，此不调不通，作痛发热所由也。治者调其气而破其血，开其郁而补其虚，凉血清热。治血病，以行气为先，香附之类是也。热则流通，寒则坚凝，须以热药为佐，肉桂是也。又有月经不行，四肢发肿者，属瘀血渗入脾经也，宜辛温以导之。又有月经上行口鼻者，是火载血上，气之乱也，四物加栀子、黄连、丹皮、犀角。

慎斋按：以上三条，序妇人经不行致病也。妇人有因病而致经不调者，有因经不调而致诸病者，皆宜分别详审处治。

33.《女科精要》(清·冯兆张)

妇人经闭不行者，有因脾胃久虚，形体羸弱，气血渐衰，以致经水断绝者。血枯血隔皆经闭不通之候，然枯之与隔，有如水炭。枯者竭也，血虚极矣；隔者，隔阻也,血本不虚,而或气或寒或积,有所逆也。隔者,病发于暂,其症或痛或实,通之则行而愈。若枯者,其来有渐,冲任内竭,其证无形。夫既枯矣,大宜补养阴气,未至枯竭者,气血或可渐充,如用通经峻削,枯者愈枯,毙可立待。

通经丸:治妇人室女经候不通,脐腹疼痛,或成血痕。川椒(炒去汗)、蓬术(炒去烟)、青皮(去白)、干漆(炒去烟)、当归、干姜(炒)、大黄(炒)、桃仁(炒)、红花、桂心(各等分)为末,将一半用米醋熬成膏,和余药,一半成剂,臼中杵之,丸桐子大,阴干,每服五十丸,醋汤温酒空心下。

34.《女科秘诀大全》(清·陈秉钧)

妇人经闭属风冷客于胞中。齐仲甫曰:妇人月水不来,此因风冷客于胞中,或醉而入房,或因风堕坠惊恐,皆令不通。《病源》云:血得温则宣通,得寒则凝泣。若月水不来,因冷于胃府;或醉入房,则内气耗损,劳伤肝经;或吐衄脱血,使血枯于中也。

妇人经闭缘由殊非一致。吴本立曰:女子以血为主也,使其经脉调和,往来有准。有以应水道潮汐之期,旧血既尽,新血复生;有以合造化盈亏之数,则周身百脉,无不融液而和畅,何病之有?设或闭焉,则新血滞而不流,旧血凝而日积,诸病丛生。然经闭之由,必有所因,或月事适至,因渴饮冷物,及坐冷水洗浴,寒气内入,血即凝滞,遂令经闭。或因堕胎多产而伤其血,或因久患潮热而消其血,或因久发盗汗而耗其血,或脾胃不和,饮食减少,而不能生血。凡此之类,皆能令人经闭。夫堕胎多产而伤其血,及久患潮热盗汗而消耗其血者,不可用行血之剂,宜以四物汤为主,佐以木香、香附、厚朴、甘草之类,兼调其气,久而自通矣。若脾胃不和而不能生血者,宜以异功、逍遥间服,使饮食加而气血调,则经自行矣。有因感暴怒而经闭者,治宜开郁活血,君以郁金,佐以官桂、香附、木香、桃仁、牛膝之类。有因食生冷而经闭者,君以官桂,佐以干姜、木香、香附、厚朴、红花、归尾之类。有因坐冷水而经闭者,君以附子,佐以官桂、木香、山楂、桃仁、当归、干姜、川芎之类。室女及笄,而天癸不至,饮食如常者,只是气血未足,不必服药,时至经自流通。至于寡妇尼姑经闭,乃因有怀不遂,法当开郁而理其经,是为妥也。

调经莫先于去病论。李氏曰:妇人月水循环,纤疴不作而有子。若兼潮热腹痛,重则咳嗽、汗、呕或泻。

有潮热,则血愈消耗;有汗咳呕,则气往上行;泻则津偏于后;痛则积结于中。是以必先去病,而后可以滋血调经,就中潮热疼痛,尤为妇人常病。盖血滞积入骨髓,便为骨蒸;血滞积瘀与日生新血相持,则为疼痛;血枯不能滋养百骸,则蒸热于内;血枯胞络火盛,或夹痰气食积寒冷,则为疼痛。凡此诸病,皆阻经候不调,必先去其病,而后可以调经也。

经候不调不通有分因详证治病之法论。方氏曰:妇人经病,有月候不调者,有月候不通者。然不调不通中,有兼疼痛者,有兼发热者,此分而为四也。细详之,不调中,有趱前者,有退后者;趱前为热,退后为虚。不通中,有血枯者,有血滞者;血滞宜破,血枯宜补。疼痛中,有常时作痛者,有经前经后作痛者;常时与经前为血积,经后为血虚也。发热中,有常时发热者,有经行发热者;常时为血虚有积,经行为血虚而有热也。是四者之中,又分为八矣。人之气血周流,忽有忧思忿怒,则郁结不行,经前产后,忽遇饮冷形寒,则恶露不尽,此经候不调不通,作痛发热,所由作也,大抵气行血行,气止血止,故治血病以行气为先,香附之类是也。热则流通,寒则凝塞,故治血病以热药为佐,肉桂之类是也。

按:妇人有先病而后致经不调者,有因经不调而后生诸病者。如先因病而后经不调,当先治病,病去则经自调。若因经不调而生病,当先调经,经调则病自除。

妇人经闭其因不一。薛新甫曰:夫经水阴血也,属冲任二脉。主上为乳水,下为月水。其为患,有因脾虚而不能生血者,有因脾郁伤而血耗损者,有因胃火盛而消烁者,有因脾胃损而血少者,有因劳伤心而血少者,有因怒伤肝而血少者,有因肾水亏不能生肝而血少者,有因肺气虚不行而血闭者。治疗之法,若脾虚而不行者,调而补之;脾郁而不行者,解而补之;胃火盛而不行者,清而补之;脾胃损而不行者,调而补之;劳伤心血而不行者,静而补之;怒伤肝而不行者,和而补之;肺气虚而不行者,补脾胃;肾水虚而不行者,补脾肺。审而治之,庶无疑矣。

经闭脉法。《脉经》云:尺脉滑,血气盛。妇人经脉不利,少阴脉弱而微,微则少血。尺脉来而断续者,月水不利,当患小腹引腰痛,气滞上攻胸臆也。寸口脉浮而弱,浮则为虚,弱则无血。肝脉沉,主月水不利、腰腹痛。脉至如琴弦,若少腹痛,主月水不利、孔窍生疮。经脉不通,绕脐寒疝痛,其脉沉紧,此由寒气客于血室,血凝不行、结积,血为气所冲,新血与故血相抟故痛。

经闭应用各方十条:如下。

温血之剂:金匮温经汤方见经候。温经汤又方治经道不通,绕脐寒疝痛彻,其脉沉紧。此由寒气客于血室,血凝不行,为气所冲,新血与故血相抟,所以作痛。宜此汤与桂枝桃仁汤,川芎、当归、芍药、肉桂、人参、甘草、蓬术、牛膝、丹皮。

凉血之剂:三和汤,治劳心思虑,心火上行,以致胞脉闭塞,月事不来。四物汤合凉膈散各等分。每服八钱,水煎服。玉烛散子和方,治胃热消渴,善食渐瘦,津液为热燥竭,以致血海干枯。四物汤合调胃承气汤各等分。每服八钱,水煎,食前服。

养血之剂(血枯经闭):五补丸,凡胞脉闭,先服降心火之剂,后服此丸及卫生汤,以治脾养血也。人参、熟地黄、茯苓、地骨皮、牛膝酒浸焙干等分为末,炼蜜丸,如梧子大,每服三五十丸,空心温酒下。卫生汤,当归、芍药各二两,黄芪三两,甘草(炙)一两。如虚者加人参为末,每服五钱,空心煎温服。柏子仁丸良方,治血虚有火,月经耗损,渐至不通,日渐羸瘦,而生潮热,兼治室女思虑成劳,经闭。慎勿以毒药通之,宜服此丸,兼服泽兰汤。柏子仁(炒研)、牛膝(酒浸)、卷柏各五钱,泽兰叶二两,川续断二两,熟地黄(酒浸半日、杵成膏)四两,蜜丸,如梧子大,空心米饮下三十丸。泽兰汤治证同前。泽兰叶三两,当归(酒浸)、芍药(酒炒)各二两,甘草(炙)五钱,为末,每服五钱,水煎服。

行血之剂(血涩经闭):加减四物汤、加味香附丸二方见经候。红花当归散《云岐子保命集论类要》治妇女经脉不行,蓄积瘀血,腰腹疼痛。红花、当归尾、紫葳、牛膝、苏木、甘草各二两,桂心、白芷各一两五钱,赤芍药四两,刘寄奴五两,为散,空心热酒调下三钱,卧时再服。行经红花汤,治妇人室女经候不行,时作胀痛。前方去柏、芷、甘草,加延胡索、香附、青皮、桃仁。牛膝散拔萃方,治月水不利,脐腹作痛。牛膝、桂心、桃仁、当归、赤芍、延胡索、丹皮各一两,木香三钱,为散,每服三钱,温酒调下。或每服五七钱,水煎服。良方去桃仁、木香,加三棱、莪术,名牡丹皮散,治血瘕。瑞金散名姜黄散,《大全良方》治妇人血气撮痛,月经不调。片子姜黄四两,当归、川芎、赤芍药、肉桂、红花、丹皮、延胡索、蓬莪术各三两,为散,每服八钱,水酒煎服。琥珀散,严氏治妇人月经壅滞,心胸脐腹疼痛及产后恶露不下,血上抢心,迷闷不省,气绝欲死。京三棱、蓬莪术、赤芍药、刘寄奴、牡丹皮、五味用黑豆一升、生姜半斤、米醋四升同煮,至烂为度,焙干,后入五味、熟地、当归、蒲黄(炒)、肉桂、菊花各一两,共为细末,每服三钱,食前温酒调下。产后败血冲心,二服便下。

理气之剂:归附丸、四乌汤二方见经候。

开郁之剂:逍遥散、加味逍遥散、归脾汤和加味归脾汤,四方见治郁。

治痰之剂:治痰结经闭,六君子汤方见咳嗽,二陈汤方见治痰,加味导痰汤方见治痰。去南星,加黄连、川芎,名加味导痰汤。

月经闭绝致成虚损内热骨蒸劳瘵证。徐春甫曰:心属阳而主血,脾裹血以行气。若月经不通,未必不由心事不足,思虑伤脾,有所劳倦,谷气不舒,肺金失养,肾水无滋,经血枯涸,以致三五不调,渐至闭绝。虚损内热,骨蒸劳瘵之症,而卒难以治,惟养心则血生,脾健则气布。二者和,则气畅血行,而调经之要至矣。

女子之劳起于经闭。虚劳一证,男女相同,特其致病之原,则有异焉。盖男子之劳,由于伤精;女子之劳,起于经闭也。夫经不自闭也,女子善思,少不遂心,则生郁气,气与思结,冲任之隧道即有所壅而阻遏,然能暂开,则必移时趋下,所谓月水不调是矣,亦无甚大害。若壅之既久,牢不可破,郁结无自而解,则心脾二经,火土自病,安能荣养其子乎?故先不嗜食而脾困,脾困则肺失所养而金空,发为咳嗽。因之肾水绝其化源,而木气不充,故肝病多怒,而生寒热。饮食不为肌肤,而肉干痿,此则传变五脏,最危之候也。法当行气解郁,以清其源,降火滋阴,以固其本。可行者行之,令无血瘀之患,再继以扶脾养胃之品,使新血日有所生,固本澄源,以复血少气衰之旧,庶有济焉然而难言之也。

35.《女科秘要》(清·静光禅师)

经闭:夫经闭不通,或堕胎及多产伤血,或久患潮热消血,或久发盗汗耗血,或脾胃不和,食少而不生血,或七情伤心,气结郁结,致血闭而不行也。治宜生血,补血,调血。

经凝气滞不流通,启闭将来紫淡红。病后汗多思损血,或因湿热冷兼风。气郁沉微当利气,紧寒积血又疏通。四物槟榔附莪术,桃仁牛膝桂虫虫。弦濡气虚参白术,黄芪甘草牡丹芍。其间胃火干枯涸,酒佐将军大有功。

原经水不行:脾胃伤损,饮食减少,气耗血枯而不行,宜补脾胃,养气血。气充血生,经自调矣。切忌用通经药,恐伤中气,阴血已干,误成痨瘵,则不治矣。思虑恼怒,怨恨气郁,血滞而不行,宜开郁行滞,苟以为虚而用补,则气得补而益结,血益凝,至成癥瘕肿痛者,有之矣。躯脂迫塞,痰涎壅盛,滞经而不行,宜行气导痰,则经自行矣。

经闭不行证:脾胃伤损,气血不行,加减补中益气汤。人参三钱,黄芪(炙)、白术(土炒)、白芍(酒炒)、归身、川芎、陈皮各一钱,柴胡七分,炙草五分,加神曲、麦芽(炒)各五钱,姜枣为引,兼服乌鸡丸。

气郁血闭不行:宜服开郁二陈汤,兼四制乌附丸。四制乌附丸:香附(一斤,分四,主醋、酒、童便、盐水各浸三日三夜,以砂罐煮干所浸之水研细末)、天台乌药(半斤,同香附制研细末)和匀。醋糊丸。

经闭骨蒸作热:脉虚难治,加减八物柴胡汤。人参三钱,茯苓、白芍、地黄、知母、麦冬、柴胡各一钱,炙甘草五分,食远服。如有汗,加丹皮、淡竹叶。如热甚,此方不平,加炒黑干姜一钱。

经闭发热:咽燥唇干而脉实,四物凉膈散。归身、川芎、赤芍、生地各二钱,黄芩(酒炒)、黄连(酒炒)、连翘、桔梗各一钱,薄荷、甘草、竹叶各七分,煎服。此方凡血实形盛,脉有力者及有热者宜服。

阴虚血弱:火甚水亏而经闭,忌用毒药。柏子仁丸:柏子仁(炒,另研)、牛膝、薄荷各五钱,泽兰叶、川断各二两,地黄三两,为末,蜜丸空心米汤下,兼服泽兰汤。泽兰汤:泽兰叶五钱,当归一钱,甘草五分,空心服。

36.《女科切要》(清·吴道源)

大凡妇人经闭,气不调和,因而血不流转故也。故调经须以理气为先,有气血虚损者,外发潮热,头痛昏重,肢体倦怠,五心烦热,心忡面赤,口燥神焦,腰背酸疼,盗汗出者是也,宜服丹皮散……亦有胃气不调者,貌本壮实,饮食渐减者是也。盖胃气不调,亦能令人经水不通,当以异功散、逍遥散之类间服。一以消食健脾,使饮食加而元气复。一以和其气血,使气血调而经自行矣。凡妇人女子骨蒸潮热痰嗽,经水不行,诊其脉七八至,视其骨肉消瘦,必死之证,不必用药。大抵男子与妇人同。

四物汤:熟地、当归、白芍、川芎,水煎服。

归脾汤:人参、白术(土炒)、枣仁、茯神、黄芪各钱半,当归、远志各一钱,木香、炙草各五分,姜枣煎服。

大温经汤:鹿茸、香附、沉香、白术、陈皮、熟地、当归、白芍、川芎、吴茱萸、小茴、茯苓、元胡。

丹皮散:丹皮、肉桂、归尾、元胡、牛膝、赤芍、三棱、莪术,水煎服。

逍遥散:当归、白芍、茯苓、白术、甘草、柴胡、薄荷、丹皮、山栀。

37.《女科要旨》(清·陈修园)

门人问曰:妇人经闭,或因家务烦恼,或因胎产、乳子受伤,其不调也有自室女,何以亦有不调之病乎? 余曰:室女患此,甚于妇人,所以多死。室女乃浑全之人,气血正旺,不应阻塞,竟患经闭不行,若非血海干枯,则为经脉逆转。血海干枯者,宜用当归补血汤加麦冬、白芍各五钱,炙甘草二钱;虚极者加附子一钱以助之。倘或失治,则内热咳嗽、肌肉甲错、毫发焦落,而成怯证矣。经脉逆者,宜用《金匮》麦门冬汤、芍药甘草汤,加牛膝、茜草之类,兼服四乌骨一芦茹丸以调之。倘或失治,则为吐血、衄血、咳嗽、骨蒸,而成瘵病矣。若肝火炽盛,左胁刺痛,颈生瘰,佐以逍遥散,加栝蒌、川贝母、生牡蛎、青皮之类。若肝木弦,上寸口鱼际,非药所能治,即与配则愈,或与加味逍遥散。若体常怯寒,食少腹胀,佐以六君子汤,加干姜之类;归脾汤、八珍汤可以出入互用。

温经汤:治经闭或经行过多,或崩漏不止,或久不受胎,统名带下。吴萸三两,当归、川芎、芍药、人参、桂枝、阿胶、丹皮、甘草各二两,生姜(一本二两)三两,半夏(一本一升)半升,麦冬一升。上十二味,以水一斗,煮取三升,分温三服。

亦主妇人少腹寒,久久不受胎,及过期不来。歌曰:口干腹满掌心烧,卅六该(谓十二癥、九痛、七害、五伤、三痼,共三十六种,详于《金匮浅注》中,不赘)带下条,归芍胶芎权各二(权,称钟也,称其数各二两)。桂参丹草数相伴,八物同用二两也。整升重用(麦门)冬胜任,减半一升减其半,止用半升也。相需

（半）夏速求，更佐（吴茱）萸（生）姜各三两，闭（至期不来）崩（来而过多）不育（少腹寒，久不受胎者）各探幽。次男元犀按：当归、川芎、芍药、阿胶，肝药也；丹皮、桂枝，心药也；吴茱萸，肝药亦胃药也；半夏，胃药亦冲药也；麦门冬、甘草，即胃药也；人参补五脏；生姜利诸气也。病在经血，以血生于心藏于肝也；冲为血海也，胃属阳明，厥阴冲脉丽之也。然细绎方意，以阳明为主，吴茱萸用至二两，驱阳明中土之寒；即以麦门冬用至一升，滋阳明中土之燥；一寒一热，不使偏隅，所以谓之温也。半夏用至半升、生姜用至三两者，以姜能去秽而胃气安，夏能去逆而胃气顺也。其余皆相辅而成其温之之用，绝无逐瘀之品，故过期不来者能通之，月来过多者能止之，少腹寒不受胎者并能治之，其神妙不可言矣！

六味丸"壮水之主，以制阳光"。桂附八味丸"益火之源，以消阴翳"。二方治妇人经病。无子加香附（童便浸）、川贝母、当归各三两，艾叶（醋炒）二两，多效。

妇人经水（久闭不至者，有虚实寒热之可辨也。又有行而不畅者，如一月再见之可征也。若少腹结痛，大便黑，小便利，明知血欲行而）不（肯）利下，（不得以寻常行血导气、调和营卫、补养冲任之法，迂阔不效，径以）抵当汤主之。

此为经水不利之属实者，出其方治也。妇人经水闭（而）不利，（其子）脏（固有凝滞而成）坚癖，（又因湿热腐变而为下）不止，（其凝滞维何？以子脏）中有干血（其下不止维何？即湿热腐变）。（所）下（之）白物，（时俗所谓白带是也。宜用外消法，以）矾石丸主之。此为经水闭，由于子脏有干血，得湿热而变成白物者，出其方治也。

38.《女科正宗》（清·何松庵、浦天球）

（1）通经丸：治妇人室女月事不通，腹痛成血瘕。桂心、青皮、大黄、干姜、川椒、延胡索、干漆、当归、桃仁、蓬术（蓬莪术）各等分，右为末，神曲糊丸，如桐子大。每服十五丸，淡醋汤下；加至三十丸，温酒下亦可。

导经丸：治妇人经水不通，脐腹连腰腿疼痛。当归、川芎、白芍、甘草、官桂、桃仁各一两，炒大黄二两，血竭二钱五分，红花少许，延胡索一两，蜜丸，如桐子大。每服三十丸，温酒下，量虚实加减。

通经验方：治室女月经不通。桃仁二两，干漆二钱五分，蓬术、当归梢各一两五钱，延胡索二两。右为末，每服二钱，空心酒调下。

取经丸：治妇人经水不通，不论新久。乳香、没药、孩儿茶各八分，巴豆去油，二分葱白五根，斑蝥五个。右为末，共捣为丸，绵裹三层，系筒上将线系住，送入阴户。俟一炷香，经水即下。

通经汤：治妇人经闭。当归尾一钱五分，川芎一钱，白芍、大黄、厚朴、枳壳、红花各一钱，生地二钱，官桂四分，枳实八分，苏木一钱五分。右姜、枣、水煎服。

　　血枯经闭。必因大病后,或大脱血,或泻痢后,房劳过度,有伤肾气,又伤于肝,则水不能生木,血脏枯涸不荣,则胸胁肿满,时觉腥臊臭,出清液,唾血,四肢消瘦,目眩,时时前后出血,此肝病血伤之症也。治法先以补血泻火为主,补血则以四物主之,泻火则分上、中、下三焦之火。如上焦得之劳心,则用三合汤;中焦得之则消谷善饥,属胃燥,宜调胃承气汤加减之;下焦得之则二便秘涩,宜玉烛散治之,后用五补丸、卫生汤,则阳旺而阴血自生也。

　　三合汤:治经闭血枯,上焦胀满。即四物、凉膈、当归汤等分。当归、川芎、芍药、生地各二钱,山栀(炒)、黄芩、连翘、薄荷、甘草、大黄、朴硝各一钱,阿胶、人参各二钱。右水煎服。

　　加味承气汤:治中焦结热,消谷善饥,月水不通。大黄、朴硝各二钱,甘草八分,当归、桃仁各三分。右水煎服。

　　五补丸:治诸虚不足。此方能调和脏腑,安养精神。熟地黄、人参、牛膝(酒洗)、白茯苓、地骨皮各等分。右为末,蜜丸,如桐子大。每服三钱,温酒下。

　　卫生汤:治证同前。当归、白芍各二两,黄芪三两,甘草一两,右为粗末,每服五钱,空心水煎服。如气虚倦怠,加人参一两。

　　熟地黄汤:治大脱血后,或醉后行房,有伤肝肾之气,以致血枯经闭。熟地二钱,泽兰叶、白茯苓、人参各一钱,五味子二十粒,附子(炮)六分,当归二钱。右为末,每服三钱,空心温酒下。

　　通经调气汤:治血脉枯竭,虚弱经闭。当归(酒洗)、川芎、白芍(酒炒)、生地黄(酒浸)、香附(童便炒)各一两,丹皮八钱,柴胡、黄柏(酒炒)、黄芩(酒炒)各六钱,知母(酒、童便炒)、牛膝(去芦酒洗)各八钱。右作八贴,空心煎服。或加桃仁、红花,量人加减。

　　脾虚经闭。夫心主血,肝藏血,亦皆统摄于脾,补脾和胃则血自生矣。苟或七情内伤,六淫外侵,饮食失节,脾胃受亏则不能生血,心火妄动,月水不通矣。治须以补中益气,开胃进食为主。如脾经血燥者,异功逍遥散;脾经郁火者,归脾汤;脾经血虚者,人参养荣汤;劳役火动者,补中益气汤,或摄荣汤、调经健脾汤,总要脾旺则能生血,而经自调矣。

　　异功逍遥散:治脾经血燥,口干脉数,月事不通。白术、茯苓、白芍各二钱,甘草一钱五分,丹皮、当归各三钱,陈皮一钱。右姜、枣水煎服。

　　归脾汤:治脾虚郁热,胀闷经闭。白术一钱,茯神、黄芪、人参、酸枣仁各二钱,龙眼肉三钱,木香、甘草各八分。右姜、枣水煎服。

　　人参养荣汤:治脾虚血少。白芍、当归各一钱五分,陈皮一钱,黄芪、人参、白术、熟地、五味子、茯神、远志各二钱,桂心八分。右姜、枣水煎服。

　　摄荣汤:治经水不调,气弱不能摄血。白术、黄芪、陈皮各一钱五分,人参八分,甘草三分。右加大枣煎服。

调经健脾汤:治月水来时紫血,后至去多色淡,食少倦怠,脐上急,淋沥不甚通快。白术、白芍药、黄芩、当归各二钱,红花、陈皮、缩砂各一钱,枳壳、木通各五分,右煎汤,下凉血丸五六十丸。

凉血丸:治经水过多,或去后淋沥不止。白术二钱,黄芩(炒)、芍药(炒)、龟板(炙)各一两;黄柏、木香各三钱,椿根皮八钱。右为末,酒和盐汤下,或为丸,用调经健脾汤下。

葵花四物汤:治经水涩少。四物汤四两,葵花一两。右水煎服。或加红花、血见愁亦效。

通经白术散:治脾虚胀满,食少倦怠,经水不通。白术、茯苓、山药、赤茯苓、薏仁各一两,桂心、木香各四钱,厚朴、人参各五钱。右作四服,姜、枣水煎服。

桃仁散:治月水淋沥不断,断后复来如泻,四肢虚弱,不食,腹中坚痛。桃仁、泽兰、当归、川芎、蒲黄、人参各一钱,赤芍药、生地各二钱,牛膝、半夏、桂心各一钱,丹皮一钱五分。右姜水煎,空心服。

和血健运汤:治肿满脾虚,经闭血少。当归、川芎、白芍(酒炒)、木香、熟地黄、茯苓、白术、砂仁、大腹皮、延胡索各一钱五分,陈皮、厚朴、猪苓、木通、香附、牛膝各一钱,甘草八分。右水煎服。

活血流气饮:治经水久不通,瘀血渗入脾经,发肿满者。当归、川芎、白芍、桃仁(去皮)、红花、丹皮各一钱五分,肉桂、炮姜各六分,厚朴、枳壳、木香、香附、牛膝、延胡索各一钱。右水煎服。

热盛经闭。经曰:"亢则害,承乃制。"故经水先期而来者,血热也。其色紫黑者,热极从火化热则紫,甚则黑也。皆因妇人性躁而见鄙,嗜欲加倍,厥阴之火,无日不起,治宜清火为主。如血热则用四物汤加黄芩、黄连、香附、柴胡之类;如经水去多或作痛,则用四物加三补丸内服,或用败龟板、炒黑荆芥、生地、柴胡亦可。

三补丸:黄连(炒)、黄芩(炒)、黄柏(炒),各等分。右为末,蜜丸,白汤下。加山栀,名栀子金花丸。

麦门冬散:治妇人客热,四肢烦闷疼痛,饮食不下,月事不通。麦门冬、银柴胡、生地黄、赤茯苓、广皮各一两,羚羊角、赤芍药、桑白皮各三钱,甘草二钱,延胡索一两。右为末,每服一两,姜水煎服。

犀角散:治妇人客热,四肢烦闷疼痛,饮食不下,月事不通。犀角屑、赤芍药、地骨皮、红花、丹皮、柴胡、麦门冬、枳壳、赤茯苓、广皮各八两。右为末,每服四钱,姜水煎服。

治经事不来,忽行小腹痛,有块来紫色。白芍药一钱五分,陈皮、川芎、木通各一钱,延胡索二钱,丹皮、黄芩、归尾各一钱五分,右水煎服。

39.《沈氏女科辑要》(清·沈又彭)

方约之曰:妇人不得自专,每多忿怒,气结则血亦枯。

王孟英按:此至言也。气为血帅,故调经必先理气。然理气不可徒以香燥也,盖郁怒为情志之火,频服香燥,则营阴愈耗矣。

沈尧封曰:二阳指阳明经言,不指脏腑言。二阳之病发心脾者,阳明为多血之经,血乃水谷之精气,借心火锻炼而成。忧愁思虑伤心,因及其子,不嗜饮食,血无以资生,阳明病矣。经云,前阴总宗筋之所会,会于气街,而阳明为之长,故阳明病,则阳事衰而不得隐曲也;太冲为血海,并阳明之经而行,故阳明病,则冲脉衰而女子不月也。

王孟英按:经水固以月行为常,然阴虚者多火,经每先期。阴愈虚,行愈速,甚至旬日半月而一行。更有血已无多,而犹每月竭蹶一行者,其涸也,可立而待也。若血虽虚而火不甚炽,汛必愆期,此含蓄有权,虽停止一二年,或竟断绝不行,但其脉不甚数者,正合坤主吝啬之道,皆可无虑。昧者不知此理,而但凭月事以分病之轻重,闻其不行,辄欲通之,竭泽而渔,不仁甚矣。

《金匮》云:妇人病,因虚、积冷、结气,经水断绝。

张景岳曰:经闭有血隔、血枯之不同。隔者病于暂,通之则愈;枯者其来也渐,补养乃充。

沈尧封曰:《金匮》三证,积冷、结气,有血不行也,景岳谓之血隔。积冷宜用肉桂大辛热之药,导血下行,后用养荣之药调之;结气宜宣,如逍遥散,或乌药、香附行气之品宣之。虚者,无血可行也,景岳谓之血枯宜补,赵养葵补水、补火、补中气三法,最为扼要。

王孟英按:补水勿泥于六味,补火勿泥于八味,补中气勿泥于归脾。

附录魏玉璜一贯煎方:治肝肾阴虚,气滞不运,胁肋攻痛,胸腹胀,脉反细弱,或虚弦。舌无津液,喉嗌干燥者,沙参、麦冬、生地、归身、杞子、川楝子。口苦燥者,加酒炒川连。附录集灵膏方(从王秉衡《重庆堂随笔》):人生五十,阴气先衰,老人阴亏者多。此方滋养真阴,柔和筋骨。西洋参(取结实壮大者,刮去皮,饭上蒸九次,日中晒九次)、甘杞子、怀牛膝(酒蒸)、天冬、麦冬、怀生地、怀熟地、仙灵脾、八味等分,熬成膏,白汤或温酒调服。附录滋水清肝饮方(高鼓峰):治阴虚肝气郁窒,胃脘痛,胁痛,脉虚弦或细软,舌苔光滑鲜红者。方即六味地黄汤加归身、白芍、柴胡、山栀、大枣。附录薛一瓢滋营养液膏方:女贞子、旱莲草、霜桑叶、黑芝麻、黄甘菊、枸杞子、当归身、白芍药、熟地黄、黑大豆、南烛叶、白茯神、葳蕤、橘红、沙苑、蒺藜、炙甘草,天泉水熬浓汁,入黑驴皮胶,白蜜炼收。

40.《胎产新书》(清·竹林寺僧)

经水不行:妇女十七八岁,经脉不通,或阻半月,或阻百日半年,颜色青黄,饮食不思,寒热,头痛,目晕,肚中结块,烦闷,呕吐,膨胀。此因脾胃虚弱,气血不行而致。

和气八物汤:人参、茯苓、熟地、小茴各三钱,白术、川芎各四钱,甘草、黄芩、柴胡、枳壳各一钱,当归、白芍、香附各六钱,分四帖,加姜三片、灯心一团,空心热服。如肚痛,加延胡、干漆各三钱;呕吐,恶心,加良姜、砂仁各三钱;手足麻痹,加肉桂一钱五分;咳嗽,加杏仁、五味、款冬花各二钱。

柴胡汤:当归五钱,白芍、柴胡、黄芩各三钱,熟地、甘草各一钱,半夏、川芎各二钱,人参、麦冬各二钱,分四帖,加姜三片,空心热服。如少睡,加枣仁;呕吐,加砂仁三钱,白术二钱五分,香附三分;嗽,加杏仁一钱五分,五味一钱,苏叶、桔梗各三钱。

调经丸:当归二两、白术、厚朴、赤芍、熟地、小茴香、枳壳各一两二钱,陈皮、砂仁、三棱、干漆、甘草、白芷各一两,青皮、陈艾各二钱,粉草(**粉草,即粉甘草,详在本方中已有甘草,恐为误文**)五钱,香附(醋制)五两,川芎一两五钱,为末,米醋糊丸。空心米汤下,三四十丸。妇人十九二十嫁出时,但遇经脉动时,遍身疼痛,手足麻痹,或寒热,头目昏眩,或由感冒而致。当急用乌金散,多二贴,少一贴可愈。

乌金散:厚朴、苍术、川芎、茯苓、当归、半夏、白芍、羌活、独活、牛膝各三钱,陈皮、桔梗、白芷、枳壳各一钱五分,麻黄四分,甘草五分,桂枝一钱五分,分四帖,加姜三片、葱白二个,空心热服。嗽加杏仁、五味各二钱;泄泻,加枳壳、豆蔻、粟壳各一钱五分。

41.《胎产指南》(清·单南山)

地黄丸:治女子冲任损伤,及胃虚、血虚、血枯、血闭之证。熟地八两,山药四两,山茱萸四两,白茯苓三两,丹皮三两,蜜丸,空心白汤下。

如曾误服辛热暖宫之药者,责其冲任有伏火也。用归身一钱,赤芍一钱,生地一钱,知母一钱,川芎七分,黄柏(炒)一钱,木通(去皮)一钱,甘草五分,更服三黄丸和之。如形肥,多痰多郁者,责其血虚气热也。用当归、川芎、生地各一钱,姜汁(炒)、陈皮、半夏、白茯苓、生甘草各五分,黄芩一钱,香附(便浸炒)一钱,黄连(炒)一钱,加姜,水煎服。

妇人经闭不行,其候有三:脾胃损伤,饮食减少,气耗血枯而不行者,当补其脾胃,养其气血,待气血充生,经自行矣。不可妄用通经之剂,致中气益损,阴血益干,便成痨瘵而不可救。故有犹索千金于乞丐,日加棰楚徒毙其生者矣。则忧愁思想,恼怒怨恨,气郁血滞,而经不行者,当开郁气、行滞血,而经自行。苟用补剂,则气得补而益结,血益凝聚,致成癥瘕胀满,所谓养虎自遗患也。一则躯脂迫塞,痰涎壅塞,而经不行者,当行气导痰,使经得行,斯谓之良工矣。

如因脾胃损伤,血枯不行者,加减补中益气汤主之。乌鸡丸亦可服。人参二分,白术二分,黄芪七分,柴胡七分,炙甘草五分,当归一钱,白芍一钱,川芎一钱,陈皮一钱,神曲五分,麦芽五分,加姜,更服煮参苓术丸,以经行为度。

如因气郁血闭不行者,用开郁二陈汤主之。陈皮一钱,茯苓一钱,苍术一钱,香附一钱,川芎一钱,半夏七分,青皮七分,莪术七分,槟榔七分,甘草五分,木香五分,加姜,更宜服四制香附丸,以经行为度。此丸乃妇人之常药。四制香附丸:香附一斤,分四制,酒、醋、童便、盐水各浸三日,焙干;天台乌药八两,共为末,醋糊为丸,白汤下。

如因痰者,用苍莎导痰丸主之,更服开郁二陈汤,去莪术,加枳壳一钱。

有经闭不行,骨蒸潮热,脉虚者,增损八物柴胡汤主之。人参一钱,白茯苓一钱,当归一钱,白芍一钱,生地一钱,麦冬一钱,知母一钱,柴胡一钱,甘草五分,倘有汗,加地骨皮一钱。无汗,加丹皮一钱,加竹叶一钱。凡妇人虚有热者,皆可服之。如热太甚,服此不平,加炮姜一钱,神效。

如经闭发热,咽噪唇干,脉实者,四物凉膈散主之。当归一钱,川芎一钱,白芍一钱,生地一钱,黄芩(酒炒)一钱,黄连(酒炒)一钱,栀子(炒)一钱,连翘一钱,桔梗一钱,生甘草五分,薄荷五分。凡血实形盛,脉有力者皆可服。

42.《血证论》(清·唐宗海)

妇女经闭有四,一寒证,一热证,一实证,一虚证。

寒闭者。积冷结气,经水断绝。至有历年,胞门为寒所伤,经络凝坚,阴中掣痛,少腹恶寒,上引腰脊,绕脐寒疝。或瘀血不行,留为石痕,皆霜凝冰结之象也。用温经汤主之,或用温药下之。附子理中汤加当归、桃仁、大黄、细辛、牛膝、肉桂。生化汤下之,尤稳。经通之后,再服肾气丸收功。

热证者。胞为血室,血室为肝之所司,肝火横逆,从胞脉上迫于心肺。心肺之气,不得下通,则发寒热、头晕耳鸣、烦躁多怒、咳逆气上。治宜平其肝火,使肺气得下降,心血得下注,斯经通矣。当归芦荟丸加桃仁以攻之,丹栀逍遥散加桃仁以和之。又曰冲任两脉,起于胞中,上属阳明。若胞中火逆,随冲任两脉上冲,头晕颊赤,咽喉不利,发热口渴,咳逆喘息。此乃胞气上逆,合于阳明之气,而为燥动之证。法宜从阳明以折冲逆,使火下降,斯经通矣。玉烛散治之。如脾胃素虚,不便攻治者,玉女煎加桃仁、丹皮治之。金匮麦门冬汤,尤能逆折冲气。数方皆从阳明降气,使气下达胞中,则经自通。又有从肾中,引气下行,以通经之法。用六味地黄汤加知柏、牛膝、桃仁。此又引冲气下行隔治之法。

实证经闭者。妇人少腹如敦状,小便微难而不渴。此为水与血结在血室也。大黄甘遂汤主之。又仲景曰,妇人伤寒、中风,经水适断,胸胁满,如结胸状,谵语者,此为热入血室也。小柴胡汤主之。妇人经闭,藏坚癖不止者,中有干血,湿热腐变,化出白物。矾石末纳入阴户。吾谓可用土瓜根汤加黄柏、防己治之。又或小腹结痛,大便黑色,小便不利,明知血欲行而不肯利下。宜抵当汤主之。时方可用膈下逐瘀汤。

虚证经闭者。或因失血过多,面与爪甲之色俱浅淡黄白,血既从上而脱,更何从再注胞中,以为经水哉。治法宜止其吐衄之血,使其下行。再补其虚,则血生而气顺,下注胞中,斯经得通矣。四物汤加牛膝、枳壳、降香、郁金、童便、茯苓、甘草、阿胶。或因过淫精竭,肾中天癸之水不至胞中,则不能引动冲脉之血,是为阳不倡阴,水不化血。宜滋补其水,以益天癸。左归饮主之,三才汤亦主之。或因生产过多,伤血血枯,圣愈汤主之。或室女血枯,名为童痨。室女正当血盛之时,而乃经少血枯,以致骨蒸肌热,面色枯白,两颧发赤,懒于饮食,皮干消瘦,咳嗽喘息。此宜大滋其血之化源,使血骤生,而诸病乃退。炙甘草汤主之。又或妇人女子,不得隐曲,心念不遂,脾气抑郁,以致胃病,不思饮食,倦怠少神,怔忡健忘。脾不化汁,心不化赤,是血虚而无经水,血虚则生内热,肌肉干瘦,如风之消物,故又名风消。其证难治,宜归脾汤主之。血虚则火盛无制,心乘肺金,金气不行,不能运布,水津留于胸中,津液尽化为痰,咳嗽不已,日久成痨。经所谓传为息贲,则不能治,谓喘息也。都气丸加人参、麦冬、枣仁、五味子、钟乳石治之,天王补心丹亦治之,保和丸、清燥救肺汤皆可借治。息贲,叶氏养胃汤加熟地、五味、云苓亦佳。经血原委,已于四卷详言之。兹特就经闭大略,出其证治,化裁通变之用,则存乎其人而已。

末段所论生血之法,男女略同。治血证者,须切究之。

43.《叶氏女科证治》(清·叶桂)

三十二三岁经证:妇人三十二三岁,气血盛实,热结血闭,脐腹疼痛,手不可近者。先以三军丸荡其瘀秽,后以养生汤荡润其营卫。若月候不调,气滞腹痛者,宜服导经汤,以顺其气,则经血自行。若赋禀衰弱者,或素有失血之证;或生育过多,血海干枯;或房室纵肆,过伤阴血;或子多乳众,伤其血液,皆足以致经闭。失血过多者,养营汤主之;生育过多者,益损汤主之;房劳过伤者,双和汤主之;乳众血枯者,十全大补汤主之。

三军丸:大黄(酒浸,九蒸九晒)四两,血竭(研)、没药(去油)各五钱,上为末,水丸。以熟地黄、当归、白芍、川芎各一钱,煎汤下七八十丸。候大便利一二次,经脉自通。服后养生汤。

养生汤:黄芪二钱,当归、白芍、甘草各一钱,水煎,不拘时服。此方补脾养血,可称神剂。

导经汤:香附一钱,乌药一钱五分,当归一钱,木香(不见火)、甘草各五分,水煎服。此方亦治血海疼痛。

养营汤:人参、白术(蜜炙)、茯苓、黄芪(蜜炒)、熟地黄、当归、陈皮各一钱,白芍二钱,肉桂、炙甘草各五分,姜三片,枣二枚,水煎服。

益损汤:熟地黄一钱五分,当归身一钱二分,白芍、茯苓、白术(蜜炙)、陈皮各一钱,人参、知母各八分,黄柏七分,甘草五分,姜三片,水煎服。

双和汤:白芍二钱五分,熟地黄、当归、川芎、黄芪(蜜炙)各一钱,甘草(炒)、肉桂各一钱,姜三片,枣二枚,水二钟,煎七分服(亦治大病后虚劳气乏自汗)。

十全大补汤:人参、白术、茯苓、熟地黄、当归、白芍、川芎、黄芪(蜜炙)各一钱,肉桂、甘草(炙)各五分,姜三片,枣二枚,水煎服。

四十二三经证:妇人四十二三岁,经闭不通,或非时血下,淋沥不止;或忽然暴下,崩漏不已;或块或条,疼痛难忍。此阴阳相反,血热妄行,一失调理,最难得痊,百中得医三四。急服和经汤,补经汤(方见二十五六岁经证)。

和经汤:当归、茯神、黄芩、香附、白术(蜜炙)、淮山药(炒)各一钱,白芍二钱五分,酸枣仁、白芷、蒲黄(炒)、阿胶(炒)、陈皮(去白)、小茴香各八分,甘草五分,生姜三片,水煎,空心热服。如服一二剂不止,即去香附、陈皮,小茴只用四分。

四十六七经证:妇人四十六七岁,肝肾二经气血方损,胁胀作痛,或头昏目眩、憎寒壮热,或遍身作痛,经闭不通,或出盗汗,寝成痨瘵。补肝煎主之。

补肝煎:熟地黄、白术(蜜炙)各一钱,枣仁(炒)、独活各一钱五分,当归、川芎、黄芪(炒)、山药(姜汁炒)、五味子(炒杵)、山茱萸(去核)、木瓜各五分,枣二枚,水煎服。

心虚经闭:妇女以血为主,血旺则经调,故治妇女之病,当以经血为先。而血之所主在心,盖心主血,肝藏血,脾统血,是心为气血之主,而脾为气血之本也。若忧虑伤心,心气虚耗不能生血,脾乃心之子,脾失所养,则不嗜饮食,绝生化之源矣。且心虚无以制肺金来克木,而肝脏亏损则血不藏,以致经血干枯,不营经络,斯有血枯经闭之证,宜服补心汤。

补心汤:熟地黄、当归、川芎、茯苓、陈皮、半夏(制)、桔梗、枳壳(麸炒)、前胡、甘草、干葛、苏叶、木香、人参,姜枣为引,水煎服。

脾虚经闭:脾胃伤损,饮食减少,气耗血枯,而经不行。宜补脾胃,养气血,气血充盈,则经自调矣。忌用通经之药,恐损中气,阴血亦干,误成痨瘵,则不治矣。宜先服加减补中益气汤,再服调经乌鸡丸。

加减补中益气汤:人参(去芦)三钱,黄芪(蜜炙)、白术(蜜炙)、白芍(酒炒)、当归身(酒洗)、川芎(酒洗)、陈皮各一钱,柴胡(七分)、炙甘草、神曲(炒)、麦芽(炒)各五分,姜枣为引。

　　调经乌鸡丸:白毛乌骨未炖雄鸡一只,约重一斤。以糯米喂养七日,勿令食虫蚁。以绳缢死,干其毛,去肚内杂脏不用。纳生地黄、熟地黄、天门冬、麦门冬各二两于鸡肚内。以好酒十碗,文火煮烂,取出肚内药,将鸡连骨用桑柴火焙干。仍以前煮过药酒鸡汁,又浸又焙,至鸡骨肉枯为度,研极细末。再用人参(去芦)五钱,肉苁蓉(酒浸焙)、破故纸(炒)、砂仁(去壳)、当归身(酒炒)、白术(蜜炙)、川芎(酒洗)、丹参、茯苓(去皮)、甘草(蜜炙)、杜仲(盐水炒)各一钱,香附(四制者)四两。共研细末,入鸡骨绞肉和匀,酒面糊丸,空心米汤下五十丸。

　　形瘦血郁经闭:形瘦多热多郁,血少气虚。宜服芩连四物汤,合开郁二陈汤。

　　芩连四物汤:熟地黄、当归、赤芍、川芎各一钱,黄芩、黄连(姜制)各五分,姜为引。

　　开郁二陈汤:苍术、香附(童便制)、川芎各一钱,青皮、莪术、槟榔各七分,木香五分,姜为引。

　　形瘦血热经闭:形瘦血虚生热,而月水不通,此冲任内伤也。宜服人参四物汤,兼地黄丸。

　　人参四物汤:生地黄、当归、川芎、白芍各一钱,知母(酒炒)、麦冬(去心)各八分,炙甘草五分,姜枣为引,水煎,空心服。

　　地黄丸:熟地黄四两,山茱萸(去核)、山药各二两,牡丹皮、茯苓各一两五钱,泽泻、香附(童便制)各一两,上为末,蜜丸,人参四物汤下。

　　房事触伤经闭:经水来时,因房事触伤,腹中结块如鸡子大,左右而动,月水不行,变成五心烦热,头昏目眩,咳嗽痰喘。先服逍遥饮退其热,次服紫菀汤止其嗽,若半年失医,则必肉瘦泄泻而死矣。

　　逍遥饮:白术(蜜炙)、当归、白芍、柴胡、天花粉各八分,地骨皮、石莲子各二钱,黄芩、薄荷各四分,龙胆草五分,水煎服。一方无黄芩。

　　紫菀汤:紫菀、阿胶(蛤粉炒珠,另顿冲服)、川贝母(去心)、苏子各八分,五味子五分,桑白皮(蜜炙)、知母(蜜炙)、枳壳各一钱,杏仁(去皮、尖)一钱半,款冬花六分,陈皮六分,水煎临卧服。一方无陈皮。

　　性急多怒经闭:性急多怒,而气血俱热,必有郁证,致经不通。宜服芩连四物汤。

　　芩连四物汤:熟地黄、当归、白芍、川芎、柴胡、黄芩(酒炒)、黄连(酒炒)、香附(童便制)各等分,水煎,空心服。

　　气郁血滞经闭:思虑恼怒,以致气郁血滞,而经不行。治宜开郁行滞,若误作虚治,而用补剂,则气得补而益结,血得补而益凝,变为癥瘕肿痛者有之矣。宜服开郁二陈汤,兼四制乌附丸。

开郁二陈汤:苍术、香附(童便制)、川芎各一钱,青皮、莪术、槟榔各七分,木香五分,姜为引。

四制乌附丸:香附(一斤,分作四股,一用醋浸,一用酒浸,一用童便浸,一用盐水浸,各浸三日。以砂罐煮干所浸之水,研极细末)、天台乌药(半斤,制同香附)共为末,醋丸温汤下。

室女虚热经闭:室女月水不行,日渐羸瘦,时作潮热,此阴虚血弱,火盛水亏,治当养阴益血,最忌凉药,宜服柏子仁丸,兼服泽兰汤。

柏子仁丸:柏子仁(另炒研)、牛膝(酒炒)、薄荷各五钱,泽兰叶、川续断各二两,干地黄三两,蜜丸,空心米汤下。

泽兰汤:泽兰叶二钱,当归一钱,甘草五分,水煎,空心服。

妇女失志经闭:妇女情欲不遂,沉思极郁,心脾气结,致伤冲任之源,而肾气日消,轻则或早或迟,重则渐成枯闭,宜服秘元煎。

秘元煎:远志(炒)八分,山药(炒)二钱,芡实(炒)一钱,枣仁(炒、杵)二钱,白术(蜜炙)、茯苓各二钱五分,炙甘草一钱,人参一钱,五味子十四粒,金樱子(去核)二钱,水二钟,煎七分,食远服。

六、月经过少

1.《女科百问》(宋·齐仲甫)

紫石英丸:治妇人病多是月经乍少,或在月后,时发疼痛。紫石英(水研,飞)、禹余粮(烧,醋淬)、人参、龙骨、川乌头(泡,去皮、尖、脐)、桂心(不见火)、杜仲(去皮,姜制,炒黑)、桑寄生、五味子、远志(去心)、泽泻、当归(去芦)、石斛(去根,酒炒)、苁蓉(酒浸,洗)、干姜(炮)各一两,甘草(炙)、川椒(去目并合口,炒,地上出汗)、牡蛎(固济火烧通红)各半两。上为细末,炼蜜为丸,梧桐子大,空心米饮下三十丸,至五六十丸。

2.《济阴纲目》(明·武之望)

七沸汤:治荣卫虚,经水愆期,或多或少,腹痛,一云阴胜阳,月候少者,用此。当归、川芎、白芍药、熟地黄、蓬术、川姜、木香各等分。上每服四钱,水一盏半,煎至八分,温服。

3.《证治准绳》(明·王肯堂)

四物加葵花汤,治经水涩少。四物汤四两,葵花一两。一方又加红花、血见愁。

四物汤加熟地黄当归汤,治经水少而色淡。四物汤四两,熟地黄、当归各一两。

师曰:有一妇人来诊,言经水少,不如前者,何也?师曰:曾更下利,若汗出小便利者可。何以故？师曰:亡其津液,故令经水反少。设经下多于前者,当所苦困,当言恐大便难,身无复汗也。

4.《女科正宗》(清·何松庵、浦天球)

八珍汤:治妇人气虚血少。本方即四物汤合四君子汤组成。再加黄芪、肉桂,名十全大补汤。

《黄帝内经》云:"心主血,肝纳血,肺主气,肾纳气。"盖妇人百病,皆由心生,心血亏耗,则血乏归肝,而出纳之用已竭。又云:"母能令子虚。"因脾气不运而食亦少,所谓二阳之病发心脾是也。故有因脾郁伤而血耗损者,有因胃火而血消烁者,有因劳思伤心而血少者,有因怒伤肝而血少者,有因肾水不生而血少者,有因脉气虚不能行血而闭者,治法宜生血补血、除热调胃为主。或七情伤心,心气郁结,则血闭不通,宜调心气,盖心主血,则血行而经自行矣。

柏子丸:治阴虚血少,月水不通,养血益阴为主。柏子仁(炒、研)、牛膝(酒拌、炒)、当归各五钱,泽兰、续断各二两,熟地三两。右为末,入地黄膏加蜜为丸。空心米汤下三十丸。

泽兰汤:治阴虚血少,月水不通,养血益阴为主。泽兰、当归(酒拌)、芍药(炒)各二两,生地三两,甘草五钱。右为末,每服五钱,水煎服。

按语:妇人百病之起源皆由于心血亏虚,致肝血匮乏,无法濡养机体。血少原因可见于忧思伤脾而耗血,胃火炽盛灼伤血液,疲劳思虑损伤心血,暴怒伤肝致肝藏血功能受损而血少,肾水不足、精血转化减少而致血少,脉气虚不能行血而致血少,在治法上应生血补血、除热调胃。选用柏子丸和泽兰汤养血益阴。

5.《女科秘要》(清·静光禅师)

形瘦经少,此气血弱。宜四物汤加人参、香附、甘草,姜枣引。

6.《胎产指南》(清·单南山)

如瘦人经水来少者,责其血虚也。四物汤加人参汤主之。当归一钱,川芎一钱,白芍一钱,生地一钱,人参一钱,香附一钱,炙甘草八分,加姜枣。

7.《叶氏女科证治》(清·叶桂)

形瘦经少,此气血弱也。宜服加味四物汤。

加味四物汤:熟地黄、当归、川芎、白芍、人参、香附(童便制)、甘草(炙),姜枣为引。

按语:此处指出形体瘦弱而经少是由于气血虚弱,方药用四物汤加人参调养气血。

8.《血证论》(清·唐宗海)

血虚者,行经太少,以及干枯淡薄,诸虚证,犹杂出难言,审系肾中天癸之水不足者。

按语:血虚导致经行量少甚至闭经。肾气受损,天癸不足,精血不充,冲任血海亏虚,精血化源不足,以致经行量少。

七、带下过少

1.《景岳全书》(明·张介宾)

凡精髓内亏,津液枯涸等证,俱速宜壮水之主,以培左肾之元阴,而精血自充矣,宜此方主之。

左归丸:大怀熟(地)八两,山药(炒)四两,枸杞四两,山茱萸肉四两,川牛膝(酒洗,蒸熟,精滑者不用)三两,菟丝子(制)四两,鹿胶(敲碎,炒珠)四两,龟胶(切碎,炒珠,无火者不必用)四两。

2.《证治准绳》(明·王肯堂)

带下久而枯涸者濡之。凡大补气血,皆所以濡之。如以四物汤为末,炼蜜丸梧子大,空心米饮下三四十丸,以疗年高妇人白带良验,皆润剂也。

3.《女科经纶》(清·萧埙)

带下属血海枯、津液内竭。李东垣曰:有病白带,常下漏,久服诸药不止。诊得心包尺脉微,下流不止。叔和曰:崩中日久为白带,漏下时多骨水枯。崩中者,始病血崩,久则血少,复亡其阳,故白滑之物,下流不止。是本经血海将枯,津液复亡,枯干不能滋养筋骨,以本部行经药为引使,以大辛甘油腻之药,润其枯燥,滋养精液。以大辛热气味之药,补其阳道,生其血脉。以苦寒之药,泻肺而救上热。气伤者,以人参补之,以苦温之药为佐,名补经固真汤。

带下属脾虚气陷。缪仲淳曰:妇人多忧思郁怒,损伤心脾,肺火时发,血走不归经,此多患赤白带也。白带多是脾虚,肝气郁则脾受伤,脾伤则湿土之气下陷,是脾精不守,不能输为荣血,而下白滑之物,皆由肝木郁于地中使然,法当开提肝气,补助脾元。盖以白带多属气虚,故健脾补气要法也。若有带下如米泔水,腥秽臭者,湿热胜也。亦有脾胃气虚,不能约制其水,而湿痰下坠者,宜二术、茯苓、芩、柏、车前主之,佐以升提。若带下如鸡子清者,脾肾虚极也。面色必不华,足胫必浮,腰腿必酸,宜五味子、八味丸,间用开脾养心之剂,如归脾汤之类。阴虚有火,宜六味丸,如菟丝、五味、车前、黄柏。叔和云:崩中日久为白带,漏下时多骨水枯。言崩久气血虚耗,白滑之物下不止耳。此证虽有气血寒热之分,总属气虚下陷。

带下属于下焦肾气虚损。赵养葵曰:女人带下之疾,带者,奇经八脉之一也,腰脐间围身一周,如束带焉。八脉俱属肾经,人身带脉,统摄一身无形之水。下焦肾气损虚,带脉漏下,白为气虚,赤为有火,治法俱以补肾为主。白者多,赤者少,有脾虚者,六君子加升麻;有气虚者,补中汤;肝虚者,逍遥散兼六味丸。

治带下属卫胃俱虚以固卫浓脾为主。杨仁斋曰:下崩出血不止,谓之崩中;秽液常流,谓之带下。崩中失血,多因冲任虚损,荣卫受伤得之。冷带杂下,多因下焦不固,内夹风冷得之,是固然矣。然崩中者,投以芎、归、香附,诸黑药之属,则血暂止而终不止。带下者,投以熟艾、禹粮、桑螵、牡蛎之类,则带暂歇而终不歇,何哉?经曰:卫者,所以温分肉,充皮肤,肥腠理,司开合。卫气若虚,则分肉不温,皮肤不充,腠理不肥,而开合失其司矣。况胃为血海,水液会焉。胃者,中央之土,又主肌肉而约血水。卫气与胃气俱虚,则肌弱而肤空,血与水不能约制,是以休作无时,不暂停也。然则封之止之,可不加意于固卫浓脾之剂乎?此桂枝附子汤,以之固卫,人参、白术、茯苓、草果、丁香、木香,以之浓脾,二者俱不可缺,使气血自循故道,不专收涩以劫夺之也。

治带下以壮脾胃、升阳气为主。主斋曰:徐用诚云,带下白属气,赤属血。东垣云:血崩久则亡阳,故白滑之物下流,未必全拘于带脉。窃谓前证,或因六淫七情,或因醉饱房劳,或因膏粱浓味,或燥剂所致,脾胃亏损,阳气下陷,或湿痰下注,蕴积而成,故言带也。凡此皆当壮脾胃升阳为主,佐以各经见证之药。色青属肝,小柴胡加山栀、防风。湿热壅滞,小便赤涩,龙胆泻肝汤。肝血不足,或燥热风热,六味丸。色赤属心,小柴胡加黄连、山栀、当归。思虑过伤,妙香散。色白属肺,补中汤加山栀。色黄属脾,六君子加山栀、柴胡;不应,用归脾汤。色黑属肾,六味丸。气血俱虚,八珍汤。阳气下陷,补中汤。湿痰下注,补中加茯苓、半夏、苍术、黄柏。气虚痰饮下注,四七汤送六味丸。不可拘肥人多痰,瘦人多火,而以燥湿泻火之药轻治之也。慎斋按:以上七条,序治带下之大法也。带下有寒冷湿热虚实之不同,故诸家治法,有攻下温补之不一。如子和、太无、洁古,用攻下之法也。丹溪、约之、宗浓,用攻补兼施之法也。至杨仁斋、薛立斋,以浓脾壮胃立论,与东垣、仲淳之旨,为共贯矣。吴梅坡以补肾固本为治,与养葵之旨,有先得矣。此皆探本穷源之学,与张、刘之燥湿清热,丹溪之消痰升涩,又有标本内外之殊。读者当会通之。

八、脏躁和经断前后诸证

1.《女科要旨》(清·陈修园)

妇人脏燥:脏属阴,阴虚而火乘之则为燥,不必拘于何脏,而既已成燥,则病症皆同。但见其悲伤欲哭,象如神灵所作,现出心病,又见其数欠(善)伸,现出肾病,所以然者,五志生火,动必关心,阴脏既伤,穷必及肾是也。以甘麦大枣汤主之。此为妇人脏燥而出其方治也。麦者,肝之谷也。其色赤,得火色而入心;其气寒,乘水气而入肾;其味甘,具土味而归脾胃;又合之甘草、大枣之甘,妙能联上、下、水、火之气,而交会于中土也。

甘麦大枣汤：甘草三两，小麦一斤，大枣十枚，上三味，以水六升，煮取三升，分温三服。亦补脾气。

歌曰：妇人脏燥欲悲伤，如有神灵太息长，小麦一升三两草，十枚大枣力相当。

魏云：世医竟言滋阴养血，抑知阴盛而津愈枯，阳衰而阴愈燥，此方治燥之大法也。

2.《沈氏女科辑要》（清·沈又彭）

《金匮》云：妇人脏躁，悲伤欲哭，象如神灵所作，数欠伸，甘麦大枣汤主之。甘草三两，小麦一斤，大枣十枚，水煎，分三服。

尤在泾曰：此证沈氏所谓子宫血虚，受风化热者是也。血虚脏躁，则内火扰而神不宁，悲伤欲哭，有如神灵，而实为虚病。前《五脏风寒积聚篇》所谓邪哭使魂魄不安者，血气少而属于心也。数欠伸者，经云肾为欠为嚏。又肾病者，善数欠，颜黑。盖五志生火，动必关心脏；阴既伤，穷必及肾也。小麦为肝之谷，而善养心气；甘草、大枣甘润生阴，所以滋脏气而止其躁也。

3.《女科秘诀大全》（清·陈秉钧）

《金匮要略》曰：妇人脏燥，善悲伤欲哭，有如神灵所作，数欠伸，甘麦大枣汤主之。脏燥者，火盛烁金，肺失其润，心系了戾而然。故用甘草缓心系之急，而润肺燥；大枣行脾胃之津；小麦降肝火之逆，火降则肺不燥，而悲自已也。

甘麦大枣汤治脏燥善悲愁欲哭。甘草三钱，小麦三合，大枣十枚。

第三节　卵巢早衰的中医治疗

一、中药治疗

卵巢早衰的病因病机复杂，中医认为卵巢早衰是由脏腑、气血、阴阳的失调引起"肾－天癸－冲任－胞宫"生殖轴功能紊乱所致。《素问·上古天真论》篇云："女子七岁，肾气盛，齿更发长……七七，任脉虚，太冲脉衰少，天癸竭，地道不通，故形坏而无子也。"其明确指出了肾气的盛衰主宰着天癸的至与竭、冲任二脉的盛与衰、月经的行与止。肾主生殖，在女性生理、病理过程中具有重要作用。《傅青主女科》又言："肾水之化，实有关于心肝脾"，五脏是协调统一的整体，肝藏血，肾藏精，精血相生，乙癸同源；肝主疏泄，具有调节血液的功能；脾为气血生化之源，供养后天以资先天；心居上焦，温煦周身，推动血液运行；心与肾一火一水，一阳一阴，分居上下，平衡阴阳。卵巢早衰的发生与肾、肝、脾、心等多脏腑的虚损及功能失调有关。同时，经血乏源，月事不来，血行阻滞不通，日久又成血瘀之证。病程迁延难愈,易产生消极情绪,故又常兼有肝郁证候。治疗上强调肾、肝、脾同调,滋养气、血、精以充养胞脉,补益的同时兼顾活血调血,使"肾-天癸-冲任-胞宫"生殖轴功能恢复,则癸水盈亏有时。同时强调在治疗期间顺应月经周期变化过程中肾中阴阳的转化、胞宫气血盈亏的变化,以及肾-天癸-冲任-胞宫生殖轴的周期变化,因时而变,因势利导,使得不同时期用药各有侧重。

(一)调整月经周期

1.月经后期(卵泡发育期)

月经后期为月经来潮后第5~12日,此期为阴长阳消期。行经后子宫血海空虚,冲任亏虚,血室已闭,胞宫藏而不泻,阴血不足,有待经后期的新生和恢复。因此本期应滋阴补肾、益气养血,使精卵发育成熟,精血化生有源以充盈血海。故月经后期的主要治法为滋阴补肾,促使卵泡发育,可用左归丸加减(即熟地黄、山药、枸杞子、山茱萸、川牛膝、菟丝子、鹿角胶、龟甲胶)。

2.经间期(排卵期)

经间期为月经周期的第13~15日,也称氤氲期,此期为肾之阴精发展到一定程度而由阴转化为阳的时期,即重阴转阳期。本期阴精渐盛,阳气渐生,因此,此期的治疗宜以温肾助阳为主,并酌加行气活血之品,促使气血运行、由阴转阳,以利于卵子的顺利排出。治宜温补肾阳,行气活血促排卵。方药为附子、肉桂、黄芪、党参、仙茅、淫羊藿、覆盆子、菟丝子、当归、川芎、鸡血藤、香附、乌药。

3.月经前期(黄体期)

月经前期为月经周期的第16~28日,此期为阳长阴消期,是由阴入阳的阶段,阴血逐渐充盈,肾阳逐渐增长,为肾气充、血海盈、冲任胞宫气血充盛之期,即在肾阴充盛的基础上通过转化为阳而发挥阳的功能。本期治疗以滋补肾阳为主,但宜阴中求阳,使阴平阳秘,可用右归丸加减(即熟地黄、山药、山茱萸、枸杞子、鹿角胶、菟丝子、杜仲、当归、肉桂、制附子)。

4.月经期(子宫内膜剥脱期)

月经期为月经周期的第1~4日,此期为从阳转阴期,即肾的阳气增长到一定程度而转化为阴的阶段,也是血海满盈后在阳气的推动下"泄"的结果。在此期应引血下行、活血调气,排出应泄的经血,祛除陈旧的瘀浊,以利于新周期的开始,促进重阳必阴的转化顺利。此期治疗宜温通化瘀、引血下行,可用桃红四物汤加减(即桃仁、红花、生地黄、当归、川芎、白芍、肉桂、艾叶、小茴香)。

（二）辨证论治

1. 补肾填精法

经血和卵子的排出需要阳气的鼓动,心阳和肾阳充足,女子才能正常行经和排卵。心主血,肾藏精,心血与肾精充足,胞脉血供丰富,子宫得以濡养,子宫内膜容受性增强,卵巢的生理功能才可正常发挥。心、肾之火生,则胞宫、胞脉得以温煦,气血运行顺畅,心血下注冲任,充溢胞宫、胞脉,子宫内膜容受性提高。《针灸玉龙经》言:"阳气虚惫,失精绝子,宜灸中极。"中极位于小腹部,胞宫之上,是任脉与足三阴经的交会穴,灸之可以温通胞脉、胞络,改善不孕,调治卵巢早衰。《神灸经纶》言:"经闭,腰俞、照海均灸。"腰俞和照海具有益肾填精、活血调经的作用,灸之可以温补肾阳、濡养胞脉。气血充足,胞宫满溢,则月经自来。

2. 补肾健脾法

脾主运化,化生气血,为后天之本;肾主藏精,为生命之本原、先天之本。后天与先天相互资生、相互促进,先天温养激发后天,后天补充培育先天。脾胃化生气血可以充养肾精,肾阳可以温煦脾阳,以维持脾胃的运化功能。肾中精气充盛是月经来潮的先决条件,而月经的主要成分是血,脾为气血生化之源,又具有统血之功,使血液循脉道而行,以维持子宫、胞脉的正常功能,脾肾功能的正常关系着月经周期与经量的正常与否。正如《经脉别论》曰:"饮食入胃,其清纯津液之气,归于心,入于肺,变赤而为血。血有余,则注于冲任而为经。"《女科折衷纂要·调经门》曰:"脾健则统血,肾足则固血。"卵巢早衰者多因经、产、房等耗损肾气,元阳不能温煦脾土,脾虚湿浊内盛,反伤脾肾之阳,或因形寒饮冷损伤体内阳气,或因久吐久泄,脾气虚衰,中阳不振而致阴阳互不协调。故脾肾阳虚者以补肾健脾为主要治则,即于补肾方剂中加入健脾益气或健脾利湿之品。

3. 滋补肝肾法

肝藏血,肾藏精,精血同源于水谷精微,且能互相化生。肝肾同居于下焦,肝之疏泄有序,则血海满盈,肾精化生有源;肾之封藏有常,则肾精充盛,经血来源充沛,肝气疏泄可促使肾气开合有度,肾气闭藏可防肝气疏泄太过。肝与肾相互协调,共同调节气血的藏泻,使血海按时满盈,则胞宫藏泻有期。卵巢早衰者以肾虚为本,肾水不足,无以涵养肝木,易见烦躁易怒、喜悲伤欲哭、情志不宁等肝郁之证,形成肾虚肝郁的病因病机,故治宜补肾疏肝。在临床治疗中应重在滋补肾精,滋养肝肾之阴,使肾气充盛,肝血化生有源。通过补益之法,使肾精气恢复有常,肝血充盛,血海满盈;同时以理气柔肝之法疏泄肝气之郁结,攻补兼施。

4.活血化瘀法

李时珍《本草纲目》载:"女子,阴类也,以血为主",说明女子以血为本,以血为用,血在女性生理中占有重要的地位。五脏之伤,穷必及肾,久病必瘀,导致肾虚与血瘀相兼的复合病机。肾精不足,血少气虚,血运迟缓;肾阳虚弱,命门火衰,寒凝血滞;肾阴亏损,内热煎灼,血稠难流,均可导致血瘀。故肾虚多夹有血瘀,而血瘀则化精乏源,亦可加重肾虚。因此,肾虚为因,血瘀为果,两者又相兼并存,成为肾虚血瘀的基本病理改变。胞脉、胞宫气机郁结,瘀滞日久化热,热灼伤胞脉、胞络,胞脉、胞络血瘀,女子胞精窍不开,则经闭。卵巢早衰者因虚致瘀,故基于"肾虚血瘀论"确立了补肾活血法,将补肾法与活血法有机结合,通过补肾促进活血,应用活血益于补肾,两者相互协同,使机体阴阳平衡、邪祛正存。《陈素庵妇科补解》云:"妇人月水不通,属瘀血凝滞者……宜服红花桃仁煎。"此方可以去瘀毒、通胞络、补肝肾,胞宫的生理功能恢复正常,精卵能够结合,方可顺利孕育胎儿。《针灸甲乙经》言:"月水不通,阴交主之。"通过针刺或者艾灸三阴交可以补肾填精、活血调经,是治疗卵巢早衰的常用穴位。

5.益气养血法

气血是由脏腑所化生,又为滋养脏腑之所用,两者相互资生、相互为用,共同维持人体生理功能活动,如《素问·调经论》曰"人之所有者,血与气耳",可见气血是人体维持生命活动最基本的要素。中医认为在妇科经、带、胎、产方面更容易产生气血虚弱之病,气血失调也为妇科疾病的重要病机,气血相互依存,气为血之帅,血为气之母。《妇人大全良方》曰:"大率治病,先论其所主。男子调其气,女子调其血……然妇人以血为基本,气血宣行,其神自清",指出了调补气血是治疗妇科疾病的关键。此外,《冯氏锦囊秘录》载"气之根,肾中之真阳也;血之根,肾中之真阴也",又说明肾与气血之间有着密切联系,故临床上补肾、益气、养血常同用。在具体方药上,可选取寿胎丸、圣愈汤辨证论治。寿胎丸由桑寄生、菟丝子、续断、阿胶组成,主治肾气虚弱、冲任失固证。圣愈汤即四物汤加人参、黄芪,治一切失血过多、阴亏气弱证。

6.行气解郁法

朱丹溪言:"因七情伤心,心气停结,故血闭而不行,宜调心气,通心经,使血生而经自行矣。"《万世妇科》中使用开郁二陈汤和四制香附丸治疗气郁血闭型闭经。此方可使心气、肝气、肾气得舒,任脉、冲脉、带脉通利,则容易受孕。《医学纲目》记载:"月水不通,灸气冲五壮。"《针灸集成·卷二》记载:"月水不通,合谷、阴交、血海、气冲。"气冲穴具有理气止痛、调理经血的作用。有研究发现,对患者实施电针联合热敏灸治疗肾虚肝郁型卵巢早衰,能有效改善月经周期和围绝经期症状。肺具有宣发肃降的功能,可帮助血液运行畅达于周身,向下通于胞脉,将精、血、津、液输布到达子宫,使胞宫具备行经和孕育胎儿的物质基础,卵巢的生理功能恢复正常。

(三)经典方药

1. 艾附暖宫丸(《沈氏尊生书》)

【功效】暖宫散寒,养血调经。

【方药】艾叶炭、香附、吴茱萸、肉桂、当归、川芎、白芍、生地黄、炙黄芪、川续断。

【主治】冲任虚寒、血海不充所致的月经不调、痛经、不孕症。

2. 补肾地黄汤(《陈素庵妇科补解》)

【功效】滋阴养血,壮水制火。

【方药】熟地黄、麦冬、知母、黄柏、泽泻、山药、远志、茯神、牡丹皮、酸枣仁、玄参、桑螵蛸、山茱萸、竹叶、龟板。

【主治】妇人阴虚所致的闭经。

3. 苍附导痰丸(《叶氏女科证治》)

【功效】燥湿健脾,行气化痰。

【方药】苍术、香附、陈皮、胆南星、枳壳、半夏、茯苓、神曲、生姜、甘草。

【主治】痰湿内阻所致的不孕症、月经量少。

4. 当归地黄饮(《景岳全书》)

【功效】补肾益精,养血调经。

【方药】当归、熟地黄、山药、杜仲、怀牛膝、山茱萸、甘草。

【主治】肾气不足所致的月经后期。

5. 定经汤(《傅青主女科》)

【功效】补肾疏肝,养血调经。

【方药】菟丝子、白芍、当归、熟地黄、山药、茯苓、柴胡、炒荆芥。

【主治】肾虚肝郁所致的月经先后无定期。

6. 二仙汤(《妇产科学》)

【功效】平调阴阳。

【方药】仙茅、仙灵脾、巴戟天、当归、黄柏、知母。

【主治】肾阴阳两虚所致的月经过少、绝经前后诸证。

7. 归肾丸(《景岳全书》)

【功效】补肾益精,养血调经。

【方药】杜仲、枸杞子、菟丝子、当归、熟地黄、山药、山茱萸、茯苓。

【主治】肾气亏虚、经血不足所致的月经过少。

8. 开郁种玉汤(《傅青主女科》)

【功效】疏肝解郁,理血调经。

【方药】白芍、香附、当归、白术、牡丹皮、茯苓、天花粉。

【主治】肝气郁结所致的不孕症。

9. 启宫丸(《医方集解》)

【功效】燥湿化痰,理气调经。

【方药】川芎、苍术、半夏、香附、茯苓、神曲、陈皮。

【主治】痰湿所致的不孕症。

10. 人参养荣汤(《太平惠民和剂局方》)

【功效】益气补血,养心安神。

【方药】人参、熟地黄、当归、川芎、白术、茯苓、黄芪、陈皮、白芍、远志、桂枝、五味子。

【主治】气血虚弱所致的闭经。

11. 少腹逐瘀汤(《医林改错》)

【功效】活血祛瘀,温经止痛。

【方药】小茴香、干姜、延胡索、没药、当归、川芎、肉桂、赤芍、蒲黄、五灵脂。

【主治】寒凝胞脉、气血瘀滞所致的癥瘕、痛经、妇人腹痛、闭经、不孕症。

12. 温经汤(《金匮要略》)

【功效】温经散寒,养血祛瘀。

【方药】吴茱萸、麦冬、当归、白芍、川芎、人参、桂枝、阿胶、牡丹皮、生姜、甘草、半夏。

【主治】冲任虚寒,瘀血阻滞证。

13. 温经汤(《妇人大全良方》)

【功效】温经补虚,化瘀止痛。

【方药】当归、川芎、桂心、芍药、莪术、人参、牛膝、牡丹皮、甘草。

【主治】血海虚寒,气血凝滞证。

14. 乌药汤(《兰室秘藏》)

【功效】疏肝理气,活血调经。

【方药】乌药、木香、当归、甘草、香附。

【主治】肝郁气滞所致的月经后期。

15. 养精种玉汤(《傅青主女科》)

【功效】滋阴养血,调补冲任。

【方药】熟地黄、当归、白芍、山茱萸。

【主治】肾阴虚所致的不孕症。

16. 毓麟珠(《景岳全书》)

【功效】补肾益气,温养冲任。

【方药】人参、白术、茯苓、白芍、川芎、炙甘草、当归、熟地黄、菟丝子、杜仲、鹿角霜、川椒。

【主治】肾气虚所致的不孕症。

17. 右归丸(《景岳全书》)

【功效】温补肾阳,填精益髓。

【方药】熟地黄、炮附子、肉桂、炒山药、山茱萸、菟丝子、鹿角胶、枸杞子、当归、杜仲。

【主治】肾阳不足,命门火衰证。

18. 一贯煎(《续名医类案》)

【功效】滋阴疏肝。

【方药】沙参、麦冬、当归、生地黄、枸杞子、川楝子。

【主治】肝肾阴虚所致的经断前后诸证。

19. 左归丸(《景岳全书》)

【功效】滋阴补肾,填精益髓。

【方药】熟地黄、炒山药、枸杞子、山茱萸、川牛膝、鹿角胶、龟板胶、菟丝子。

【主治】真阴不足证。

二、针刺

近年来,针灸作为中医学的特色疗法,受到越来越多人的青睐与重视,其在POF治疗中的应用广泛,取得了较好的临床效果。人体脏腑经络气血输注出入的部位称为腧穴,也称为穴位。《灵枢·九针十二原》记载:"神气之所游行出入也,非皮肉筋骨也。"故腧穴乃脉气所发,通过针的刺激可以调整人体营卫气血,促进阴阳平衡,从而内病外治。《灵枢·九针十二原》曰:"余欲勿使被毒药,无用砭石,欲以微针通其经脉,调其血气,营其逆顺出入之会",说明对穴位针刺可通经络、畅气血、平衡阴阳、补虚泻实。多数学者认为,针刺具有广泛的调节作用,能改善患者体内生殖激素水平,也能持续作用于垂体的促性腺激素。现代医学研究认为,针灸治疗POF主要通过兴奋下丘脑-垂体-卵巢轴,改善微循环,促进生殖内分泌系统的动态平衡等方面来实现。卵巢早衰主要的病因为冲任失调、肾精亏虚、脾虚肝郁,故针灸治疗 POF 的原则应以调理冲任、补益脾胃、疏肝补肾为主,故治疗多选任脉、足少阴肾经的腧穴为主,辅以足太阴脾经、足阳明胃经、足太阳膀胱经、督脉等经的腧穴。针刺的现代机制如下。

(一)调节下丘脑 – 垂体 – 卵巢轴

机体中下丘脑、垂体及卵巢之间相互作用,形成一个神经内分泌系统,即下丘脑 – 垂体 – 卵巢轴(HPO),其与激素水平之间可进行双向调控,在女性生殖内分泌系统中发挥着重要作用。针刺可通过调节 β 内啡肽(β – EP)在下丘脑弓状核和孤束核的表达和分泌,调节下丘脑 – 垂体 – 卵巢轴的功能,从而调节性激素水平。有研究证实,针灸对去卵巢大鼠血清激素水平和 HPO 有良性调节作用,可维持生殖内分泌系统的动态平衡。

(二)改善卵巢局部微环境

有研究对 POF 患者的阴道彩色多普勒超声图像进行分析,发现普遍回声增强、卵巢体积缩小、卵巢间质纤维化、子宫萎缩、子宫内膜变薄等,其卵巢血管变细,血流动力学收缩期峰值的血流速度(PSV)及舒张末期血流速度(EDV)降低。有研究发现,补肾疏肝针刺法和西药己烯雌酚均能改善 POF 模型组大鼠的子宫卵巢组织形态,扩充血管,促使内分泌环境恢复正常。针刺能够通过改善卵巢动脉血流,进而改善卵巢局部微环境,提高雌、孕激素分泌水平。

(三)影响神经 – 内分泌 – 免疫调控系统

有研究表明,β – EP 作为信使可令神经、内分泌、免疫三大系统相互沟通,调节女性性腺轴,稳定机体内环境。通过电针雌性大鼠不同穴位,记录 β – EP 含量后证实,电针能够促进 β – EP 释放,调整下丘脑 – 神经 – 内分泌 – 免疫调控系统,进而平衡垂体 – 卵巢轴,影响机体内环境。研究发现,针刺法可显著提高 POF 模型大鼠下丘脑及外周血的 β – EP 水平,进而防治 POF。

(四)干预细胞凋亡

POF 发病机制与卵母细胞和颗粒细胞的凋亡密切相关。在平衡状态时,二者相互支持促进生长,通过信号通路 cAMP、Beclin – 1/Bcl – 2 等调节卵泡成熟及排出。颗粒细胞的凋亡会促使卵母细胞凋亡,促进卵泡闭锁,导致 POF 的发生。PI3K/Akt 通路可抑制细胞凋亡,有研究证实,针刺能够增加 POF 模型大鼠的成熟卵泡数量,相关信号通路表达量升高,血清激素水平明显改善。

三、艾灸

（一）古代文献记载

艾灸在防病治病中发挥巨大作用，艾叶气味芳香，性温热，具有纯阳之性。《本草从新》记载："艾叶苦辛，生温，熟热，纯阳之性，能回垂绝之阳，通十二经，走三阴，理气血，逐寒湿，暖子宫。"可见，艾叶可以温经通脉、温经止血、散寒止痛。《圣济总录》载："妇人所以无子，由冲任不足，肾气虚寒故也。"通过灸的温热刺激，可增强艾叶的药理作用，以温通下腹局部气血为主，使局部的血液循环与淋巴循环加快，缓解和消除平滑肌痉挛，达到通经活络、温经散寒的作用。《医学入口》有"药之不及，针之不到，必须灸之"的说法。灸法具有双重调节作用，补虚的同时又能泻实邪，可以使经脉顺畅，气血流通，机体阴阳平衡。《灵枢·官能》提到"针所不为，灸之所宜"，艾绒取材方便，艾灸操作简单易学，无任何副作用，长期合理艾灸还有防病保健、延年益寿的作用。

（二）现代机制研究

艾灸在穴位处施术治疗，将穴位的独特作用和药物效果、艾灸三者作用有力结合，其穿透能力更强，可深入体内脏腑经络，发挥整体调节作用，提高治疗效果。现代研究表明，艾叶可以通过位于体表的穴位渗透到体内，从而使药性发挥作用，达到治疗的目的，并且艾叶燃烧后的气体可以通过呼吸作用进入机体，以达到通经活络、醒脑安神的治疗作用。现在文献研究表明，艾灸燃烧所产生的热量被认为是一种物理因子的"红外线"，这种"红外线"具有治疗作用，艾灸时的热量辐射可为细胞提供代谢活动的动力，同时提高人体免疫力。

（三）隔物灸

隔物灸是间接灸的一种，是将艾炷放置在某些药物上对施灸部位进行灸治的方法，又可称为熏脐法、炼脐法、温脐法。由于该灸法联合发挥了艾草、药物和施灸处腧穴经络三方面的功效，通过艾灸的温热效应和药物的作用，刺激穴位和经络，使药物之气通过穴位及经络散布全身，疗效甚佳，在临床一直受到普遍欢迎和重视。根据文献记载，隔物灸最早出现在晋代葛洪的《肘后备急方》中，因此但凡提到隔物灸的溯源，都是从晋代开始。该书中卷五"治痈疽妬乳诸毒肿方第三十六"首次记载了用隔独头蒜片灸治消肿的方法，即"灸肿令消法。取独头蒜……"除了隔蒜灸，书中还首次提到了隔盐灸，用来治疗霍乱和外科的毒蛇咬伤。此外，书中还提到了隔椒面、巴豆面灸，以及隔香豉饼、雄黄灸等的运用。其作用机理有二。其一，穴位作用。《医学原始》记载："脐为肾间之动气，气通于百脉，联络五脏六腑，使百脉和畅，毛窍通达，上至百会，下至涌泉"，故隔物灸法可通过刺激神阙穴,通调百脉,以调节全身气血。其二,药物作用。脐部皮肤屏障较弱,借助艾灸的温热力,更有助于脐疗粉的气味吸收、弥散和药效发挥,通过气血运行而达到病所。

(四)温针灸

温针之名首见于《伤寒论》。温针灸,是指针刺得气后,将艾绒置于针柄上施灸,是将针刺与艾灸相结合的疗法,具有温通经络、行气活血的作用,多用于治疗虚寒型疾病。卵巢早衰脾肾阳虚者使用温针灸可温养冲任、补益元气、散寒暖宫,以疏通局部经气、濡养胞宫。

四、穴位埋线

(一)古代文献记载

《灵枢·经脉》篇云:"经脉者可以决死生,处百病,调虚实,不可不通。"《灵枢·九针十二原》载:"以微针通其经脉,调其血气,营其逆顺出入之会。""毫针者……静以徐往,微以久留之。"《素问·离合真邪论》曰:"静以久留。"《灵枢·终始》曰:"久病者邪气入深,刺此病者,深内而久留之。"《素问·针解》篇曰:"刺实须其虚,留针阴气隆至,乃去针也;刺虚须其实者,阳气隆至,针下热乃去针也。"张景岳释曰:"久远之疾,其气必深,针不深则隐伏,病不能及,留不久则固结之邪不能散也。"穴位埋线是针灸学留针和埋针方法的延伸与发展。穴位埋线通过对机体进行双向良性调节,从而通调经络气血、调和脏腑阴阳治疗疾病。一直以来,在针灸临床中,对于一些慢性疾病和顽固性疾病多采用留针或埋针的方法治疗,以延长刺激时间,巩固和提高疗效。

(二)现代机制研究

现代研究认为,穴位埋线是一种融合多种疗法、多种效应于一体的干预方法,其操作及治疗过程中可产生物理性、生物性、化学性等复合刺激作用,这种刺激柔和且持久。HPO 具有调节女性体内激素水平、维持正常生理功能的作用,同健康女性相比,卵巢早衰患者 HPO 失调,体内雌、孕激素水平紊乱。而现有的实验和临床研究已证实,针刺穴位能抑制垂体中促性腺激素的分泌,促使肾上腺及外周组织中性激素的合成与转化,提高血清雌二醇含量,从而调整HPO 的自身功能,使女性生殖内分泌环境恢复动态平衡。所以,穴位埋线的持久刺激作用可通过调节 HPO,提高雌激素水平,抑制促性腺激素水平及提高机体免疫来改善卵巢储备功能,从而干预卵巢早衰。有研究认为,穴位埋线的刺激强度从强到弱,顺应机体的生理病理变化,可从整体上调节脏腑功能,以达到"阴平阳秘"的状态。其次,特有的埋线针具和羊肠线刺激经穴会产生比传统针刺更加强烈的效应。此外,埋线过程中手法补泻的同时,线体粗细也能调节虚实,达到扶正祛邪的作用。由此可见,穴位埋线不仅具有传统针刺疏通经络气血、协调脏腑阴阳及补虚泻实的作用,还具有留针和埋针的持续治疗效应,尤其适用于慢性疾病(如卵巢早衰)的治疗。

穴位埋线近年来颇为流行,是继激素替代疗法后一种安全可靠的预防和治疗方法,对提高女性生育能力和生活质量有着不可估量的作用。

五、穴位敷贴

(一)古代文献记载

穴位敷贴疗法第一次出现在《五十二病方》中,文中说"蚖……以蓟印其中颠",即用芥子捣烂成泥放于巅顶,用于医治蛇虫咬伤。文中还记载了用蕉荚姜、椒、桂等药混合制作成药丸置于肚脐中以预防疾病,达到延长寿命的作用。《灵枢·经脉》中记载用药膏外敷来治疗口眼㖞斜。葛洪在《肘后备急方》中收录了续断青等大量外用药膏,并且还注明了膏药的具体制作方法,文中还记载了治疗疟疾的方法是"以醋和附子末涂背上"。李时珍编著的《本草纲目》提出用药贴外敷可以用来治疗水气肿满,成效显著。清代,穴位敷贴已经普及。清代的吴师机编撰《理瀹骈文》,全书记载了外敷方200余首,涉及几十个病症,如内、外、妇、儿、皮肤及五官科病等。1949年以后,穴位敷贴疗法取得了较大的发展,在临床中的使用率也越来越高,比如,支气管哮喘、肝硬化、冠心病、高血压等疾病的防治。尤其是穴位敷贴与现代科技结合之后,取得了进一步的发展,现已成为中医治疗疾病的重要方法之一。

(二)现代机制研究

穴位敷贴疗法的理论基础是中医学中的经络学说。该方法是将药物贴敷于某些穴位上,通过药物和腧穴的双重作用,从而达到防治疾病的一种中医常用外治法。穴位敷贴疗法可以通过生物波效应和经络穴位效应缓和持久地作用于局部穴位,疏通经络。总结目前对穴位敷贴疗法的研究,其主要的作用机理有以下几方面。①穴位的刺激和调节:经络是人体营卫气血运行的通道,正如《黄帝内经》中记载,经络在内属于脏腑,在外可以联络关节,有着沟通表里、协调上下的作用。穴位是人体营卫气血在运行过程中的一个交汇点,可以反映相应脏腑的生理以及病变,因此,也是临床中治疗疾病的有效刺激点。中药的穴位敷贴疗法,就是通过对体表相应的腧穴皮部进行刺激,通过经络的传导和调整,来达到平衡脏腑阴阳的目的。②药物的吸收作用:药物直接作用于体表相应的穴位,使局部血管扩张,加速血液循环,可达到治疗脏腑疾病的作用。随辨证遣药的不同,能够起到扶正祛邪、治愈疾病的作用。现代医学已经证实,中药发挥药效完全可以通过皮肤被吸收,还可使药物透过皮肤由表入里,并通过经络送达全身。③穴位和药物两者间相互引发的联合作用,使其能够更好地发挥调整阴阳、治疗疾病的作用。

穴位敷贴疗效显著,有其明显的优势:①经皮吸收,避开了"首过效应"和"胃肠灭活",提高了药物的生物利用度。②用药安全,药物的毒副作用轻,若用药过程中出现过敏等不良反应可以随时取下药贴。③操作简便、灵活,易于推广。④无明显疼痛,患者接受度高。⑤疗效确切。

(三)常用穴位

1. 关元

关元为任脉、足三阴经交会穴,为任脉上的保健补虚要穴,既能培补元气,又能通调冲任,还能通调肝、脾、肾三经,为历代医家治疗女性月经不调与不孕的要穴。《黄帝内经》云:"卫气出下焦,而行于表,元阴元阳之交关,故名关元",关元为人体提供原动力。《素问·骨空论》云:"任脉,起于中极之下,以上毛际,循腹里,上关元。""中极之下"即为胞中,胞中即内生殖器所在之处,与女性子宫、卵巢相对应。滑伯仁言:"任之为言,妊也。行腹部正中,为妇人生养之本。"任主胞胎,由此可见,任脉与女子生育功能联系密切。《针灸聚英》言:"妇人不孕、月不调匀……断产绝孕、经冷,灸关元百壮。""任为阴脉之海",总司全身精、血、津液。针灸此穴可补肾助阳、理气和血、补一身之元气。据研究,针灸关元穴可抑制下丘脑分泌 GnRH,进而抑制下丘脑分泌 FSH、LH,从而降低FSH、LH 水平。针灸关元穴治疗去卵巢大鼠的内分泌生殖紊乱的研究表明,针灸关元穴可直接或间接促进雌二醇的合成,能够使下丘脑-垂体-卵巢轴的功能趋于正常。

2. 肾俞

肾俞为足太阳膀胱经的腧穴、肾的背俞穴,卵巢早衰的病因以肾虚为本,根据"五脏有疾,当取之十二原"之理论,脏病多取背俞穴及原穴,故选取肾俞以补肾填精、强腰壮膝。肾俞为肾气转输之处,可补肾阴肾阳,且肾主藏精主生殖,故肾俞为治疗不孕症的常用穴。卵巢早衰的基本病机为肾虚,故亦选用肾俞穴。《医学入口》中言"肾俞主诸虚,令人有子",《针灸易学》中载"月水断绝:中级、肾俞、合谷、三阴交",《类经图翼》中载"命口、肾俞、气海、关元,不孕,灸七壮至百壮,或三百壮",且肾为冲任之根,针之能够使肾气充,天癸盛,以达任通冲盛、月事时下之效。

3. 子宫

子宫穴属经外奇穴之一,又称为"侠玉泉""肖必",具有暖宫调经、行气止痛、升阳举陷等功效,广泛用于治疗月经不调、痛经、不孕、子宫脱垂等妇科病。该穴位于脐下 4 寸,前正中线旁开 3 寸,体表投影为子宫和子宫角处,由内到外分布着髂腹下神经、髂腹股沟神经,上述相关神经及其分支均受脊神经的 T_{12} ~ L_1 节段所支配,而子宫、卵巢、输卵管等结构主要由 T_{10} ~ L_2 和 S_2 ~ S_4 脊髓节段支配。由此可知,子宫穴处所分布的相关神经及其分支与子宫等女性生殖器官的神经节段存在相同部分。其穴位所在之处临近子宫,刺激子宫穴可以引起体内肠壁肌肉行被动节律性运动,进而促进盆腔内子宫等脏器的运动,改善血液循环。针灸子宫穴是通过性腺轴对内分泌环境进行调节,体现"治病必求于本"的治疗原则。现代研究发现,子宫穴通过穴位本身的解剖位置和神经节段的支配,调节 HPO,改善血清性激素水平,多方面影响胞宫产生特异性效应。

4. 次髎

次髎位于腰骶部,内部解剖投影临近女性生殖器,归于足太阳膀胱经,与足少阴肾经相表里,具有活血调经的作用。《针灸大成》言及"次髎:主小便赤淋,腰痛不得转摇……背膝寒,小便赤,心下坚胀……妇人赤白带下",说明次髎穴具有调理膀胱、温阳止痛和调经止带的作用。肾与膀胱相表里,两经之气相通;次髎归属于膀胱经,而足太阳膀胱经与足少阴肾经互为表里,两经之气相通,具有补益肾气的功效,故主要用于治疗妇人经、带、胎、产、乳等疾病。次髎为第二对八髎穴,膀胱经的地部经水由此从体表流入体内,本穴具有疏导水液、调补脾气、除湿之效。膀胱经与肾经相表里,同时膀胱经与肾经交于小趾外侧端,《灵枢·经脉》记载:"膀胱,足太阳之脉……络肾,属膀胱",以经络理论为指导,依据与十二经脉的表里属络关系及循经取穴的方法,次髎穴可沟通膀胱与肾,在次髎上进行穴位埋线具有补益肾气、缓解腰痛、改善排尿的作用。从解剖位置上看,次髎位于第 2 骶后孔处,为臀大肌的起始部,有第 2 骶神经后支分布于骶外侧动、静脉后支处。女性生殖器官周围分布有 $S_{2~4}$ 节段神经,故针刺次髎穴可治疗月经不调、带下等盆腔病变。有研究发现,次髎穴位埋线可以有效调节围绝经期综合征患者的血激素水平,使 FSH、LH 水平下降,提高 E_2 值。

5. 天枢、足三里

天枢、足三里同属于足阳明胃经,阳明经为多气多血之经,故"主血所生病者",可以治疗经闭、月经不调、痛经等妇科疾病。天枢为大肠经之募穴,足三里为胃经之下合穴,合治内腑,两者配合可治胃腑之病。天枢为足阳明胃经穴位、大肠之募穴。《黄帝内经》中说:"天枢之上,天气从之,天枢之下,地气从之,气交之分,人气从之",可见天枢可调节人体气机之升降,气机正常,则气血和调,有利于卵巢早衰的治疗。另《标幽赋》中载"虚损天枢而可取",其又位于多气多血之阳明经,说明天枢有补虚的作用。卵巢早衰患者多脾胃虚弱,气血不足,故其可补充人体气血,气血得充,则血海充盈,月事可按时而下。胃为五脏六腑之海,足三里为胃经合穴、胃腑之下合穴,故其可调理脾胃、化生气血,故足三里为补虚要穴,针之可补益气血。脾胃乃后天之本,故在治疗卵巢早衰时,足三里与它穴相配可加强化生气血、补肾益精的作用。

6. 三阴交

三阴交为足太阴脾经穴位,为肝、脾、肾三经之交会穴,可通调肝、脾、肾三脏。《针灸大成》曰:"三阴交,主……妇人月水不调,久不成孕",故三阴交为治疗妇科疾病之要穴,针灸此穴可起到补益肝肾、调经止带的作用。此外,三阴交健脾化湿、疏肝理气,还能补益肾阴、肾阳,调和冲任气血,契合了卵巢早衰肾虚的病机。

7. 太冲

太冲属足厥阴肝经穴,《灵枢·经脉》篇记载"肝足厥阴之脉……入毛中,环阴器,抵小腹""经脉所过,主治所及",故太冲穴可治疗妇女月经不调、痛经等妇科病。太冲又为肝经之输穴、原穴,具有行气解郁、活血化瘀之功效,故针刺太冲能够契合卵巢早衰的病机,起到良好的疗效。

8. 太溪

太溪为足少阴肾经的原穴、输穴,具有良好的补肾气、清虚热、调经血的疗效。研究表明,在治疗卵巢早衰时,太溪与其他补益腧穴相配伍可取得较好的疗效,正契合卵巢储备功能下降中肾虚的病因病机。作为肾经原穴,太溪在补益肾精的基础上,还能调节冲脉,冲为血海,起于胞中,对胞宫、胞络均有良好的调节作用。

9. 神阙

神阙是任脉经穴,任主胞胎,故神阙穴与生殖作用联系密切。此穴通过奇经八脉与十二经脉相联系,后天之气通过十二经脉及奇经八脉与脐相连。督脉循行分支"其少腹直上者,贯脐中央,上贯心,入喉",冲脉循行经过神阙,"起于肾下胞中……并足少阴肾经,夹脐上行,至胸中而散"。冲脉循行也说明了足少阴肾经与脐的关系。带脉"起于季胁,回身一周"。肝、脾、肾都通过经脉与脐相联系,足厥阴肝经"循股阴,入毛中,环阴器,抵小腹……连目系,上出额,与督脉会于巅",督脉"贯脐中央",通过循环无端的气血循环将各个经脉脏腑联系起来。足太阴之筋结于脐,《灵枢·经筋》云:"足太阴之筋……聚于阴器。上腹,结于脐"。女性的生殖、生育、经带与冲、任、督、带四脉和肝、脾、肾三脏紧密联系。现在医学认为,脐是孕育胎儿的一个关键部位,对其生长发育影响重大。脐为人体发育最后闭合之所,临近女性子宫、卵巢、脏器,且腹部皮肤浅薄,无脂肪组织,直接与腹膜相连,皮下神经、血管丰富,对各种治疗反应灵敏。

(四)常用经脉

1. 任脉

任脉起于胞中,其络脉从鸠尾穴位处分散到腹部。任脉的主要功能之一是"主胞胎",也就是与生育功能密切相关。其"任"之字,通于"妊",意思是妊养。《难经》杨玄操注"任者,妊也",《素问·骨空论》王冰注"所以谓之任脉者,女子得之以任养也",都说明任脉与妊养胎儿有关。任脉有"阴脉之海"之称,人体诸经百脉由任与督脉共司,又为冲脉循行经过之处,且任、督、冲三脉,均起于胞中,同出会阴而异行,称为"一源三歧",所以任脉在治疗女性内分泌、生殖系统方面的疾病有着独特的疗效和作用。

2. 督脉

《难经·二十八难》记载:"督脉者,起于下极之俞,并入脊里,上至风府,入属于脑。"督脉处于人体后面正中线上,与任脉一样位置明确且特殊。督脉总督人体一身之阳气,被称为"阳脉之海"。各阳经与督脉有诸多交会穴位,各阴经通过其经别与阳经会合后与督脉相联系,因此督脉具有调理全身阴阳、统摄各经的作用。背俞穴分布于督脉两侧,与督脉关系密切,故在腰骶部督脉穴处艾灸,可通过艾灸温热感的传送,起到温通整个督脉乃至督脉两侧膀胱经的作用,从而达到同时调节人体五脏六腑功效的目的。在督脉艾灸能够激发人体正气以抵御病邪,起到防病保健的作用。

六、情志疗法

中医学认为,人的心理疾病主要由七情引起,情志的过度兴奋或过度抑制会使人体气机紊乱,气血失和,脏腑阴阳失调,因而致病,即所谓"七情内伤"。古代医籍中,关于情志因素导致月经不行的论述不胜枚举,而在现代社会中,"七情"致病因素对人体脏腑功能正常运转的影响、作用程度大大甚于古时,成为卵巢早衰的主要诱发原因之一。

"凡妇人诸病,兼治忧喜,令宽其思虑,则病无不愈。"随着生物-心理-社会医学模式的不断深化,从精神心理角度论治卵巢早衰前景广阔。西医传统药物治疗疗效显著,但有诸多不良反应,受益人群局限。中医治病求本,强调"形神合一",重视身心同治、三因治疗。情志疗法是一种由来已久的传统特色方法,其中蕴含着深刻的生命哲学理念,强调精神情绪因素对于身体的影响,通过化解和消除不良情绪、改变患者的思想认知来实现疾病的好转。精神愉悦可使患者气机平顺,阴阳平衡,气血调和,冲任通达,并能够逐渐恢复性腺轴的平衡机制,阻止或延缓卵巢早衰的发生发展。在现代医学中,研究人员运用动物实验和临床治疗数据进一步证明了情志疗法理念和思路的正确性。传统的中医情志疗法在不断发展过程中,逐渐形成了情志相胜法、五行音乐法、言语开导法、顺情从欲法、移精变气法等常用临床方法。

(一)情志相胜法

情志相胜法出自《黄帝内经》,强调引发一种情绪来克制另一种情绪。《素问·阴阳应象大论》中第一次系统地阐述了情志相胜法的基本原理,金元四大家之一的张从正在《儒门事亲》中提出了更为详细而又实用的治疗方法:"悲可以治怒,以怆恻苦楚之言感之。喜可以治悲,以谑浪亵狎之言娱之。恐可以治喜,以恐惧死亡之言怖之。怒可以治思,以污辱欺罔之言触之。思可以治恐,以虑彼志此之言夺之。"《医方考》云:"情志过极,非药可医,须以情胜。"《景岳全书》云:"以情病者,非情不解。"情志过极和不及会直接损伤五脏,导致五脏气机紊乱,气血失调,阴阳失衡,脏腑功能失调。情志相胜法是基于五行五志间的制胜关系,以情治情,克制偏颇、极端的情志,从而调节五脏的气机与阴阳达到平衡,最终起到治疗作用。情志相胜法具体包括喜胜忧(悲)、忧(悲)胜怒、怒胜思、思胜恐、恐胜喜,同时悲与喜、怒与恐、惊与思互为对立、约制、调控。卵巢早衰焦虑抑郁状态的患者一直处于疾病与情志失调相互作用所致的恶性循环中,往往患者陷于过及的情志中,早期的情志干预配合药物治疗能帮助患者尽早走出疾病。但应注意这一方法重在情绪的缓解,而无法实现情绪的化解,在使用一种情绪冲击另一种情绪的同时,新的情绪会给身体再次留下应激反应,造成情绪的叠加。

(二)五行音乐法

五行音乐法是以音律作为调理疾病的方法,将五行生克理论同角、徵、宫、商、羽五音相结合,通过对音势、节奏、音色、和声、配乐等多种元素的处理,可调节人体脏腑气血以达到养生治病的目的。这一方法通过音乐来舒缓人的情志,并且不同音乐和不同脏腑器官相对应,可实现较为有针对性的治疗。五行音乐是指中医基础理论中的五音。卵巢早衰焦虑抑郁患者在患病期间情绪以"忧"为主,可选"宫"音解郁散结,"宫"音能促进全身气机稳定,使人情绪平和,舒缓忧郁,同时还可以对睡眠起到改善作用。"脾在音为宫"不仅可以调节情绪,舒缓患者恐惧、焦虑的心理,还可以对脾、肾进行调理,可健脾祛湿、温固肾阳。

(三)言语开导法

言语开导法是以患者的个人病情和心理状态作为出发点,以语言交谈的方式对患者进行情志疏导以纠正其病态情志,从而恢复正常情志的方法。《灵枢·师传》曰:"人之情,莫不恶死而乐生,告之以其败,语之以其善,导之以其所便,开之以其所苦。"这一方法强调告知患者疾病的发展进程、导致疾病发展的危险因素及药物治疗的疗效等情况,使其充分认识到心情好坏对病情转归的重要性,努力调整心态,增强配合治疗和生活的信心。中医认知疗法通过沟通、诱导,改变患者对疾病的不良认知,修正或消除因"思、恐、焦虑"引起的不良情绪及行为,同时此疗法也能直接或间接地对躯体进行治疗。通过语言、行为的诱导,让病患了解和认识到什么做法对治疗疾病有利,减轻病患的抑郁苦闷心理,让病患能正确对待疾病,从而配合医生治疗以取得最佳的治疗效果。

(四)顺情从欲法

顺情从欲法是通过改变求助者的生存环境和条件来满足求助者的基本需要,从根本上消除或减弱外在的致病因素。因此,顺情从欲法就是顺从求助者的想法和情志,认可求助者的不良心理状态有其存在的必然性。这一方法主要通过改变外在环境或其他人来满足求助者的想法,一定程度上可以改变求助者的境遇,从而实现内在的好转。但是,这种方法也无法真正改变患者的内在认知,具有一定的局限性。《素问·移精变气论》篇曰:"闭户塞牖,系之病者,数问其情,以从其意。"《灵枢·师传》曰:"顺者,非独阴阳脉论气之逆顺也,百姓人民,皆欲顺其志也。"该疗法以顺水推舟的方式满足患者的生理或心理需求,使患者积压已久的情绪得以宣泄,意志得以释放,患者如愿随心,心情畅达,则疾病自然可以解除。卵巢早衰患者思想压力较大,应积极消除其思想顾虑,使其保持良好的状态,促使其疾病的治疗。

(五)移精变气法

移精变气法出自《素问·移精变气论》,书中载:"黄帝曰:余闻古之治病,惟其移精变气,可祝由而已"。移精变气法是指通过洞悉患者的心理变化,根据患者的偏好,以多种方式改变或创造出有利于患者的精神环境,帮助患者转移或分散其注意力,调整脏腑气机,使精神内守的重要心理疗法。该法以"天人相应"为基础,在提升患者对该疾病认知的情况下改变患者的不良行为及生活习惯,避免与不良刺激因素的接触,提高患者的生活环境及生活质量,以多种方式分散患者对疾病的注意力,转移患者的思想焦点,帮助患者减轻或消除内心的不适。

卵巢早衰患者经常感到焦虑、抑郁,潜意识里会过度关注自身情况。因此,对于卵巢早衰焦虑抑郁的患者,在治疗中不仅要把握疾病本身的动态走向,还应充分重视情志因素对病变发展、转归的影响,注重身心同治,如《青囊秘录》所说"善医者,必先医其心,而后医其身"。临床中应多从调畅情志角度出发,以积极向上的干预方式帮助患者排解负面情绪及不良身心体验,创造出有利于改善疾病的精神环境、内分泌环境,调整激素水平,促进疾病康复,使患者达到气血调和、阴阳平衡、精神康健的状态,以提升生命及生活质量。

第四节　当代妇科名家诊治卵巢早衰的经验

当代中医妇科学发展的进程中,涌现出了一大批理论基础扎实、学术思想超群、医疗技术精湛、医德医风高尚的妇科名家,他们学识渊博,熟读医经,各具理论特色,倡"师古而不泥于古",为一方乃至全国名医。卵巢早衰的病名于1967年被首次提出;1994年世界卫生组织提出早绝经的理想定义,即发生绝经的年龄低于由参照人群估算的绝经年龄均值的2个标准差,将40岁以前绝经称为早绝经。当代部分医家或许缺乏对卵巢早衰的确切论述,但有对类似疾病的相关记载,如月经过少、闭经、月经后期、月经先后无定期、不孕症等,本章选取与卵巢早衰最为密切的相关内容加以论述。

一、钱伯煊

1. 人物简介

钱伯煊(1896—1986),男,江苏苏州人。原中国中医研究院西苑医院(今中国中医科学院西苑医院)妇科主任医师,教授。出身医学世家,祖上三代从医。16岁师从清末御医曹沧洲之子曹融甫学习,20岁随父习医,22岁悬壶苏州,尤其擅长妇科。1955年调入北京中医研究院,积极投身医疗、科研、教学工作,直至90岁高龄。

2. 对卵巢早衰的认识

钱教授认为,月经不来乃"血病也",而心、肝、脾、肾与血关系最为密切,且月经不来多由于心、脾所发,忧思焦虑,伤于心脾,心不生血,脾失健运,胃不受纳,则纳谷衰少,化精乏源,血脉空虚,月经失常。此外,月经不来亦有在于肝、肾者。肝藏血,主疏泄,若肝藏血不足或疏泄失常,可致血虚气滞而闭经;肾藏精,为经血之源,肾精亏虚则无以濡养肝脏,肝不藏血,无以下注血海,血海空虚,月经不至,故肝、肾与闭经亦有一定关系。

钱教授认为,不孕症者除器质性病变外,大多有月经不调史。肾脏精血亏少,胞宫失濡,无以摄精成孕,可见头晕耳鸣、腰膝酸软、小便频数、舌苔薄白、脉沉细而弱;肝藏血少,冲任失充,胞宫失养,无以摄精成孕,可见面色苍黄、头晕目眩、心悸少寐、月经量少、舌质淡、脉细软;或肝郁气滞,气血失调,冲任不能相资,难以受精成孕,可见少腹胀痛、胸痞胁痛、月经不调、舌苔淡黄、脉弦涩。

3. 卵巢早衰的治疗

钱教授调治月经病强调重视脏腑气血,他认为治气之法,虚者责之脾、肾,实者责之于肝。病在气者,以治气为主,佐以理血;病在血者,当以治血为主,佐以理气,可归纳为"六法十要"。以下治法与卵巢早衰的治疗关系最为紧密。①温经法,适用于寒邪客于冲任胞宫,影响气血运行,诱发月经后期、月经过少、闭经等证,治宜温经散寒,方选《金匮要略》中的大温经汤、《太平惠民和剂局方》中的温经汤、《证治准绳》中的艾附丸、桂香琥珀散(钱伯煊方)等加减。②调经法包括理气法和调血法,理气法可选用《太平惠民和剂局方》中的逍遥散、香附丸(钱伯煊方)等加减,调血法选用《卫生宝鉴》中的当归补血汤、《太平惠民和剂局方》中的四物汤等加减。③益经法包括养血柔肝法、滋肾补肾法、健脾补益法,其中,养血柔肝法常用于营阴不足、肝血衰少、冲任失养的疾病,代表方如一贯煎、杞菊地黄丸等。此外,钱教授认为五脏穷必及肾,临证可分为肾气不足、肾阴亏虚及肾阳虚衰三大类。肾气不足证以补益肾气为主,方选寿胎丸、肾气丸、归肾丸、加减苁蓉菟丝子丸等;肾阳虚衰者以温补肾阳为主,代表方如右归丸、右归饮、温胞饮等;肾阴亏虚者予以左归丸、六味地黄丸加减。此外,健脾养血法亦与卵巢早衰相关,方选《太平惠民和剂局方》中的八珍汤、《医宗金鉴》中的圣愈汤等加减。

钱教授提出,调经是治疗不孕症的关键,月经量多或经行先期多见于气虚、血热证,月经量少或经行后期以气滞、瘀积、寒凝证多见,月经先后无定期者以气血不足、冲任不调者较多。治疗时注重"种子六则",其中与卵巢早衰关系最为密切的包括以下几类:①补肾生精为种子之根本,若遇头晕耳鸣、腰酸背痛、小便频数、月经不调、舌苔薄白、脉象沉细而弱者,治疗时用补肾强精之法,方选毓麟珠加减;②养血柔肝为种子之源泉,若见面色苍黄、头晕目眩、心悸少寐、经量少、舌质淡、脉象细软者,以养血滋肝为治法,方选养精种玉汤加味;③疏肝理气为种子之保证,见少腹胀痛、有时气坠、胸痞胁痛、月经不调、舌苔淡黄、脉象弦涩者,当以疏肝理气为主,方选逍遥丸。

二、王渭川

1.人物简介

王渭川(1898—1988),男,江苏丹徒人。师从当地名医袁桂生和何叶香,每日上午随临床经验丰富的袁桂生临证,下午随精通理论的何叶香研读医典,而后又学于恽铁樵先生,学成后于1920年悬壶乡里,治病救人。1956年调入成都中医学院(今成都中医药大学),后又专任学校附属医院妇科主任,从事妇科临床、教学、科研68年。

2.对卵巢早衰的认识

王教授认为,月经先后无定期多因先天禀赋不足,气血两虚所致;月经量少可能因先天脾气虚弱,精血生化无权,冲任之气随之虚衰所致。女子不孕症的病因有子宫发育不全、输卵管不通、阴道闭锁等先天原因,也有肾气不足、冲任空虚导致月经紊乱甚至无月经等,常表现为肾虚血亏、肝气郁结之证。

3. 卵巢早衰的治疗

王教授认为,妇科辨证要点为寒、热、虚、实四纲,他临证治疗时善于提纲挈领,执简驭繁,系统扼要地总结出妇科病的六大治法(包括温法、清法、攻法、补法、消法、和法),与卵巢早衰关系密切的为温法、补法、和法。温法多用于温脾、温肾、温宫,总则是温化通阳散寒,常用肾气丸、理中汤、温经汤等方;若补气血、补脾肾、补肝肾,用温补,总则为补气血、益肾水,常用四君子、补中益气汤等;和法多用于调和肝脾,治月经不调,总则是调气血、柔肝养肾、运脾,常用逍遥散、越鞠丸等方。若气血两虚夹瘀之月经后期、月经先后无定期,方选 1 号调经合剂以达到补气益血、兼以化瘀的功效,药物组成为党参 24g、白术 9g、茯苓 12g、当归 9g、生地黄 12g、赤芍 9g、川芎 8g、益母草 30g、地鳖虫 9g、炒蒲黄 9g、鸡血藤 18g。并拟制 1 号调经丸方治疗气血虚弱之月经紊乱,药物组成为党参 15g、白术 12g、香附 12g、当归 9g、桑寄生 15g、巴戟天 6g、菟丝子 15g、台乌 6g、川芎 6g、益母草 24g、艾叶 9g、小茴香 3g、河车粉 12g。

王教授将不孕症分为四型论治,分别是脾肾阳虚型、肝肾阴虚型、阴虚阳亢型、气血两虚型。脾肾阳虚型治以温肾运脾、调冲化湿,佐以化痰,方选河间地黄饮子合理中汤加减;肝肾阴虚型治以滋养肝肾、活血调经,佐以祛湿,方选一贯煎合血府逐瘀汤加减;阴虚阳亢型治以柔肝养肾、养阴生津,用滋水清肝饮加减治疗;气血两虚型治以补气血、滋肝肾、调经化瘀,用参芪菟鹿饮(自拟方)加减,药物组成为党参 24g、生黄芪 60g、桑寄生 15g、菟丝子 15g、鹿角胶 15g、白术 9g、肉桂 9g、杭巴戟 12g、益母草 24g、桑螵蛸 9g、鸡内金 9g、生龟板 30g、地鳖虫 9g、炒蒲黄 9g、仙鹤草 60g、阿胶珠 9g、槟榔 6g、广木香 9g。

三、朱小南

1. 人物简介

朱小南(1901—1974),男,原名鹤鸣,江苏南通人,名医朱南山长子。幼年读书于乡,后随其父朱南山习医,刻苦勤奋,悉心钻研。20 岁时,悬壶于上海,统治内、外、妇、儿各科,中年以擅治妇科而著称。1936 年协助其父创办上海新中国医学院,先任副院长,后继其父后任院长。1949 年后,参加上海市公费医疗第五门诊部工作,兼任上海中医学会妇科组组长、中华医学会妇产科分会委员。

2. 对卵巢早衰的认识

朱教授认为,月经后期为血虚有寒,肥胖人经行衍期而色淡为有痰,经水不调而色淡为血虚。根据审证求因的原则,闭经多由血虚因素、情志因素、食物和药物因素、外邪入侵等导致阴血暗耗,或脾胃不和,食少生血乏源等导致血海不充,胞宫空虚;或肝气郁滞日久引起经水不通,或肝木克脾土,使脾气不畅,运化失职,化为痰湿,阻碍血海畅通,以致经闭不行。

3. 卵巢早衰的治疗

朱教授将闭经分为肝肾不足证、气血亏虚证、肝郁气滞证、痰浊阻络证、寒凝血瘀证。其中,肝肾不足证、气血亏虚证、肝郁气滞证与卵巢早衰的关系最为密切。肝肾不足证者治以滋养肝肾、填补精血,药物选用当归、赤芍、熟地黄、怀山药、巴戟天、鹿角片、川续断、川牛膝等,此为景岳归肾丸合傅山调肝汤化裁而成;气血亏虚证者治以健脾益肾、调补气血,药物选用党参、茯苓、白术、当归、熟地黄、川芎、鸡血藤、制附子、桂枝、干姜、炙甘草等治疗,有"寓通于补""补而通之"之意;肝郁气滞证治以疏肝解郁、理气调经,药物选用柴胡、当归、赤芍、生地黄、川芎、香附、青皮、延胡索、桃仁、红花等,此为逍遥散合四物汤化裁所得;若多次刮宫、内膜损伤过度、阴虚火旺、潮热经闭者宜用一贯煎或百合固经汤加减。

朱教授指出,因经、带、胎、产诸疾皆发于腰以下及小腹部,而奇经八脉亦汇聚于此,二者生理、病理密切相关,并提出奇经八脉为一个整体,病初为局部经脉受累,若拖延日久,缠绵不愈,精血亏虚,终致奇经八脉俱病。朱教授在叶天士"通补奇经之法"的基础上综合长期临床经验,将通补奇经大法细分为四法,分别是辛通温散法、升陷固带法、厚味滋补法、海腥润养法。其中与卵巢早衰关系最为密切的是厚味滋补法,对于严重耗损状态者予以血肉有情之品直达下焦,填补奇经;不孕症兼见胞宫发育不良、性欲淡薄之表现者,予以鹿角霜和紫河车同用;营血亏虚者,加用阿胶、龟板胶、鳖甲胶;形瘦肌削者,则用牛、羊、猪骨髓或《韩式医通》霞天膏;腿软无力者,用鹿筋、虎骨胶;背寒下元虚衰者,以鹿茸、鹿角胶为主;冲任虚寒、带脉不固引起的小腹冷痛、腰膝酸软、脉虚细或伴不孕者,予以金匮肾气丸加狗脊、菟丝子、金樱子、五味子等;阴虚火旺证,伴见眩晕神疲、心悸烦躁、两颧红赤、时有梦交、脉细数者,予以知柏地黄丸加莲子、薏苡仁、芡实、龙骨、牡蛎等,并提出治奇经病用奇经药的理论。

四、韩百灵

1. 人物简介

韩百灵(1909—2010),男,吉林农安人。1925年始随兄韩秀实习医,1930年开始行医于哈尔滨。从事中医临床和教学工作50余年,擅长妇科。曾任中华中医药学会理事、黑龙江中医学院(今黑龙江中医药大学)妇产科主任,近现代全国知名中医妇科理论家和中国百年百名中医临床家之一,首批全国老中医药专家学术继承工作指导老师。

2.对卵巢早衰的认识

韩教授认为,卵巢早衰的形成与肾虚关系密切,肾气不足、肾精亏虚为本病的主要病机。若肾气不足,肾精亏损,无精化血,精血匮乏,冲任失养,血海不盈,月经无源,从而引起卵巢早衰的发生;肾阳不足则温化肾精、化生天癸功能失常,冲任气血不通,胞宫失于温养,月水难至;肾阴不足,精亏血少,天癸不足,冲任血虚,胞宫失于濡养,经水渐断;肾精不足,天癸难充,冲任失畅,胞宫失养,月经化源匮乏。此外,韩教授提出"肝肾学说"的理论思想,认为肝肾同为女子先天之本,若女子情志不舒,肝失疏泄,气机郁久化火,耗伤气血,气血不足,不能荣肾填精、滋润冲任而下养胞宫、胞脉。此外,肝失条达易致脾胃运化功能低下,精微不生,气血亏虚,胞宫、胞脉失养,渐致本病的发生。

3.卵巢早衰的治疗

韩教授认为,妇科疾病主要责之于肝、脾、肾、气、血五字,变化无外乎虚、实、热、痰、积聚,关键在于审因论证,四诊合参。他认为治疗卵巢早衰的基本方法是补肾为先,佐以疏肝,同时强调佐以养肝柔肝之品,可选用当归、地黄、女贞子等,同时注重养血益气,加入活血之品,使补而不滞。用药时以诸症兼顾为原则,或补肾填精,或健脾养血益气,或疏肝理气行血,以达到调气和血、经水调和的效果,治以育阴灵为基础方加减使用,药物组成包括熟地黄、山茱萸、山药、龟板、白芍、桑寄生、续断、怀牛膝、酸枣仁,全方共奏调补肝肾、滋阴养血之功。此外,韩教授强调卵巢早衰的巩固治疗也十分关键,当正常月经周期恢复及诸症消失后,仍需坚持用药2或3个周期以防止复发,而且要注重心理调节,保持心情舒畅,生活规律。

五、刘奉五

1.人物简介

刘奉五(1911—1977),男,北京人。幼年刻苦攻读中医经典,19岁起曾先后拜近代名医魏寿卿、清末御医韩一斋先生为师。23岁考取行医执照,24岁悬壶应诊。1954年在北京市第一中医门诊部参加工作,1956年调入北京中医医院任妇科副主任,兼中医学校妇科教师。晚年任教于北京市中医学校、北京第二医学院中医系,并为多届北京市西医学习中医班授课。

2.对卵巢早衰的认识

刘教授认为,月经的产生与天癸关系密切,天癸乃气血津液化生的阴液物质,对于人体有一定的滋养作用。在机体脏腑功能和调、气血津液充沛的条件下,经过肾阴的充实,天癸得以形成,后历经肾阳的鼓动,天癸化赤为经血。肾、肝、脾、气血津液、冲任二脉功能上相互影响,无论哪一个环节发生障碍,都会引起月经失调。闭经与月经稀发病因相同,轻者月经稀发,重者可发展成闭经。刘教授认为虚证闭经可因素体阳虚寒盛,影响肝、脾、肾等脏腑的功能,或因长期失血,重病久病伤血耗阴,导致冲任血虚,血海不能按时满盈。

刘教授认为,女子不孕主要是因肾气不足,精血亏少,胞宫虚寒,阴虚血热,或肝郁气滞,冲任气血失调所致。肾虚血少者,多见月经量极少、经期正常、经血色淡、形体瘦弱、腰酸腿痛、舌质淡、脉虚细;阴虚血少者,多见经期正常、经量极少、色暗红、形瘦、口干、烦热或有低烧、舌质红、脉细虚或细数;胞宫虚寒者多见小腹冰冷或冷痛、面色白、舌淡、苔白、脉细缓;肝郁气滞者,多见月经错后、胸胁胀痛、心烦急、经血色淡、痛经、脉沉弦。

3. 卵巢早衰的治疗

刘教授认为,月经失调首先要了解月经周期、经色、经量、行经时间等临床表现,而脏腑功能、冲任二脉、气血津液、天癸生化异常才是发病的本质。临证时须详查病因,采用温、清、补、泄、升、降、收、开等治则,促使机体阴阳趋于相对平衡状态。对于闭经类的月经失调,包括月经错后、月经稀发、闭经,若夹郁者,可用得生丹或逍遥散疏之;经闭日久者,加桃仁、红花、牛膝以开其闭或当归龙荟丸加牛膝以降之;若脾虚者,可用八珍益母丸、归脾汤以补之。月经量少,临证血虚者,宜用八珍汤补之。月经先后无定期者,主要是肾、肝、脾三脏功能失调所致,与情志因素密切相关,治疗以定经汤为主,重点在于恢复肝、脾、肾三脏的功能。

刘教授辨证肾虚型不孕症,多用八珍汤去白术、茯苓,加香附、红花、覆盆子、淫羊藿等药,于每次经后服 6 或 7 剂;阴虚血少者,常用生地黄、白芍、益母草各 20g,地骨皮、玄参、麦冬、青蒿各 15g,枸杞子 25g,丹参 10g,全方共奏滋阴益肾、养血清热之功;胞宫虚寒者,治疗时多用艾附暖宫丸或黄芪、吴茱萸、续断、荔枝核、益母草、小茴香等药;肝郁气滞者,多用得生丹加肉桂、香附。

六、哈荔田

1. 人物简介

哈荔田(1912—1989),男,回族,河北保定人。出身中医世家,其父精通眼科,叔祖父擅长外科,时称"保定二哈",其为哈氏第三代传人。1931 年考入华北国医学院学习深造,成绩优异,深得施今墨、周介人、范更生诸名家赏识,毕业后遂在天津与父同堂执业。历任天津市中医研究所所长、中华中医药学会副会长、中华中医药学会妇科分会会长,从医60余年,长于内科,尤擅妇科。

2.对卵巢早衰的认识

哈教授认为,临证妇科应立足于整体,胞宫的行经与冲任二脉的作用密切相关,而冲任二脉"隶于阳明""属心""系于肾",唯有心血通盛,肾精充沛,阳明健旺,方能任通冲盛,下注胞宫,经孕得以如常。经、孕、产、乳的物质基础是血,血的生成、统摄和运行均有赖于气的生化与调节,而气为肺所主,肺朝百脉,输布精微,下注于肾。因此,凡妇女经、孕、产、乳各方面的疾患,都不单指胞宫局部的病变,而是机体在各种因素影响下的整体反应,故妇科病机的探讨,须从整体出发,既要了解邪中何经、病在何脏,又须重视脏腑、气血、冲任二脉之间的相互影响,以确定病机转变的症结所在。哈教授认为,月经过少有虚、实之分,虚者因禀赋虚弱、肝肾不足,或房劳多产、后天营阴暗耗,或饮食劳倦、思虑伤脾、脾虚不运、化血乏源、血海不足所致;实者多因瘀血、痰湿阻于经脉,血不畅行所致。

此外,哈教授认为引起不孕的原因很多,以月经不调为主要因素。月经的正常与脏腑气血的盛衰、冲任功能是否正常密切相关,脾胃为后天之本、经血之源,脾气健运,化血有源,则能滋养肝肾、调和冲任而受孕。肾藏精,为孕育之本;肝藏血,为女子之先天。若肾之精气充沛,肝之疏泄正常,则天癸旺盛,冲任调和,月经如常,乃能摄精成孕。

3.卵巢早衰的治疗

(1)月经后期:哈教授推崇张景岳的主张,认为"后期而至者,本属血虚,然亦有血热而燥瘀者,不得不为清补;有血逆而留滞者,不得不为疏利"。其中,血热而燥证与卵巢早衰关系最为密切,多见月经后期、量少或有块、心烦潮热、口干舌燥、舌红少苔、脉细数等,宜清热养阴除燥,用生地黄、赤芍、女贞子、青蒿、鳖甲、地骨皮之类。

(2)月经过少:哈教授主张虚者或补肝肾,或健脾胃,使精血充足;实者或化瘀血,或除痰湿,使经通血行。临床以虚实夹杂者多见,以虚为主者,当补而不碍;以实为主者,通而濡之,当攻不伤血。

(3)闭经:哈教授认为,闭经的治疗原则是血滞宜通、血枯宜补,但往往虚实夹杂者多见,血滞者不宜强攻,血枯者不宜峻补,闭经虚证以补为治,补即所以通。若见皮肤干枯、毛发不泽、面白无华或面色萎黄、心悸健忘、五心烦热、舌淡红或淡白、脉细弱等阴虚血亏的表现,治宜养血滋阴,兼补脾气,药选生地黄、玄参、当归、阿胶、党参、白术等;若见腰背酸楚、耳鸣目眩、两尺脉弱等肝肾亏损的表现,治宜补益肝肾,药选当归、白芍、女贞子、川续断、桑寄生等;若病情需要,可配伍少量羊藿叶、仙茅等辛热之品或适当配伍养阴润燥之药。

（4）不孕症：哈教授认为，先天生理缺陷所致不孕者，如古书中言"螺""纹""鼓""角""脉"，中医尚难治疗；若系脏腑失常，冲任不调，致月经异常而难以孕育者，中医调经助孕法颇有成效。哈教授认为肾虚证常有命门火衰和肾阴不足两种类型，命门火衰促使胞宫失于温煦，致宫寒不能摄经成孕，治疗时喜用石楠叶、覆盆子等药；对于肾阴虚所致的不孕症，哈教授通过乙癸、肝肾、精血三同源之理将其分为肝肾亏损和肾虚肝热两型，临证常用归芍增液汤合鳖甲、青蒿、枸杞子、阿胶、首乌、山茱萸、地骨皮、五味子等加减治疗。此外，哈教授常配伍丸剂治疗不孕症，肝气郁结，疏泄失常，倡导用七制香附丸（《医学入门》）、逍遥丸等；肝肾虚者用二至丸、杞菊地黄丸等；肾气虚者用斑龙丸等；心脾虚者用人参归脾丸等；月经不调者用八宝坤顺丹、得生丹、妇科调经丸等。

七、罗元恺

1. 人物简介

罗元恺（1914—1995），男，字世弘，广东南海人。其父棣华公乃晚清儒生，以儒通医，悬壶于南海、广州等地，善治热病，对温病颇有研究。罗元恺幼承庭训，诵读方书，随父侍诊，立志以医为业。于1930年考入广东中医药专门学校（今广州中医药大学）就读，毕业后留校工作，后任该校校长，兼任广东中医院院长及广东省中医进修学校副校长等职。1977年被评为全国第一位中医教授，还是首批中医硕士、博士研究生导师。

2. 对卵巢早衰的认识

罗教授认为，月经的产生主要在于肾－天癸－冲任－子宫轴的相互作用和协调，且与心、肺、肝、脾整体的协调有关。闭经的病机有虚有实，临床以虚证居多，虚为血海空虚，来源不足，如壶中缺水，虽倾倒但无水可泻；实者为邪气壅阻，如壶中虽有水，但口为外物堵塞，水亦不能泻。肾气（包括肾阴、肾阳）不充，肾虚藏泻失调，或藏而不泻，天癸不至，冲任不通盛，胞脉无以充盈，致血海空虚，无源下。肝气失疏，直接影响肾之藏泻，肝为肾之子，子盗母气，肝郁则肾藏而不泻，或冲任失调，可致月经停闭；肝血枯竭，肾精后继乏源，冲脉血海亦空虚，或肝火炽盛日久形成肝胆相火内灼、冲脉血欲涸的状态。脾气失职，水谷精微生化转输功能失常，致天癸不至或至而极不稳定，或脾气运化无权，痰湿内生，则致痰阻冲任。此外，若心、肺功能失常，亦可诱发闭经。如月事不来者，胞脉闭也，胞脉者，属心而络于胞中，今气迫上肺，心气不通，故月事不来也。

卵巢早衰者常合并不孕症，罗教授认为女性不孕多因肾虚、气滞血瘀或痰湿内阻所致。其中，肾虚与卵巢早衰关系最为密切，肾藏生殖之精，在妇女为卵子，若肾气亏损，则生殖之精亏虚，排卵功能失常，致摄精成孕功能障碍，此类患者兼见月经稀发、量少、色淡质稀,甚至闭经。

3. 卵巢早衰的治疗

罗教授治疗月经不调推崇《傅青主女科》的定经汤,并结合自己临证经验将其化裁为加味定经汤(即罗氏调经种子丸),主要成分有菟丝子、白芍、当归、熟地黄、淮山药、柴胡等,全方共奏补肾、疏肝、健脾之功,适用于月经不调、月经先后无定期的治疗。罗教授认为,肾阴是月经主要的化源,因此,滋肾益阴乃为治疗闭经的要点,但肝气郁而不泻也影响月经的通调;闭经的治疗原则宜先滋肾养血,继而疏肝解郁兼引血下行,有热者加清热凉血之品,夹瘀者佐以活血祛瘀之品。滋肾养血,可用张景岳的归肾丸(熟地黄、山药、山茱萸、茯苓、当归、枸杞子、菟丝子)加减化裁,连服 22 天左右,继用张景岳的调经饮(当归、牛膝、山楂、香附、青皮、茯苓)加丹参行气疏导兼引血下行,有热象者加牡丹皮、赤芍,兼寒象者加桂枝、小茴香,兼瘀者加桃仁、川芎,此法继前服 7 剂,停药几天后,如月经仍未潮者,可重复以上两方服用。

罗教授自拟促排卵汤治疗肾气不足型闭经,该方药物组成包括菟丝子、巴戟天、淫羊藿、枸杞子、熟地黄、党参、甘草、当归,合并阴虚者在前方基础上加干地黄、女贞子、桑椹、五味子等;阳虚者加桂枝、仙茅、补骨脂、艾叶等;血瘀者加川芎、丹参、鸡血藤、牛膝等活血通经之品;冲任虚损而致闭经,治疗时可加血肉有情之品以达到填精益血、灌注冲任的目的,方选龟鹿二仙膏;气滞者所致闭经,宜疏肝理气,予以逍遥散;脾虚者所致闭经,除具有脾虚症状外,常兼肾虚、冲任虚损的症状,方选四君子汤健脾益后天之本外,加用十全大补汤及地黄丸等补肾调冲任。此外,罗老强调周期用药在调经过程中的重要性。

罗教授治疗肾虚型不孕症以调补肾阴阳为主,经后宜养血滋阴,用佛手散合左归饮加减,至排卵前两三天,宜加入补气温阳药物(如党参、仙灵脾、菟丝子、制附子、巴戟天等)以促其排卵。此外,罗教授创制了滋肾育胎丸用来防治流产,疗效显著,该方也可用于治疗不孕症,药物组成有吉林参、党参、白术、菟丝子、桑寄生、川续断、阿胶等十余味药物,全方以滋补肾阴阳为主,佐以补气健脾养血,全方药性平和、不腻不燥,一般人亦可服用。

八、何子淮

1. 人物简介

何子淮(1920—1997),男,浙江杭州人。出身于中医世家,祖父何九香为江南钱氏女科第十九世医钱宝灿亲授弟子,深得其专,晚清即名闻杭州,后继其父何稚香衣钵,誉满沪杭。幼承庭训,13 岁起即侍诊于其父左右。又于 1934 年考入浙江中医专科学校,1937 年转入上海新中国医学院就读,更得当时院长朱小南先生亲临教诲,受益匪浅。从医50余年来,在临床、教学、科研实践中,勤学不倦,博采多闻,逐渐形成了独具风格的何氏女科。曾任浙江省杭州市中医院中医妇科主任医师、主任。1992年荣获国务院颁发的"为我国医疗卫生事业做出突出贡献"荣誉证书,1993年被评为浙江省名老中医。

2. 对卵巢早衰的认识

何教授认为,冲为血海,任主胞胎,冲任二脉既受脏腑(肾、脾、肝)所主宰,又司管胞宫。月经失调导致的诸病,既可由冲任二脉功能失调所致,亦可由脏腑功能失调引起。冲任二脉是联系脏腑、胞宫、经络的重要通道。此外,何教授认为,肝以阴血为体,具有调节一身气血为用的特点,阴血充足则肝体得养,具备正常的体阴之性;肝主疏泄,调节情志,条达气血,主一身气机而协调五脏之气,发挥正常的阳用,为妇科疾病的重要病机之一。

3. 卵巢早衰的治疗

何教授以治病求本为原则,结合月经病的病因、病机,以调理脏腑奇经气血自创调冲十法,其中与卵巢早衰关系最为密切的有以下几类:①平肝调冲法,适用于月经时多时少、经期超前、烦躁易怒、舌红、脉细,表现为围绝经期综合征的患者,推荐用药为生白芍、生地黄、枸杞子、炒玉竹、决明子、白蒺藜、首乌、桑叶、藁本等;②补养调冲法,适用于禀赋不足、气血亏虚之形体瘦削、面色少华、气短懒言、腰膝酸软、月经稀少、舌胖大、脉虚细、重按无力的患者,推荐用药为巴戟天、甜苁蓉、仙灵脾、菟丝子、紫河车、石楠叶、熟地黄、补骨脂、枸杞子、当归、白芍、黄精、炙甘草等。此外,若心脾不足导致的月经稀少,属单纯性贫血者,可在归脾汤基础上加重熟地黄、当归的用量进行治疗。

何教授认为肝与女性经、带、胎、产诸疾关系密切,并自创调肝八法,其中与卵巢功能早衰关系密切的包括以下几类:①肝气郁结证,常表现为多愁善感、月经不调、不孕等,治宜疏肝解郁之法,何教授喜用香附、郁金、合欢皮、橘叶、乌药、路路通、柴胡、玫瑰花等。临证时若遇素体虚弱者,如阴虚肝郁证者采用养阴解郁法,肾虚肝郁证常用石楠叶、熟地黄、仙灵脾、菟丝子、鹿角片、当归、白芍等加减,解郁喜用清芳流动之品以疏发肝气,如八月扎、路路通、小青皮、生麦芽等。②阴虚肝旺者,表现为更年期月水衰少,或见头晕目眩、失眠烦躁等,常取枸杞子、生白芍、酸枣仁、生地黄、首乌、百合、麦冬、当归、白蒺藜、淮小麦、红枣、炙甘草等。

九、朱南孙

1. 人物简介

朱南孙(1921—2023),女,江苏南通人。第三届国医大师,首批全国名老中医,上海中医药大学附属岳阳医院教授,上海中医药大学终身教授,"朱氏妇科"第三代传人。

2. 对卵巢早衰的认识

朱教授认为,导致卵巢早衰的病因可从《金匮要略》中所提及的"因虚、积冷、结气"三方面解释。因虚而致的闭经在临床上较为多见,"夫经水者,乃天一之真水,满则溢而虚则闭"。精血亏虚,则经血无以化生,导致血枯经闭。《傅青主女科》云:"经水出诸肾。"肾为先天之本,与经水的形成紧密关联,肾虚则天癸衰少,地道不通,进一步发展可致血枯经闭;脾为后天之本、运化之源,若脾失健运,则精微无以化生、输布运行全身以致经水不行。此外,外感寒湿之邪致寒凝胞宫,气血运行阻滞,络道闭塞不通,冲任通行受阻,聚久成瘀,胞脉闭阻不行,导致经水闭止。百病生于气也,妇人因气结而起病者多见,肝主疏泄,肝疏泄功能失常则气机受阻,血随气行,气机郁滞则血行受阻,血随气滞成瘀,瘀阻胞脉而致月经停闭。

3. 卵巢早衰的治疗

朱教授临证时多从肾虚血瘀、气血虚弱、肝郁气滞三方面论治本病,她认为肾虚血瘀为卵巢早衰的主要病机,病本在肾,累及肝脾,病位在冲任,变化在气血。自拟补肾活血方治疗本病,方中以熟地黄、巴戟天、淫羊藿为君,熟地黄滋阴养血,巴戟天、淫羊藿温通下焦阳气、调畅气血;党参、丹参、当归、黄芪四药共为臣药,起到气血双补之意,并且在益气的基础上有活血之效;菟丝子、覆盆子为使,有平补肝肾之功;紫河车为佐,起益精填髓之效。全方滋而不腻,补而不滞,气血并补,补气益肾兼行血,肾阴肾阳并补,散瘀血,理气血,调阴阳,使肾气盛、冲任通、天癸充,则肾虚血瘀之证自除,月事方能应时而下。

十、许润三

1. 人物简介

许润三(1926—   ),男,国医大师,中日友好医院中医妇科首席专家,首都国医名师,第二、三批全国老中医药专家学术经验继承工作指导老师。从事临床、教学、科研工作70余年,遵循张仲景"病证结合、方证对应"的学术思想,主张辨证与辨病相结合、方证对应相结合的学术观点,善用经方治疗妇科疑难杂病。

2. 对卵巢早衰的认识

许教授认为,卵巢早衰的发生以肾虚为根本,肾阴为月经的物质基础,肾阳起温煦和推动作用,肾阴虚则月经乏源,肾阳虚则月经失于温煦和推动。肾虚表现为月经的异常、性功能及生育能力的减退。此外,肝、肾关系密切,起源相同,在先天肝、肾同源于生殖之精,在后天肝、肾同受肾所藏的先、后天综合之精充养,肝的疏泄和肾的闭藏作用相反相成,从而调节女子月经来潮和排卵的过程。先天或后天不足可导致肝血亏虚,肝肾不足亦可导致卵巢功能衰竭。女子以血为本,月经、胎孕、哺乳皆以血为用,血的生成不但依靠水谷精微作为物质基础,还需依赖脾气运化,脾运化功能失调则气血生化乏源,血海空虚;或脾失健运,饮食水谷不化,停聚体内为痰为饮,阻碍气机;或脾气亏虚,统摄无权等均会导致月经异常改变和卵巢早衰的发生。

3. 卵巢早衰的治疗

许教授治疗本病采用补肾为本、肝肾同调、脾肾兼顾、分期施治的治疗方法,主张虚证填精养血、燮理阴阳、调补冲任;实证调理气血、化痰祛瘀,多用甘温咸润柔养之剂。许教授认为,只有在肾虚的前提下,机体受外界因素的影响才能形成闭经,因此,理气活血通经只能作为治疗过程中的一种手段,而调整卵巢功能、促进排卵须以补肾为根本,贯穿始终。补肾时许教授钟情于血肉有情之品,诸如紫河车、鹿茸蜡片、鹿血、阿胶之类,此类药物在促进子宫内膜生长、卵泡发育成熟方面效果显著,且在方中常配伍小剂量羌活通导督脉,配伍益母草、炒枳壳、炒白术促进子宫收缩,配伍威灵仙、桂枝可松解黏连促进卵子排出,配伍香附、益母草、川牛膝可因势利导,引血入胞宫,以更好地促进月经来潮,并叮嘱患者配合西红花煎水代茶饮或三七粉适量冲服养血活血。

卵巢早衰患者初诊多表现为闭经、子宫内膜偏薄、基础低温呈单项型,常将其归为卵泡期,治疗时以"滋肾填精、调理气血"为主,常用方如调冲方(验方),其药物组成为熟地黄、紫河车、鹿血、鹿茸蜡片、淫羊藿、菟丝子、巴戟天、当归、炒白术、制何首乌、山茱萸、枸杞子、女贞子、阿胶(烊化)等。当卵泡发育成熟,基础体温先下降而后上升,此期为排卵期,治疗时主张在补肾阳的基础上佐以理气活血药物有助于排卵,常用淫羊藿、紫河车、女贞子、当归、枸杞子、鸡血藤、赤芍、香附、桃仁、红花、川芎、泽兰、炒枳壳、桂枝、威灵仙等药物。经前期以温补肾阳为主,兼引血下行,常用药物如仙茅、仙灵脾、菟丝子、杜仲、续断、巴戟天、枸杞子、何首乌、丹参、益母草、川牛膝、香附等。经期以疏肝理气、活血调经为主,但忌用破血药,以免动血伤血,常用药物如地黄、芍药、菟丝子、枸杞子、当归、川芎、鸡血藤、益母草、红花等,强调补肾气的同时促使经血顺利排出。

十一、段亚亭

1. 人物简介

段亚亭(1928—2024),男,第三届国医大师,主任中医师,重庆市首批名老中医,第一、六批全国老中医药专家学术经验继承工作指导老师。辨证主张以脏腑为中心,以证为重点,临证时"重气化""抓两本",重视调理脾胃和培补肾的气化功能。

2. 对卵巢早衰的认识

段教授认为,卵巢储备功能减退或卵巢早衰以肾虚为本,肾精充盛,化生天癸功能正常,冲任得以充盛,生殖功能才能正常。肾精亏虚,气血不足,久病入络,胞宫失于濡养,冲任气血不足,运行亦不畅,停留致瘀,可造成冲任瘀阻,月事失常。此外,脾、肾两脏相互促进,相互资生,水谷精微充沛,精血互生,肾精充盈,太冲脉盛,血海盈满,月事才能以时下。若肾精不足,脾失健运,无精化血,冲任失养则经血乏源,血海不能按时满盈而致月经过少、月经先后无定期,久之可导致闭经的发生。

3. 卵巢早衰的治疗

段教授认为,补肾益精、健脾养血调冲,辅以益气通经是治疗卵巢早衰的关键。他提倡应遵循传统中医治未病的原则,早期发现,早期识别,早期干预,从卵巢储备功能开始减退的隐匿期,如开始出现失眠、经量少、经期提前等诸症,就应从改变不良生活作息、调畅情志、合理饮食、适当运动着手,辅以小剂量补肾健脾中药调理。倡导在卵巢功能减退之时充分干预,早期治疗以补肾益精、健脾养血调冲为主,后期瘀阻形成辅以益气通经,并自创治疗卵巢早衰的经验方双补汤,其中加味双补汤是由段教授的双补汤衍生而来,此方由经典方左归丸、八珍汤、桃红四物汤化裁而成。方中熟地黄补血养阴、填精益髓,山茱萸补养肝肾、固秘精气,枸杞子滋肾益精,三者共为君药;黄芪、生晒参补脾益气、生津补血,制首乌补益精血,当归养血补血,山药补脾益阴、滋肾固精,菟丝子补肝肾、助精髓,龟板胶滋阴补髓,淫羊藿、巴戟天补肾壮阳,皆为臣药;白术健脾益气,木香健脾行气,茯苓健脾渗湿、宁心安神,桃仁、红花、泽兰、益母草活血调经、调理冲任,俱为佐药;炙甘草调和诸药,为使药。临证时可随症加减,失眠加酸枣仁 30g、合欢皮 30g、首乌藤 30g;情志不畅加郁金 15g、香附 15g、佛手 15g;五心烦热加生地黄 20g、地骨皮 15g;烘热汗出加浮小麦 30g、牡蛎 30g、龙骨 30g、麻黄根 10g。

十二、柴嵩岩

1. 人物简介

柴嵩岩(1929—　),女,著名中医妇科专家。第三届国医大师,第十七届"宋庆龄樟树奖"获奖者,全国老中医药专家学术经验继承工作指导老师。1948 年拜师于近代伤寒大师陈慎吾,1950 年考取中医师资格,1957 年毕业于北京医学院(今北京大学医学部)。注重"天人合一"理念,强调"三因制宜",尤重阴血,调理气机,恢复气化,补肺启肾,临证治疗时有组方灵活、选药广泛、性味平和、药少效宏的特点。

2. 对卵巢早衰的认识

柴教授认为,古籍中虽有关于"月水先闭""经水早闭"的论述,似与"卵巢早衰"相吻合,但不等于现代医学之"卵巢早衰",临证时应结合女性在现代所处的生活环境加以探讨,须重视七情因素对现代女性卵巢功能的影响,且应重新审视古籍中"六淫"因素对女性卵巢功能的影响,而现代的"六淫"致病因素对人体脏腑功能的影响及作用机理较古时更为广泛而复杂,起着不容忽视的作用。她还强调要重视肺与女性生理的密切关系,肺朝百脉而输精微,如雾露之溉,下达胞宫,参与月经的生理活动,女子以血为本,血源于水谷精微上达于肺,才能化赤为血。

柴教授认为,临证时卵巢早衰病机复杂,但因肾为先天之本,五脏六腑之根,寓元阴元阳,所藏先天之精是人体生命活动的原动力,又为冲任之本,胞络维系于此,天癸的产生与成熟终是肾气旺盛的结果。总之,天癸的"至"与"竭"、冲任的"盛"与"通"、月经的"行"与"止"无不由肾气主宰,因此肾虚仍为卵巢早衰病理的主要矛盾。此外,对于大多数卵巢早衰患者而言,脉络瘀滞是卵巢早衰持续存在的病理状态,对本病的发生、发展起关键作用。

3. 卵巢早衰的治疗

柴教授治疗卵巢早衰时强调"审证求因",倡导从患者生活环境、生活方式、既往史中发现蛛丝马迹,发现因与果的关系,方能更好地治疗本病。柴教授临证治疗本病时以养阴为主,治疗特色包括以下几点:①喜用女贞子,其味甘、苦,性凉,质润降,归肝、肾经,兼入血分,功能补肝肾、滋阴血,为治肝肾阴虚之良药,可入血分,达血海,血海充实则经水自溢。②常选用具有走动之性的药物,少用或不用枸杞子、覆盆子、白芍等药物。③忌用温燥之品,如巴戟天、蛇床子、淫羊藿、仙茅等过于温燥,有助热伤阴之嫌,有加重阴血亏损之疑,不宜多用,建议用菟丝子、杜仲、女贞子、墨旱莲、石斛等药物。④强调活血须以血海充盛为条件,只有在补肾养血初见成效之上,补而活血方有意义,不提倡使用三棱、莪术等破血之品,治疗时多选用桃仁、月季花、泽兰、丹参、川芎、益母草、苏木等药物。⑤主张从肺论治,补肺以启肾,常用北沙参、百合。北沙参味甘、微苦,性微寒,归肺、胃经,体轻质润,可升可降,柴教授用其补肺之气阴以达到增强气化的作用。百合味甘,性微寒,入肺经,补肺阴、清肺热、润肺燥而止咳,入心经,养心阴、益心气、清心热而安心神,能有效改善患者围绝经期的症状,调节激素水平,改善卵巢早衰。

十三、门成福

1. 人物简介

门成福(1931—2021),男,河南中医药大学教授,国家级名老中医,中原门氏妇科流派第三代传人,第三批全国老中医药专家学术经验继承工作指导老师,全国五百名名老中医之一,著名中医妇科专家。

2. 对卵巢早衰的认识

门教授提出卵巢早衰的病因病机为肾虚精血亏虚。肾为先天之本,寓元阴元阳,肾中阴阳平衡,精血俱旺,月经如常。若肾阳不足,温化肾精、化生天癸功能失常,冲任气血亏虚,冲任失畅,胞宫失养,月经化源匮乏;肾阴精不足,天癸不足,冲任血虚,胞宫失滋,经水渐断。此外,月经的主要成分是血,脾为气血生化之源,气血相互依存、相互资生,气血畅旺则经候如常;若脾胃虚损致气血生化失常,血海不能按时满溢,终致闭经的发生。

3. 卵巢早衰的治疗

门教授认为治疗卵巢早衰以补益肾气、养血益精为主,同时兼顾其他脏腑气血,调和冲任,并强调将中医辨证论治和治未病思想贯穿于卵巢早衰的整个调治过程中,充分发挥中医的特色及优势,以达到更好的治疗效果。门教授临证治疗本病时主张分期调治,月经期用生化汤加味,选当归、川芎、炒桃仁、益母草等活血通经之品,有助于经血的排出;经后期血海空虚,宜滋阴养血,方用圣愈汤联合五子衍宗丸,临证加减淫羊藿、黄精、桑椹等滋补肝肾、填精养血之品,以更好地促进卵泡生长及子宫内膜的增生;排卵期机体由阴转阳,处于阴盛阳动的状态,以活血化瘀、疏通冲任血气之品为主,并配合激发兴奋肾阳、补肾活血之品,选用香附、川牛膝、路路通等以利于卵子的排出;经前期为阳长阴消的时期,治疗时以补肾助阳为主,选用续断、菟丝子、杜仲、巴戟天等,以达到阴中求阳之效。

十四、夏桂成

1. 人物简介

夏桂成(1932—   ),男,第二届国医大师,全国老中医药专家学术经验继承工作指导老师,江苏省中医药妇科首席专家,江苏省中医院妇科主任医师。

2. 对卵巢早衰的认识

夏教授从"心宁肾实"理论出发,支持"心不宁则肾不实""心不净则阴不足"的思想,主张"心肾不交"是卵巢早衰的主要病机。夏教授认为,未老先衰责之于肾,兼有心烦易怒、失眠多梦等心神的症状,此为心火不得下降、肾水不得上升、心肾失交所致。卵巢早衰者以烘热汗出、头晕耳鸣、咽干口燥、腰膝酸软、烦热失眠等症状最为常见,病机为心火偏旺,汗为心之液,心火妄动则迫汗外泄,从而出现面、颈、胸部阵阵发红,烘热汗出;心火偏旺,热扰清空,故头晕耳鸣、烦躁失眠;心火亢盛,耗损肾阴,癸水衰少,致月经早绝;肾阴亏虚,津液不得上承于咽,故咽干口燥;肾阴亏虚,无以滋养卵泡发育成熟,故不孕。

3. 卵巢早衰的治疗

夏教授强调从心肾着手,重在调心,兼治肝脾。夏教授认为本病以肾阴虚、心火旺、心肾不交为主证,兼有心气冲逆、心火不降、心肾不交,心阴亏虚、心火偏旺、心肾不交,心气郁闭、心火不降、心肾不交三种证候。自拟清心滋肾汤治疗卵巢早衰,药物组成为钩藤(后下)15g,莲子心5g,黄连3~5g,青龙齿或紫贝齿(先煎)、淮山药、山茱萸、牡丹皮、茯苓、合欢皮各10g,浮小麦30g。方中钩藤清心平肝,淮山药滋阴补肾,山茱萸益肾固脱,茯苓健脾宁心,紫贝齿平肝安神,牡丹皮清热退虚,合欢皮解郁宁心,浮小麦益阴敛汗,黄连和莲子心清心解热,全方有助于恢复心肾升降、交错既济运动。若失眠、烦躁甚至惊悸不安,兼有心气冲逆、心肾不交证者,在滋养肾阴的同时可加用青龙齿、紫贝齿二药以镇静降逆;若心阴亏虚严重者,常加珍珠粉、柏子仁、麦冬、炒酸枣仁、太子参等;若情志抑郁、善太息者,常加合欢皮、广郁金、石菖蒲、炙远志四味药。

十五、刘敏如

1. 人物简介

刘敏如(1933—　　),女,全国首位女国医大师,成都中医药大学教授,率先提出并发展了如盆腔疼痛证、经断前后诸证、女阴白色病变证、盆腔瘀血证等中医妇科新病种,提出"月经周期调节机理中医观"及崩漏、痛经病机新论,首倡发展女性大健康,在防治上主张"肾气为根,保阴为本"的学术观点。

2. 对卵巢早衰的认识

刘教授提出"脏腑－经络－气血"是女性生殖周期的生理基础,"脑－肾－天癸－冲任－胞宫"是生殖轴的核心。刘教授首次提出与卵巢储备功能减退疾病(卵巢储备功能下降、早发性卵巢功能不全、卵巢早衰)相对应的"经水早断诸证"的病名,认为"天癸早竭"乃根本病机,其本在肾,先天因素导致肾气不足,肾水生化不足,肾精、肾气不盛,冲任无以充,天癸功能失调;或后天多种致病因素损耗肾气,以致天癸早竭,不能施化月经,导致"妇人年未至七七之期经水早断",支持肾虚与心、肝、脾之郁互为因果,终致天癸早竭、经水早断的发生。刘教授认为,卵巢早衰临证时多见虚虚实实之证,其包括四种证型,即肾阴虚、肝气郁结证,肾阳虚、脾阳不运证,肾水亏虚、心血不足证,肾精亏损、髓海空虚证。

3.卵巢早衰的治疗

刘教授认为,滋阴补肾填精为本病的治疗大法。肾阴虚、肝气郁结证表现为月经后期,或伴月经量少,色暗,夹血块,带下量少,或见腰膝酸软,头晕耳鸣,舌质暗,苔薄黄,脉弦细或沉弦等;治疗时用滋水清肝饮合左归饮加减,刘教授习用生脉五子复经汤加减,全方共奏滋肾清肝解郁之功效,药物组成为枸杞子、菟丝子、覆盆子、五味子、车前子、柴胡、白芍、川芎、当归、西洋参、山茱萸、黄精。肾阳虚、脾阳不运证表现为月经周期推后,或伴有月经量少,色淡,质清,可伴有腰膝或小腹冷痛,食少纳呆,夜尿频多,舌淡胖,边有齿痕,苔白滑,脉沉迟无力或沉弱等;选用右归饮合补中益气汤或滋肾育胎丸(罗元恺经验方:菟丝子、砂仁、熟地黄、人参、桑寄生、炒阿胶、首乌、艾叶、巴戟天、白术、党参、鹿角霜、枸杞子、续断、杜仲)加减以达到补肾健脾之效。肾水亏虚、心血不足证表现为月经周期推后或提前,或月经量少,色红,质稀,心悸,或伴虚烦失眠,腰膝酸软,五心烦热,舌质红,少苔,脉细数、沉弱迟或起伏不定;方选五子衍宗丸合补心丹(《摄生秘剖》方:生地黄、当归身、天冬、麦冬、柏子仁、酸枣仁、五味子、玄参、丹参、人参、白茯苓、远志、桔梗、朱砂)或左归饮合归脾丸加减,共奏滋水益气养心之功效。肾精亏损、髓海空虚证表现为月经停闭数月甚至一年以上,阴中干涩,头晕耳鸣,腰膝酸软,烘热汗出,五心烦热,舌红,苔薄白,脉细数;方选归肾丸或知柏地黄丸合五子衍宗丸加减,或资癸女贞丸(刘教授成药方:女贞子、冬虫夏草、熟地黄、野花旗参、当归、黄芪)合资癸元阳丹(刘教授成药方:制首乌、黄芪、丹参、山茱萸、淫羊藿、灵芝),亦可酌情使用紫河车、龟甲、鹿角等血肉有情之品治疗本病。

十六、张文阁

1.人物简介

张文阁(1937—2008),男,第二批全国老中医药专家学术经验继承工作指导老师。出身于中医世家,自幼受其祖父研医的熏陶而喜好岐黄。1963年毕业于北京中医学院(今北京中医药大学),后分配到陕西中医药大学协助韩天佑老中医创建了妇科教研室,任教研室主任直到1997年退休。在其30余年的教学、医疗、科研工作中,积累了丰富的理论和实践经验。

2.对卵巢早衰的认识

中医妇科理论体系是以脏腑、经络、气血为核心的,其病因病机、辨证分型、治疗原则强调脏腑、冲任、气血,尤其是肾、肝、脾和冲任二脉,而极少用“子宫”。张教授认为,在中医妇科理论体系中,应充分恰当地评价“子宫”的作用,建立以子宫为核心,以脏腑、经络、气血为基础的中医妇科理论体系。他认为子宫的基本病机可概括为三方面,分别是子宫形质亏损、子宫闭阻不通(畅)、子宫固摄无权。子宫形质亏损性疾病临床表现与卵巢早衰类似,指子宫的形态、结构、精、气、血、津液等物质发生了改变或虚损不足,如子宫精亏、子宫血虚等。

3. 卵巢早衰的治疗

(1)子宫精亏证:月经初潮年龄迟,经来量少,色暗红,或月经后期,闭经,或经来淋漓不止,流产,不孕,子宫发育不良,伴头晕耳鸣、腰膝酸软,舌淡,苔薄,脉沉弱。治宜育宫填精补肾,可选用:①归肾丸(《景岳全书》),药物组成为熟地黄、山茱萸、山药、枸杞子、菟丝子、杜仲、当归、茯苓;②毓麟珠(《景岳全书》),药物组成为熟地黄、当归、川芎、白芍、人参、白术、茯苓、炙甘草、杜仲、菟丝子、鹿角霜、川椒;③河车种玉丸(《景岳全书》),药物组成为紫河车、熟地黄、枸杞子、菟丝子、茯苓、当归、人参、阿胶、牡丹皮、白薇、沉香、桂心、山茱萸、香附、川芎。

(2)子宫血虚证:月经量少,月经后期,子宫萎缩,胎萎不长,不孕等,伴见身体瘦弱、面色萎黄、食欲不佳、头晕梦多,舌淡红,苔薄白,脉细弱。治宜养宫补血调经,可选用:①人参滋血汤(《产宝百问》),药物组成为人参、山药、茯苓、熟地黄、当归、白芍、川芎;②圣愈汤(《兰室秘藏》),药物组成为当归、川芎、熟地黄、白芍、党参、黄芪;③胶艾四物汤(《金匮要略》),药物组成为阿胶、艾叶、当归、地黄、芍药、川芎、甘草。

(3)子宫虚寒证:月经迟来,量少,痛经,带下清冷,不孕,伴见经色淡或如黑豆汁样,面色少华,腹冷如扇,腰痛背痛,小便清长,大便稀溏,舌淡,苔薄润,脉沉迟无力。治宜暖宫温经补阳,可选用:①大营煎(《景岳全书》),药物组成为当归、熟地黄、枸杞子、炙甘草、杜仲、牛膝、肉桂;②艾附暖宫丸(《沈氏尊生书》),药物组成为艾叶、香附、当归、续断、吴茱萸、川芎、白芍、黄芪、生地黄、官桂;③右归丸(《景岳全书》),药物组成为熟地黄、山药、山茱萸、枸杞子、杜仲、菟丝子、制附子、肉桂、当归、鹿角胶。

十七、马桂文

1. 人物简介

马桂文(1939—　　),女,主任医师,教授,1964年毕业于陕西中医学院,曾任陕西中医学院妇科教研室主任、陕西中医学院附属医院妇科主任。从事临床及教学工作50余年,治疗内、外、妇、儿科疑难杂症有独到的见解,尤其擅长中医妇科、不孕不育、疑难杂症的治疗。她治学严谨,广撷博采,扶微探奥,学贯中西,处方用药精且疗效好。

2. 对卵巢早衰的认识

马教授认为,月经的产生是肾气、天癸、冲任、督、带、脏腑、气血共同作用于胞宫的正常生理现象,各种原因导致脏腑功能失调、气血失常和冲任督带的损伤可导致月经不调,临床多以寒、热、虚、实四大证型表现出来,其中虚证与卵巢早衰关系最为密切。

3. 卵巢早衰的治疗

(1)分期论治:马教授临证治疗月经病时分为经前期、行经期、经后期进行论治。①经前期即月经来潮前 7～10 天,此时胞宫蓄藏精血处于旺盛时期,急宜审因辨证,分型论治,调经治本。虚证(气、血、脾、肾)治疗宜补宜养,药物常选用黄芪、党参、山药、白术、茯苓、当归、熟地黄、川芎、菟丝子、枸杞子、山茱萸、巴戟天、肉苁蓉、紫河车等,代表方剂如补中益气汤、归脾汤、参苓白术散、人参养荣汤、人参滋血汤、右归饮、左归丸等,使气血旺盛,冲任得固,经血有摄,胞宫充盈,应时而下。②行经期即月经来潮第 1～5 天,宜活血祛瘀,因势利导,在审因辨证、分型论治的基础上再选加丹参、赤芍、益母草、刘寄奴、牛膝、枳壳、香附、当归、川芎、桃仁、红花、泽兰叶等以促胞宫泻得顺利、藏得及时。③经后期即月经干净后的 7～10 天,此时气血相对呈不足状态,治宜健脾胃、补肝肾,一般多选用党参、白术、茯苓、山药、当归、熟地黄、首乌、山茱萸、鹿衔草、巴戟天、菟丝子、黄芪、黄精、紫河车、仙茅等,代表方剂如归脾汤、六君子汤、八珍汤、一贯煎、归肾丸、肾气丸、六味丸等。

(2)自创方:马教授自创补中益气汤加味十二方、逍遥散加味十方、归脾汤加味十余方治疗妇科病,其中与卵巢早衰关系最为密切的属归脾汤加味中的生血归脾汤、温经归脾汤、补肾归脾汤、疏肝归脾汤。①生血归脾汤为归脾汤加熟地黄、白芍、阿胶、鸡血藤而成,具有健脾益气、补血养血之功,适用于心脾两虚、气血不足、冲任亏损所致的月经后期、月经过少、闭经不行、不孕等。方中熟地黄、白芍、阿胶补血养血,鸡血藤补血活血通络,它们增强了该方的补血功能,故曰生血归脾汤。②温经归脾汤为归脾汤加艾叶、炮姜、鹿角胶、香附而成,具有健脾益气、温经固冲之功,适应于心脾两虚、兼有冲任虚寒所致的月经后期、月经量少、不孕等。方中艾叶、炮姜温经散寒止血,鹿角胶补肾阳、生精血,香附配艾叶以增行气散寒之功,本方重在温经,故有温经归脾之名。同时选用鹿角胶之血肉有情之品直补肾阳,阳气充足,温煦脏腑的功能才能发挥更好的功效。③补肾归脾汤为归脾汤加川续断、桑寄生、菟丝子、焦杜仲而成,具有益气养血、强健筋骨、补肾固冲之功,适用于脾虚血亏,兼有肾精亏损、筋骨不健、冲任不固所致的月经不调等,方中川续断、桑寄生、焦杜仲、菟丝子补肾强筋、固冲安胎之力强盛,故有补肾归脾汤之名。④疏肝归脾汤为归脾汤加柴胡、白芍、枳壳、香附,具有益气养血、疏肝调冲的功效,适应于心脾两虚,兼肝气郁结、疏泄失常所致的月经后期、月经量少、闭经不行。柴胡、枳壳、香附疏肝理气,白芍柔肝养血,四味疏肝理气调经,重在理气,气滞则血瘀,气行则血行,气血调和,则血脉通畅,月经按时来潮。

十八、肖承悰

1. 人物简介

肖承悰(1940—),女,第四届国医大师,被中华中医药学会授予全国15名中医妇科名专家之一,北京中医药大学东直门医院首席教授、主任医师、博士生导师。

2. 对卵巢早衰的认识

肖教授认为,卵巢早衰的发病以肾虚为根源,血虚为基础,冲脉虚衰为关键。月经的产生有赖于肾气充盛,肾气盛则天癸至,肾阳为天癸化生与运行的动力,肾精为其物质基础。若肾气不足,精不化血,肾阳亏虚,命门火衰,温煦失职,或肾精亏虚,精血不足,均可致月水难行,发为此病。女子经、孕、胎、产过程无不以血为用,血的充盈对于女子生命活动尤其重要,而女子的生理特殊性使得阴血易于耗损,且现代女性常承受着家庭和工作的双重负担,再加上不良生活习惯的影响,更加重了阴血的亏耗,极易出现血虚,血虚则子宫气血无法满盈,无血可下,月经因而无法如期而至。冲为血海,广聚脏腑精血,任主胞胎,为阴脉之海,与月经不调亦密切相关。

3. 对卵巢早衰的治疗

肖教授自拟七子益肾理冲汤治疗本病,此方由五子衍宗丸化裁而来,药物组成为女贞子15g、覆盆子15g、菟丝子15g、桑椹15g、枸杞子15g、沙苑子15g、香附(子)12g、桑寄生15g、续断15g、巴戟天15g、黄芪15g。方中,女贞子、桑椹、枸杞子、沙苑子、菟丝子、覆盆子均入肝、肾二经,同补肝肾之阴,为肾精、肝血的化生提供物质基础,并在此基础上辅以补肾气。肖教授在治疗本病时,一方面重视调理冲脉,香附为血中之气药,用以疏肝理气,以动制静,调理冲脉,临证常用黄芪、黄精相配以补气健脾,以达到助冲行血的作用;另一方面重视现代医学技术在治疗中的应用,尤其重视妇科B超在卵巢早衰诊治过程中的运用,根据子宫内膜厚度和卵泡大小来判断疾病所处的时期,协助治疗本病。若子宫内膜处于卵泡期,常补肾益精以促进卵泡生长;若观察卵泡为窦卵泡大小或成熟卵泡,则去熟地黄、女贞子等偏于益阴之品,加土鳖虫、苏木入血行血以促排卵,并强调心理疏导在卵巢早衰治疗中的重要作用。

十九、何嘉琳

1. 人物简介

何嘉琳(1944—)，女，第二届全国名中医，第三、四批全国老中医药专家学术经验继承工作指导老师，杭州市中医院主任医师，何氏妇科第四代嫡系传人。

2. 对卵巢早衰的认识

何教授认为，卵巢早衰病本在于肾虚，涉及冲任。"女子以血为本，肝肾共为先天"，肝肾同源，精血互生，肝血不足或肝疏泄失常都会引起冲任失调，血海蓄溢失常。她亦重视脾胃后天之本在此过程中发挥的重要作用。若脾胃虚弱，气血生化乏源，心肝血虚，冲任失养亦会导致月经闭止。此外，五脏藏五志，易受情志所伤，然心为君主之官、主神明，七情内伤必伤心神，主不明则十二官危，常见心肾不交、心肝血虚、心脾两虚等病机转归，日久进一步损伤冲任胞宫，可引起月经稀发，乃至闭经的发生。

3. 卵巢早衰的治疗

何教授治疗本病时主张西医辨病与中医辨证相结合，提出在卵巢早衰前有一个卵巢储备功能下降的过程，此期表现为血清雌二醇水平偏高、卵泡刺激素水平逐渐上升，月经常表现为提前而非推后，此时应及时治疗，以避免卵巢早衰的发生。何教授非常重视利用现代医学的辅助检查以丰富传统中医四诊的内容，初步总结了现代医学的辅助检查与中医辨证的相关规律，若 B 超发现患者卵巢体积下降，窦卵泡数减少，为肾精不足；血清雌二醇下降，往往是肾阴不足；卵泡刺激素水平升高，往往是肾精亏虚；催乳素水平偏高，往往是肝郁气滞。

辨证分型方面，何教授认为可分为肝肾阴虚、心失所养和脾肾阳虚、心虚脏躁两型。肝肾阴虚、心失所养型临床较常见，何教授常以补肾填精、养血安冲为治则，方药多选用左归饮加石斛、天花粉、葛根、南沙参、北沙参、玉竹等味，若阴虚阳亢、心肾不交者常加用黄连阿胶汤；脾肾阳虚、心虚脏躁者治宜补肾健脾、益气养血，常选用傅山益经汤合仲景甘麦大枣汤加减，如痰湿阻滞、心肾不交者，常再合用《外台秘要》的定志丸。她强调应根据月经周期分段用药，经后期血去以阴亏为主，侧重养血填精，多用熟地黄、山茱萸、枸杞子、当归身、白芍；黄体期予以补肾助阳，以达到促进并维持黄体功能、助孕种子的目的，药物组成有熟地黄、枸杞子、巴戟天、仙灵脾、肉苁蓉、菟丝子、桑寄生等；排卵是由阴转阳的过程，治宜在调补阴阳的基础上，加以活血鼓动之品，常加丹参、小胡麻、蛇床子、防风、制香附、炮山甲等促进卵泡排出。

二十、尤昭玲

1. 人物简介

尤昭玲(1949—　　),女,全国名中医,第四批全国老中医药专家学术经验继承工作指导老师,享受国务院特殊津贴,中华中医药学会首席健康科普专家,湖南中医药大学第一附属医院终身教授。

2. 对卵巢早衰的认识

尤教授针对卵巢早衰自创"冰山理论"和"时空观"。"冰山理论"指卵巢早衰中的担当卵泡虽已耗竭,但位于卵巢基质的始基卵泡就像是沉睡在冰山之下,还有调泡唤泡的机会。肾为先天之本,脾为后天之本,尤教授认为先天之本虽已尽,后天之本仍可滋,主张运用醒脾运脾之法,借助后天脾胃运化的水谷精微充填转化为先天之肾精,通过暖巢养泡之法,唤醒、滋育卵巢内始基卵泡,使其担当调经孕育之责。近年来,这一理论已逐渐获得学术界的认可。

"时空观"是尤教授创新性地总结出的卵泡发育异常的辨治经验。她认为卵泡发育与时空紧密联系,治疗时应充分利用基础体温、阴道 B 超等检测技术,通过阴道 B 超监测所得卵泡的多少、形态、位置以及子宫内膜厚薄、分型、血流,结合基础体温分析卵泡生长速度、黄体期长短,遵循卵泡发育、成熟及排卵的时空规律,结合肾 – 天癸 – 冲任 – 胞宫轴对月经周期的时空调控机制,找准中医治疗切入点,为生长卵泡提供必备的精髓液质,促进成熟卵泡排卵柱头的形成,使卵泡具备球形、充满卵泡液、弹性好的三维特征,顺利完成排卵。她还归纳总结了卵泡异常发育的六种类型,并运用时空观思维,独创尤氏辨卵调泡六法,为卵泡发育异常提供诊疗的新思路。

尤教授确立了察"形"观"色"辨巢法,提出可根据患者眼睛、嘴唇、鱼际、人中、舌等来判断女性生殖内分泌功能,生理状态下人体脉络的色泽会随四季变更和当时所处环境的变化而变化,故不能单从色泽变化来判别,而应将脉络色泽和形态的改变结合起来以提高辨证的准确性。

尤教授认为,肾水虚衰是导致卵巢早衰的主要病机,同时肝、脾、心相互影响,并认为卵巢早衰的关键病理环节是瘀阻。肾气虚致天癸生化不足、胞脉失养、冲任虚损、血液停滞,从而影响到妊娠、月经等,导致妇女提前出现闭经等现象。肾与肝、脾、心三脏相互影响,女子长期情志不畅,肝气郁滞,郁而化火,耗伤气血,气血亏虚则难以填补肾精下养胞宫、胞脉;肝失疏泄,肝气乘脾,脾失健运,气血生化乏源,血海空虚,终致月经衰少;心主血脉,心火旺盛,心肾不交,则施化无权,经水不调。若长期肾虚、情志不畅或经期感受风寒等外邪,使血和津液运行不畅,而致痰饮、瘀血内生,血不能顺利下输胞宫,血海不能满溢而致闭经。

3.卵巢早衰的治疗

尤教授治疗本病提倡早发现、早治疗,用药以补肾为主,兼顾疏肝、健脾、活血,以促使月经来潮,改善临床症状,恢复卵巢排卵与激素分泌功能,自拟卵巢早衰方用于本病的早期干预。药物组成为熟地黄、生地黄、桑寄生、覆盆子、山茱萸、淫羊藿、巴戟天、紫石英、补骨脂、菟丝子、鸡内金、路路通、泽泻、泽兰、台乌、桔梗、甘草。方中熟地黄性微温,味甘,归肝、肾经,滋阴养血,填补精髓,为补肾阴和养血之要药,配伍以生地黄、桑寄生、山茱萸、覆盆子等平补肾阴之品,共用可滋补肝肾、养阴补血、清降虚火,以加强熟地黄的滋阴养血之功效;淫羊藿、巴戟天归肝、肾经,补肾壮阳,配以紫石英、补骨脂、菟丝子补肾固精、温补肾阳。

尤教授自拟助卵方治疗卵巢早衰,其由熟地黄、黄精、覆盆子、枸杞子、桑椹、石斛、淫羊藿、巴戟天等药物组成。方中熟地黄归肝、肾经,具有滋阴补血、填精益髓的功效,是养血补肾的要药;黄精、覆盆子、枸杞子、桑椹等具有平补肾阴的作用,共用可以补益肝肾,令肾精充沛,亦有清降虚火、养阴补血、加强熟地黄滋阴补血的功效;淫羊藿、巴戟天均为辛温之品,归肝、肾经,可补肾壮阳。此外,尤教授在运用助卵方的同时注重药食同补,辨证论治配以自创的暖巢煲、养泡煲、养春粥等,它们具有填补肾精、养血活血、暖巢养泡的功效。暖巢煲的药物组成为枸杞子、黄芪、黄精各10g,巴戟天、何首乌各5g,熟地黄4g,石斛3g,三七花2g,冬虫夏草1根;养泡煲的药物组成为党参、黄芪、黄精各10g,龙眼肉、山药、白莲各5g,石斛3g,三七花2g,冬虫夏草1根;养春粥则是以蛤蟆油分次煮粥食用。

二十一、杨鉴冰

1.人物简介

杨鉴冰(1951—),女,陕西中医药大学附属医院主任医师、教授,陕西省名中医,第二批全国老中医药专家学术经验继承人,国家自然科学基金项目评审专家。

2.对卵巢早衰的认识

杨教授通过临床观察发现,多次行人流手术、药流后又行清宫术或无痛人流后继发盆腔炎症等诸多因素可致子宫、胞脉直接受到损伤。"胞脉系于肾",伤及于肾,肾精匮乏,肾气不足,冲任失于充养,无以化为经血,致经水渐少直至闭经。卵巢早衰患者出现月经不调、不孕等表现,加之生活、工作、家庭等压力的影响导致患者肝气郁结,肝郁日久,形成血瘀,故杨教授认为本病的发生主要责之于肾虚,肝郁是加重卵巢早衰的主要病因。

3.卵巢早衰的治疗

杨教授治疗卵巢早衰以补肾填精为首要方法,基于多年临床经验及肾主生殖及胞宫藏泻的特点,自拟补肾育宫汤加减治疗本病。该方由熟地黄、鹿角霜、山茱萸、杜仲各 10g,山药、制首乌、茯苓各 15g,枸杞子、川续断、仙茅各 12g,菟丝子20g,淫羊藿、焦山楂各 9g,鸡血藤 30g,炙甘草 6g 组成。杨教授根据女性月经周期中的气血、阴阳变化,进行周期性调理,以恢复卵巢功能,使月经规律,按时排卵。经期血海满而溢,补肾的同时予以当归、丹参等活血调经以促进经血排出;经后期阴愈长、阳愈消,此时应补肾填精、调补冲任,选用生地黄、黄精、党参等药;经间期为重阴转阳、阴盛阳动之际,补益的同时加以疏通,促进卵泡排出,可选用皂刺、急性子、冰球子等药;经前期,阳长阴消,此时当以温阳补肾,可选用吴茱萸、巴戟天等温补药。杨教授通常在口服中药调理外,予以人工周期序贯疗法以改善卵巢功能。一般让患者于月经第 5 日开始连服 22 天倍美力(结合性雌激素,0.625mg,每天 1 次),最后 5 天口服安宫孕酮片(10mg,每天1 次),停药 3 ~ 7 天后月经来潮。患者需每日监测基础体温,按时行 B 超检查判断子宫内膜生长情况,监测卵泡,以观察卵巢功能。同时,她还强调身心同治法治疗本病,临床常选用香附、郁金,取其辛散之意,疏肝解郁以更好地治疗本病;选延胡索以达到疏肝理气止痛、活血化瘀的效果;选茯苓、白术等健脾养心,以起防止肝病传脾之效。

二十二、赖新生

1.人物简介

赖新生(1955—),男,广州中医药大学二级教授,全国名老中医,广东省名中医,国家级重点学科学术带头人,享受国务院特殊津贴,曾先后师从著名针灸学家司徒铃、靳瑞教授。

2.对卵巢早衰的认识

赖教授认为,妇科奇经八脉理论与针家同出一门,辨证与针家相近,根据经络辨证,卵巢早衰的发生与冲任损伤密不可分,冲脉起于小腹内,下出会阴,向上行于脊柱内,上至头,下至足,有调节全身气血的作用,同时又与任脉同起胞中,参与孕胎的功能。冲脉受损则气血运行不畅,无法规律地下注于子宫,从而导致月经后期、闭经、不孕等。根据脏腑辨证,赖教授认为卵巢早衰的病位在肾,与心、肝、脾关系密切,经水出诸肾,肾气与肝气相通,天癸发挥正常功能,亦须与心气相交而水火既济,还须与脾气相合而后天互为温养,相关病理因素包括寒闭、气滞、血瘀、血亏、阴虚等。

3. 卵巢早衰的治疗

赖教授自创"通元针法"治疗卵巢早衰,为"通督养神、引气归元"治疗思路的简称,主要包括背部足太阳膀胱经之背俞穴、腹部任脉、足太阴脾经及足阳明胃经募穴,治疗内涵有二:一是调节阴与阳;二是五脏背俞穴是脏腑精气积聚的部位,"通元针法"俞募相配,直接调节脏腑经络之气,虚则补之,实则泻之,以此达到调节阴阳、补虚泻实的目的。治疗时背部根据辨证结果,明确功能失调的脏腑,随即选取肾俞、肝俞、脾俞、胃俞、膈俞等背俞穴及命门、次髎等背部穴位,腹部多取气海、关元、天枢、水道、归来,四肢部多取内关、神门、合谷、足三里、三阴交、太溪、太冲、复溜,头部多取印堂、百会、四神聪,临床常根据具体病情随症加减。阳虚者,加用肾俞、天枢、气海、关元施温针灸 15 分钟;血瘀者,取膈俞穴刺络拔罐放血;气血两虚、肝肾亏虚者,取足三里、曲池穴交替行穴位注射,用药为维生素 B_{12} 500μg、维生素 D_2 果糖酸钙注射液 1mL。赖教授常采用"通元针法"配合中药治疗本病,临证时将卵巢早衰分为四型进行治疗,气血两虚型予以八珍汤加减,气滞血瘀型予以丹栀逍遥散加减,肝肾亏虚型予以益经汤加减,脾肾阳虚型以肾气丸为底方加减治疗。

二十三、谈勇

1. 人物简介

谈勇(1956—),女,二级教授,岐黄学者,江苏省中医院生殖医学科主任医师,江苏省名中医,国医大师夏桂成名医工作室主任,国家中医药管理局第六批传承导师,重点学科中医妇科学学科带头人,江苏省中医临床研究院生殖调节研究所、江苏省卫生健康委员会"强卫工程"中医妇科学临床研究平台首席专家。

2. 对卵巢早衰的认识

谈教授认为,肾虚血瘀是卵巢储备功能低下的主要病机,而肝、心、脾三脏的功能失调是在肾虚的基础上出现的病理改变。肾中精气的生理效应概括为肾阴和肾阳两方面,肾阴亏虚,血海空虚,则出现月经后期、月经量少、闭经不行或年未老经水先断;肾阳亏虚,推动乏力,可致血行不畅。卵巢储备功能低下者常表现为月经改变、婚久不孕、腰膝酸软、性欲淡漠、舌淡或紫暗边有瘀斑、脉沉细或沉涩,无不与肾虚血瘀有关,且临床数据表明,运用补肾活血中药治疗卵巢储备功能减退疗效显著。肾阴对机体各个脏腑组织起滋养、濡润的作用,肾阳对机体各个脏腑组织器官起推动、温煦的作用,肾虚阴阳失调时,会导致以肝、脾、心三脏为主的脏腑功能失调,从而出现一系列卵巢储备功能低下的证候。肝肾同源,若肾阴精不足致肝失所养,则可出现腰膝酸软、头晕目眩、烦躁易怒的临床表现;心肾相济,若心失肾阴的上承可导致心悸少寐、口苦咽干;肾为元阳,脾失去肾阳的温煦可表现为畏寒肢冷、纳呆便溏等。因此,谈教授认为肝、心、脾三脏的功能失调是卵巢储备功能低下时在肾虚的基础之上出现的病理改变,临证时以肾虚证和血瘀证为主证,以肝阳上亢证、心肾失济证、脾肾阳虚证为兼证。

3. 卵巢早衰的治疗

谈教授采用滋阴补阳方序贯法治疗卵巢储备功能减退性疾病,此法继承了国医大师夏桂成教授调整月经周期节律的理论,结合现代医学女性生殖内分泌特点,将"月经七期"简化分成"经后、经前"两期,并根据生理时期不同有侧重地调补肾中阴阳的治疗方法。经后期阴长阳消,卵泡内膜皆为阴质,生长消耗肾阴,故以滋阴方加减,主要药物有生地黄、山茱萸、炙龟板、炒当归、炒白芍、菟丝子;经前期阳长阴消,卵子排出,孕卵着床均为阳气鼓动,以助阳为主,用助阳方加减,主要药物有川续断、菟丝子、杜仲、槲寄生、仙灵脾、党参、熟地黄等,且有实验研究表明,滋阴补阳方序贯法有改善卵巢储备功能的作用。谈教授并不拘泥于调周,强调应重视心、肝、脾三脏及血瘀这一病理因素在女性生理周期中的作用,运用宁心、疏肝、健脾、活血、辨证论治结合调周法,以更好地发挥中药改善相关症状、提高卵巢储备功能的作用。若患者出现失眠多梦、头晕心悸、心烦易怒等心神症状,常在原方基础上加用益肾宁心的药物,如炙龟板、补骨脂、钩藤、茯神、炒酸枣仁、合欢皮、夜交藤等以改善患者失眠多梦、潮热盗汗等心肾不交的症状;心火偏亢患者,当予以清心,可用药物如青龙齿、莲子心、珍珠粉等;若患者出现头晕、烦躁、性急易怒等症状,可加钩藤、石决明、黄芩、焦栀子等;若兼有肝郁,则配伍绿萼梅、郁金、月季花等疏肝解郁;若出现月经过少、食少便溏等,加太子参、白术、山药、茯苓、焦六曲等;若脾虚夹湿,加薏苡仁、白扁豆等;经血不畅、色暗、血块偏多者,加丹参、赤芍、当归;若经间期排卵不畅,合并未破裂卵泡黄素化综合征者,加当归、赤芍、红花、五灵脂、菟丝子、川续断、鹿角片等。此外,谈教授治疗本病时常注重"天人合一"的中医之本,重视人文关怀,中西医结合治疗本病以进一步提高患者的生育力、改善症状、缓解心理压力。

二十四、罗颂平

1. 人物简介

罗颂平(1957—   ),女,全国名中医,广州中医药大学第一附属医院妇科主任,博士生导师。岐黄学者,第六批全国老中医药专家学术继承工作指导老师,全国中医妇科联盟首席专家,华南中医妇科联盟首席专家,广东省珠江学者特聘教授,全国著名妇科学家罗元恺教授的学术继承人,岭南罗氏妇科流派传承工作室负责人,广东省非物质文化遗产项目"岭南罗氏妇科诊法"代表性传承人。

2. 对卵巢早衰的认识

罗教授临证治疗疾病时重视阴阳,她认为阴阳学说是中医理论的核心,同时也是女性生殖调节的核心。罗教授认为,卵巢早衰的基本病机是阴精虚衰、阳亦不足,本质特征是虚,其中以阴虚为甚。天癸是由肾中阴精在肾阳的温煦鼓动下化生而成,是月经产生的动力、孕育的基础,生殖活动与天癸息息相关,卵巢的功能活动体现了肾所藏生殖之精的功能活动。卵巢早衰患者年未及七七之时而见七七之候,当健之而表现为衰,是阴精过早虚衰、天癸过早乏源所致,肾虚累及天癸,可导致天癸失源,冲任虚衰,血海枯竭,无血作源,月经停闭,生育停止。先天禀赋不足或后天耗损过度均可致肾精匮乏,天癸亏竭,冲任虚衰,胞宫、胞脉失荣,经血无源,卵巢功能衰减,从而导致卵巢早衰的发生以及闭经。脾为后天之本、气血生化之源,化生精微充填先天之肾,化生血液藏于肝以养肝及其他脏腑,使冲任通盛,胞宫充盈,经调子嗣。若长期高强度、快节奏生活、作息不规律等易劳伤心脾,影响营血化生,导致天癸失充,冲任失养,胞宫、胞脉失荣,月水匮乏。此外,血虚不荣,影响肝之疏泄,肝气郁滞,肝郁化火,耗劫阴血,则血虚肝郁,血不能养精,不能滋肾而加重肾虚,或肝气郁滞横克脾土,加重脾虚,导致胞宫充盈失度,终致卵巢早衰的发生。

3. 卵巢早衰的治疗

罗教授治疗卵巢早衰时以补肾填精为基本治则,强调应注意阴阳之间互根互用、互生互长的关系,临证时尚需加强对后天脾胃的调补。临床常用归肾丸、左归丸为基础方加减。滋肾常用熟地黄、紫河车、山茱萸、黄精、制首乌、枸杞子,温肾常用菟丝子、鹿角胶、巴戟天、仙灵脾、续断、桑寄生等,务求阴阳调,阴精充,天癸健旺,冲任盛,促进卵巢功能振奋、恢复,以养为通。忌盲目通利下血,不但经不行反更伤血,使虚者更虚。此外,罗教授强调补后天以助先天,常用人参、党参、黄芪、五指毛桃、白术益气健脾,陈皮、砂仁行气助运。妇人以血为本,通过后天健运化生气血,才能保证气血充沛,常在补气行气的基础上配伍活血养血之品,如鸡血藤、丹参、当归等以助调理气血,补气促血行,行气助血运,气血健旺,血气调畅,天癸有源,冲任通畅,卵巢功能振奋,胞宫充盈有度,经行如期。卵巢早衰患者常情绪低落,罗教授常用郁金、柴胡、香附、素馨花配合白芍、山茱萸疏肝、柔肝、和肝,配伍鸡血藤、当归、阿胶等养血和血,使肝血足、气机调、冲任充、胞宫畅,以促进卵巢功能的恢复。

二十五、连方

1. 人物简介

连方(1957—   ),女,岐黄学者,享受国务院特殊津贴,山东中医药大学主任医师,二级教授,医学博士,博士生导师。从事妇科、生殖医学临床、科研与教学工作近40年。任中国中医药研究促进会妇产科与辅助生育分会主任委员,中华中医药学会妇科专业委员会副主任委员,中国中西医结合学会生殖医学专业委员会副主任委员。

2. 对卵巢早衰的认识

连教授认为,本病病机以肾虚冲任失调为本,多兼有肝郁或血虚。先天肾气之不足,或房劳多产、早婚、久病等后天损伤太过,使得肾气耗损,从而导致肾虚,影响冲任气血,致胞宫空虚失养,最终导致不孕、闭经等。心主血脉,心病则血不流,肝藏血,主疏泄,房劳过度,耗损肝血,肝血失充,血海空虚,或平素情志不舒,肝失疏泄条达,致使肝气郁结,郁则气结,阻滞冲任。妇人以血为本,肝藏血而脾统血,脾胃是后天之本、气血生化之源,脾胃气血生化不足,致使冲任血海匮乏不能由满而溢,均可致本病的发生。

3. 卵巢早衰的治疗

连教授提倡用中西医结合疗法治疗本病,临证时对于没有生育要求者可在雌孕激素序贯疗法的基础上加用中药调理月经周期。连教授根据阴阳消长的规律,于月经前半期用二至天癸方加减,药物组成为女贞子、枸杞子、墨旱莲、当归、菟丝子、白芍、甘草等,以达到填补肾精、补养气血、滋阴重阳、促使阴阳转化,从而促进卵泡发育的治疗效果;月经后半期用二仙调经方加减,药物组成为仙茅、淫羊藿、续断、杜仲、川芎、当归、甘草等,以达到补肾助阳、调理冲任、激发肾阳,从而促使肾–天癸–冲任–胞宫生殖轴功能正常运行的效果。肝肾不足者加用山茱萸;肾阳亏虚者加用肉桂;兼有肝郁者加用柴胡以疏肝解郁;兼有血瘀者加用红花、红藤养血活血;兼有气虚者加用党参、黄芪。若B超提示双侧卵巢有卵泡,FSH＜15mU/mL,有生育要求者可以尝试促排卵治疗,具体方案:于月经或撤退性出血2~5天口服克罗米芬50~150mg或来曲唑5mg 5天,与此同时配合二至天癸颗粒提高卵泡反应性,后期可肌注人绝经期促性腺激素(HMG)75U,并定期监测卵泡,待卵泡≥1.8cm时常规肌注人绒毛膜促性腺激素(HCG)10000U,并辅以桂枝茯苓胶囊以助卵泡排出,安排同房时间,排卵后予以孕酮及参芪寿胎丸进行黄体支持。

连教授亦非常重视本病的预防,认为应多食用新鲜果蔬,戒烟酒,避免接触射线及有毒物质,幼年始即应重视预防接种,积极预防腮腺炎、结核,一旦患病应尽早治疗,保持心情舒畅及良好睡眠,避免不必要的人工流产,手术应尽量选取微创手术,从而降低对卵巢功能的损害,若因治疗疾病必须要放、化疗时,对未生育女性要注重保护卵巢功能。

二十六、杜惠兰

1. 人物简介

杜惠兰(1960—),女,全国名中医,河北省第六批全国老中医药专家学术经验继承工作指导老师,中华中医药学会妇科分会主任委员,全国首届杰出女中医师。

2. 对卵巢早衰的认识

杜教授认为,《素问·上古天真论》中的"七七"理论揭示了女性生殖从形成、发展、强盛走向衰老的过程,同时也为我们理解其病机发展提供了方向。临床若遇到未到相应年龄即出现生殖功能衰退者,即提前出现了"阳明脉衰""三阳脉衰于上",或未到七七之年,提前出现"天癸竭,地道不通,故形坏而无子"的情况,均属于生殖功能减退的异常,说明患者提前发生了卵巢功能减退,即相当于奇恒之腑胞宫主月经、主胎孕产育功能的减退,属于虚损不足性疾病。杜教授遵《素问·上古天真论》的理论,认为卵巢功能的减退过程一般从脾胃不足、气血乏源开始,逐渐发展到十二经及全身脏腑,终致肾虚,其中气血不足贯穿于整个过程。

3. 卵巢早衰的治疗

杜教授认为要根据年龄和病程发展定病位、治法和方药治疗卵巢功能减退性疾病。30 岁前、病程短、病情轻的患者,病位主要在阳明脾胃之气血兼及于肾,宜补脾胃之气血兼顾补肾,以归脾汤和养精种玉汤为主方加减。年轻但病程长或 30 岁以上病重者,宜肝、脾、肾同治兼顾脾胃之气血,用归肾丸合归脾汤为主加减。对于 35 岁以上、病程长、病情重者,以肾虚为主兼气血失调者多见,应以补肾为主,肝、脾、肾同治兼顾脾胃之气血,并在此基础上活血调血,肾阳虚者用右归丸合八珍汤,酌加血肉有情之品,肾阴虚者用左归丸合八珍汤。她还主张治疗时按调周法灵活应用,多用甘温之品,且须考虑因果发展,重预防与善后,并根据患者情况进行加减调理。对有自然受孕要求者,经后期加王不留行、通草等疏通输卵管以助孕;对有辅助生育要求者,则加大血肉有情之品如紫河车、阿胶等以协助促卵、取卵、着床以助孕;脾胃不和或肠胃不调者,宜在此基础上加入健脾和胃、祛湿化浊之品。

二十七、崔晓萍

1. 人物简介

崔晓萍(1963—),女,博士,二级教授,主任医师,陕西中医药大学硕士研究生导师,博士后合作导师。陕西省高等学校教学名师,中华医学会中医妇科专业委员会常务委员,陕西省中医药学会中医妇科专业委员会副主任委员,陕西省精品资源共享课程中医妇科学负责人。从事中医妇科医疗、教学及科研工作近40年,注重补肾与调理气血,首创"循期阴阳序贯疗法"调经助孕。

2. 对卵巢早衰的认识

崔教授遵从"肾藏精,主生殖"及"精血同源"的理论,认为精血是月经产生的基础。肾气充盛主导月经来潮,决定女性生殖功能状态。而肾有阴阳之分,肾中阴阳平衡是女性经、孕、胎、产功能正常的重要基础。若肾阴虚损,精亏血少,则胞宫失养,天癸不足,经水渐断;若肾阳不足,温煦失司,则胞宫虚寒,冲任阻滞,月事不能以时下。对于过度瘦身所致的卵巢早衰,她认为过度瘦身导致的气血生化乏源对女性生殖功能的损害是一个日积月累的过程,久之导致精亏血少无血可下,表现为闭经。如女性长期处于节食减肥的状态,可导致后天气血乏源、精亏血少。如口服减肥药物,通过干扰营养代谢来达到减肥的目的,此法可造成内分泌功能紊乱,严重者损伤肝肾功能。崔教授认为,卵巢早衰的发病根本在于肾虚,以致肾中阴阳失衡,而部分患者节食减肥后体重急剧下降,致肾精亏虚,肾阴虚损,阴损及阳,肾阴阳平衡失调,无法正常调节子宫内膜的周期变化,则子宫藏泻失职,月经周期转化失调,月经不能如期而至,故形成闭经、不孕。

3. 卵巢早衰的治疗

崔教授治疗卵巢早衰主张以补肾为治疗大法,遵循月经周期阴阳转化规律,将月经周期分为经后期、经间期、经前期、行经期四期,根据阴阳变化进行分期论治,常用左归丸、右归丸加减治疗卵巢早衰。左归丸与右归丸出自《景岳全书》,是补肾的经典名方。①在月经来潮第5～12日,即经后期,此期血海空虚,处于阴长阳消期,治宜滋阴补肾、填精益髓,用左归丸加减。左归丸的药物组成为熟地黄、山药、枸杞子、山茱萸、川牛膝、菟丝子、鹿角胶、龟板胶。脾肾两虚加黄芪、莲子肉;肾虚肝郁加柴胡、郁金、茯神。②经间期,即月经周期第13～15天,此期以温肾助阳为主,并酌情加行气活血之品,促进卵子顺利排出,用桃红四物汤加减,药物组成为桃仁、红花、当归、川芎、白芍、熟地黄、仙茅、仙灵脾、香附、木香、乌药。脾肾两虚者加佛手、山药;肾虚肝郁者加川楝子、郁金。③经前期,即月经周期第16～28天,此为阳长阴消期。治宜滋补肾阳,用右归丸加减,药物组成为熟地黄、山药、山茱萸、枸杞子、鹿角胶、菟丝子、杜仲、当归、肉桂、制附子。脾肾两虚加黄芪、山药;肾虚肝郁加柴胡、川楝子。④月经期,即月经周期第1～4天,此期宜祛瘀生新,可用温经汤与桃红四物汤加减。药物组成为人参、当归、川芎、白芍、肉桂、莪术、牡丹皮、甘草、牛膝、桃仁、红花、赤芍。脾肾两虚加陈皮、薏苡仁;肾虚肝郁加川楝子、牡丹皮。

　　崔教授在治疗卵巢早衰时亦十分注重心理疏导及生活方式调理。现代很多女性认为"瘦即是美",长期过度瘦身可引起气血亏乏,导致卵巢早衰的发生。因此,首先应纠正患者错误的审美观念,告知患者当体重下降超过原体重25%或是低于标准体重15%以上,属于体重过低。而体重过低时,脂肪的比例减少,当低于能够维持排卵的临界量时,人体则无法正常排卵从而导致不孕。纠正患者节食行为,嘱患者多食蛋、奶、肉以补充蛋白质;保证水谷的正常摄入,使脾胃功能逐渐恢复,保持后天之精充分、气血充足;并嘱咐其停止服用各类型减肥药物,合理安排运动时间和强度,切勿过度运动。根据患者的情志变化及个体特殊情况予以不同程度的心理疏导,多数卵巢早衰患者情绪不稳定,易出现烦躁、激动等情绪。因此,缓解患者就诊时的焦虑心态、安抚情绪至关重要。

第三章　卵巢早衰的西医治疗

第一节　卵巢早衰的流行病学

卵巢早衰是一种由多种病因引起的妇科内分泌疾病。基于其复杂多变的病因及尚未明确的发病机理,故此病在诊断及治疗中仍有困难。卵巢早衰的发生与遗传、环境、精神心理、生活习惯、放疗、化疗、卵巢部分切除、不当减肥、免疫、物理、辐射等均有或多或少、直接或间接的联系。现代医学根据其发生的原因将卵巢早衰分为两大类:一类是卵泡数量的缺失(卵泡耗竭型),另一类是卵泡功能的消失(卵泡数目正常型)。前者分为初始卵泡的数目不足及卵泡闭锁的加速,后者包括酶缺乏、自身免疫信号缺失、医源性(包括手术、放疗、化疗)、特发性等因素。也有学者根据卵巢早衰的发病机制,将其归纳为医源性、感染性、酶缺乏、遗传、自身免疫性和特发性等因素。卵巢的衰老是一个渐进性变化的过程。根据衰老的程度不同,以及其对生育力和内分泌功能的影响不同,卵巢早衰可分为三个不同的临床概念,即卵巢储备功能减退、早发性卵巢功能不全和卵巢早衰。

卵巢早衰发病率之高,对患者的危害之大,已经引起了医务人员的广泛关注,成为一个迫切要解决的社会及家庭问题,但其治疗的方法至今并未有重大的突破。

第二节　卵巢早衰的危险因素

现代医学认为,卵巢早衰的发病机制较复杂,目前尚未明确,最新研究发现其与遗传、免疫、酶缺乏、内分泌、感染、药物、手术、放疗、化疗、生活、环境等因素有关。

一、遗传因素

1.家族遗传度

早期研究发现,POF 患者(绝经年龄 < 40 岁)与早绝经(< 45 岁)妇女的母

亲的绝经年龄显著小于正常绝经年龄妇女的母亲的绝经年龄(分别为43.81岁、45.40岁及48.48岁),证实母女间绝经年龄存在相关性,这提示了卵巢衰老的遗传度较高。虽然绝大多数单纯POF病例表现为散在发病,但有10%~15%的病例存在一级亲属受累,多个亲属患病的家系亦不少见,这提示了遗传因素在POF发生中的显著作用。目前研究认为绝经年龄的遗传度为30%~85%,这些数据均证明遗传因素在卵巢衰老过程中发挥着重要作用。

2.染色体异常

2012年,我国学者分析531例汉族POF患者情况发现,染色体异常发生率为12.1%,其中X染色体异常占93.7%,常染色体异常占1.6%。X染色体异常中数目异常占31.7%,结构异常占53.3%。这个结果表明,染色体异常表达是POF的主要致病原因。

(1)染色体数目异常:有研究发现,POF的染色体异常中10%~13%位于X染色体上,证明X染色体上承载有维持卵巢功能的重要区域及位点,是卵巢衰老的关键染色体。一条X染色体完全缺失、X三体、X大片段的缺失及X染色体与常染色体的易位都有可能导致POF。如典型的特纳综合征患者,染色体表现为45,X及45,X/46,XX,多伴随先天性卵巢功能不全,X单体且无嵌合体的患者几乎全部表现为原发性闭经,其原因可能是由X染色体上的关键基因单倍剂量不足或非特异性减数分裂障碍所致。而染色体表现为47,XXX的女性可能出现月经稀发、继发性闭经或过早绝经。

(2)染色体结构异常:X染色体结构异常,如X长臂及短臂的大片段缺失,等臂染色体、环状染色体及X常染色体易位,均有可能导致POF的发生。有资料显示,在POF患者中涉及X染色体长臂的结构异常多于X短臂,其中X长臂末端的缺失所占比例最高。POF发病相关的两个关键区域定位于CRⅠXq13 - Xq21及CRⅡXq23 - Xq27,其中CRⅠ通过表观调控方式调控下游卵母细胞常染色体基因的表达。

(3)常染色体异常:X染色体异常无法解释所有POF患者的发病原因。因此,国内外学者开始关注常染色体异常对卵巢功能的影响。目前研究发现,断裂点的位置可能是引起POF的关键,少数常染色体结构重排破坏了关键位点和基因,非特异性干扰了减数分裂进程,阻碍卵母细胞发生或加速卵母细胞耗竭。断裂点若位于与卵巢发育相关的关键区域,所涉及的重要基因遭破坏后很有可能发生POF。

3.基因异常

X染色体臂是决定卵巢生长发育所必需的完整区域,尤其是长臂上存在着很多导致POF的关键基因,其中*POF - 1*与*POF - 2*是关系最密切的两个基因位点,这两个基因位点上基因的突变、扭转异位、倒置等异常表达都可影响卵巢功能。*POF－1*又称*FMR1*,*FMR1*在脑、睾丸和胎儿卵巢中均有高表达,具有调节 RNA 稳定性、细胞内定位和翻译活性的功能。当*FMR1*中 CGG 异常扩增达到全突变时,子女会患脆性 X 染色体综合征。近年来,脆性 X 染色体前突变是 POF 发生的一个危险因素已被证实。研究显示,POF 患者有较高的*FMR1*基因前突变发生率,而携带*FMR1*基因前突变的女性中 POF 发生率亦会上升。此外,X 染色体上的锌指结构基因缺失也会影响生殖细胞的发生、迁移过程而引发 POF。动物实验表明,敲除该基因的雌性幼鼠出现卵泡数量减少,成年后出现生殖能力下降、生育周期缩短的现象。

研究发现,在常染色体上也存在很多调控卵巢功能的基因。如位于 2q11 的促性腺激素受体基因突变会导致相应受体功能异常,导致作为第一信使的促性腺激素不能充分传导下去而干扰卵泡成熟,亦会使 FSH 含量升高而影响卵泡发育,使卵泡闭锁于特定阶段,引发 POF。

同时,有学者认为*FOXL2*基因在维持卵巢功能方面有重要作用,它也是小睑裂综合征的致病基因,*FOXL2*的一种新杂合 c 突变可能是小睑裂综合征伴不孕的原因,其Ⅰ型病患常表现为眼睑异常伴 POF,Ⅱ型病患则无 POF 表现。*NANOS3*基因突变后可通过影响原始生殖细胞迁移和扩增引发 POF。*HFM1*、*SYCE1*、*STAG3*等基因突变后,可通过影响卵母细胞同源配对和重组影响卵泡减数分裂过程而引发 POF。

二、免疫因素

现代医学研究发现,卵巢早衰与细胞免疫($CD4^+$、$CD8^+$)、体液免疫(抗透明带抗体、抗卵巢抗体、类固醇细胞抗体和肾上腺皮质抗体、促性腺激素受体抗体、醛脱氢酶家族成员 ALDHIAI 和 SBPI、其他自身抗体等)、自身免疫性疾病(肾上腺疾病、甲状腺疾病、系统性红斑狼疮和干燥综合征等)均有一定的联系。该病免疫学病因复杂,临床表现多样,其免疫因素仅仅是卵巢早衰多种病因中的一种。

临床研究发现,30% 以上的 POF 患者存在免疫功能异常,其中 10%～30% 的患者同时患自身免疫性疾病,其包括内分泌系统疾病(如甲状腺功能异常、甲状旁腺功能减退、糖尿病和垂体疾病等)和非内分泌系统疾病(自身免疫性溶血性贫血、系统性红斑狼疮、慢性白色假丝酵母菌感染、特发性血小板减少性紫癜、白癜风和干燥综合征等)。其中,甲状腺疾病是最常见的原因。调查研究发现,12%～33% 的 POF 患者患有甲状腺疾病,其次是自身免疫性多腺体综合征,或与自身免疫紊乱导致 POF 及其他自身免疫性疾病有关,且 POF 常出现在其他自身免疫性疾病之前。

研究发现，引起 POF 发生的自身免疫性发病机制与自身免疫性抗体、细胞因子、自身免疫性炎症因子有关。其中，约59%的 POF 患者血中可监测到游离的抗卵巢抗体，部分患者还能检测到其他抗体，如抗透明带抗体、抗颗粒细胞膜抗体、抗 DNA 抗体、抗核抗体、抗肾上腺皮质抗体、抗甲状腺抗体、抗胰腺抗体、Jo－1 抗体和蛋白酶 3 等。另一项研究表明，细胞因子影响卵泡的发育和闭锁，如白细胞介素－1（IL－1）、白细胞介素－6（IL－6）、白细胞介素－21（IL－21）、白细胞介素－32（IL－32）、转化生长因子－α（TGF－α）、转化生长因子－β（TGF－β）、γ 干扰素（IFN－γ）、成纤维细胞生长因子（FGF）、胰岛素样生长因子（IGF）等。已有研究证明，TGF－β 在卵巢功能的调节中起关键作用，TGF－β与糖蛋白激素家族黄体生成激素、卵泡刺激素、TSH、人绒毛膜促性腺激素同属于TGF－β超家族属。TGF－β 家族生长因子通过两个具有丝氨酸－苏氨酸激酶活性的单跨膜结构域受体的亚型起作用，表达 TGF－β 和 Foxp3 的 Treg 细胞对维持自身耐受和免疫稳态至关重要。TGF－β 和 Treg 细胞的免疫抑制功能已经得到了广泛的认可和研究。此外，卵巢的自身免疫是由 T 细胞免疫应答开始的，为了实现免疫功能，初始 CD4$^+$ T 细胞在激活后分化成 3 种主要类型的效应T 细胞，基于其细胞因子的产生，CD4$^+$ 效应T 细胞也被称为 T 辅助（Th）细胞，分别是 Th1、Th2 和 Th17 细胞。Th 细胞分泌炎症介质，产生炎症反应。Th1 细胞产生 IFN－γ，Th2 细胞分泌 IL－4、IL－13 和 IL－5，Th17 细胞表达 IL－17 和 IL－22。多项研究表明，这些细胞因子与多种自身免疫性疾病或存在一定关联。

三、酶缺陷因素

研究发现，与卵巢功能相关的各种酶代谢途径的异常可能会导致卵巢早衰。如半乳糖血症、17α－羟化酶及 17,20－裂解酶缺陷、胆固醇裂解酶缺陷可导致出现卵巢早衰的临床症状及病理方面的异常。

半乳糖血症是较早发现的一种与卵巢早衰相关的酶缺乏疾病，是因 1－磷酸－半乳糖尿苷转移酶缺乏导致的半乳糖代谢障碍性疾病。增多的半乳糖可直接损害卵母细胞，其代谢产物可对卵巢实质产生损害，含有半乳糖的促性腺激素分子活性的改变也可致卵母细胞过早衰竭，引起卵巢卵泡的过早耗竭，患者同时存在肝、肾、豆状核、神经系统等异常。此外，当卵巢缺乏 17α－羟化酶及17,20－裂解酶、类固醇激素脱氢酶及还原酶，就会出现雌激素合成障碍，致性腺功能低下而发生 POF。

四、内分泌因素

内分泌系统通过分泌激素来维持并调节机体各种生命活动，若各分泌器官功能异常，将影响机体各系统的功能活动，如卵巢功能的变化，继而引发卵巢早衰。

（1）甲状腺疾病：在 POF 合并内分泌疾病中，自身免疫性甲状腺疾病最为常见。作为人体最大的内分泌腺，甲状腺能合成并分泌甲状腺素、三碘甲腺原氨酸和逆－三碘甲腺原氨酸，起到促进生长发育、调节新陈代谢的作用，影响机体各个器官系统的功能。充足的甲状腺激素对女性生殖功能有极其重要的作用。

甲状腺功能异常主要包括甲状腺功能亢进（简称甲亢）、亚临床甲状腺功能亢进（简称亚甲亢）、甲状腺功能减退（简称甲减）、亚临床甲状腺功能减退（简称亚甲减）及自身免疫性甲状腺炎等。若甲状腺功能出现异常，则会影响女性生殖功能。一方面甲状腺激素直接作用于卵巢；另一方面其通过影响性激素结合球蛋白的合成，调节催乳素、促性腺激素释放激素的分泌，影响月经周期，导致月经紊乱、不孕、卵巢囊性变与代谢紊乱等。

（2）糖尿病：1 型糖尿病患者自身免疫系统攻击胰岛 β 细胞所导致的胰岛素分泌减少，可以降低胰岛素对神经系统的作用，从而导致 1 型糖尿病女性成人患者中会出现促性腺激素释放激素（GnRH）分泌不足，表现为月经紊乱甚至闭经等。

此外，糖尿病患者使用外源性的胰岛素将加速卵泡发育，引起卵泡的大量发育与闭锁，导致卵泡减少，加速卵巢衰老。

（3）代谢综合征：包括多种内分泌疾病，如超重、肝细胞溶解水平改变、动脉高压、肥胖、血脂异常等。多项研究表明，患有代谢综合征的女性可表现为低水平的 LH 和 FSH，这可能与卵巢功能异常有关。

五、感染因素

疟疾、水痘、志贺菌、巨细胞病毒感染可能导致 POF，但其机制仍不清楚，可能与细菌或病毒侵入卵巢，导致卵巢炎症后纤维化、卵泡数量减少有关。据报道，5% 的幼女流行性腮腺炎可合并病毒性卵巢炎而最终发展为 POF，其危险性10 倍于无流行性腮腺炎病史者。此外，病情较重的盆腔结核、淋菌性及化脓性盆腔炎等疾病也可对卵巢组织造成损害，导致卵巢功能衰竭而发生 POF。

六、药物因素

药物滥用对女性卵巢造成的不良影响是不言而喻的。避孕药作为一种辅助避孕措施，由雌激素和孕激素组成，长期服用可对正常排卵形成抑制，从而抑制卵巢功能，引发过剩抑制综合征，造成卵巢功能早衰。而促排卵药物的使用，常常使卵巢处于"透支"状态，过量或滥用促排卵药物，容易引发卵巢过度刺激综合征，使卵巢肿大，卵泡过度发育并排出，卵巢内卵泡储备减少，最终因卵泡耗竭而引发卵巢早衰。

中药雷公藤性凉，味甘，归肝、肾经，有大毒。临床研究发现，雷公藤对女性生殖系统影响十分严重，服药后易造成月经周期紊乱、延长，月经量减少，甚至闭经，同时性欲减退、FSH 与 LH 均升高、雌二醇（E_2）显著降低，表明该药对卵巢功能存在抑制作用，对卵泡具有毒性，易导致卵巢功能的减退甚至衰竭。

七、手术及放、化疗因素

子宫切除术、卵巢肿瘤剔除术等盆腔手术均可能对卵巢皮质或血管造成损伤，而影响卵巢血运及激素的分泌，可反馈性引起 FSH 水平升高，导致 POF。如切除一侧卵巢后，则反馈地刺激 FSH 高水平分泌，致使另一侧卵巢早衰。子宫血流被阻断后，子宫所分泌的活性物质减少，从而影响对卵巢功能的调节导致 POF。更有产后长时间失血性休克引起席汉综合征时，因垂体组织坏死，过度刺激促性腺激素，以致卵泡过度消耗而导致 POF。

子宫动脉栓塞术主要用于处理子宫肌瘤、产后出血等疾病。患者行子宫动脉栓塞术后会因为卵巢受损于术中放射线的暴露、栓塞物质直接损伤卵巢以及减少了子宫对卵巢的供血等方面增加了患 POF 的风险。

针对恶性肿瘤患者，放、化疗仍然是必要的治疗手段之一，但其可能会导致 POF 的发生。放射线照射可通过破坏遗传物质 DNA 的合成和扰乱细胞有丝分裂的过程而起到杀死细胞的作用，不同照射剂量和部位对不同年龄的女性可造成一过性或永久性的卵巢损害。放射线可使卵巢窦卵泡丧失、间质纤维化及玻璃样变、血管硬化和门细胞潴留等。放疗导致 POF 的概率主要与患者年龄和接受的剂量有关。研究发现，<2Gy 的对卵巢的放射量足以破坏约 50% 的原始卵泡；而 ≥6Gy 的放射量几乎可以导致所有大于 40 岁的女性发生 POF；当放射量超过 8Gy 时，几乎所有年龄段妇女的卵巢将发生不可逆的损害。导致 POF 的放射量随患者年龄的增加而递减，可能与年龄越小，卵泡数量越多，卵巢血运越丰富，对放射线的抵抗能力越强有关。此外，如患自身免疫性疾病或血液病有时需要化疗或者放疗及骨髓移植时，这一系列治疗引起 POF 的风险高达 92% ~100%。

化疗作为一种有效的治疗手段，已广泛应用于育龄期妇女滋养细胞肿瘤、卵巢癌、乳腺癌等的治疗中，但对于卵巢功能损害的机制尚未完全清楚，可能与损伤颗粒细胞和卵母细胞有关。化疗药物依靠其对快速增殖、分化的肿瘤细胞的杀伤作用起到治疗效果。而治疗过程中细胞毒性这一副作用会破坏增殖中的卵巢间质细胞和颗粒细胞，致使卵泡减少，导致 POF。卵巢对细胞毒性药物非常敏感，尤其是烷化剂，如环磷酰胺（CTX）、氮芥、白消安等；其次是甲氨蝶呤（MTX）、5 - 氟尿嘧啶（5 - FU）、6 - 巯基嘌呤（6 - MP）、依托泊苷（VP - 16）、紫杉醇等。而卵巢功能损害程度取决于化疗药物的种类、剂量,以及患者的自身状态。如烷化剂环磷酰胺,通过改变 DNA 而使细胞死亡;顺铂则抑制颗粒细胞生长、诱导细胞凋亡而引发 POF。据研究,化疗期间应用促性腺激素释放激素类似物(GnRHa)可减弱药物对卵巢的毒性作用而降低 POF 风险。临床数据表明,65% ~70% 由化学物质引起的卵巢早衰是可逆的。年轻患者易受化疗药物影响,但数据调查显示年轻患者化疗后 POF 的发病率低于年长者,这与卵泡数量相对较多有极大关系。治疗个体年龄、化疗药物的类型和剂量、治疗中添加辅助化疗是对卵巢功能损伤程度的主要预测因素。

另外,频繁的人流手术也是造成卵巢功能衰退的危险因素之一。反复多次人流,除了对机体、精神、心理等产生不良影响,还会干扰性腺轴系统、免疫系统,引发代谢紊乱,进而引起卵巢功能异常。

因此,在进行相关手术操作时,不仅要尽量保护正常的卵巢,还要保护卵巢周围组织及正常的血液供应,选择最佳的手术方式,制订合理的放、化疗方案,早期预测风险及应用药物预防或冷冻卵巢组织、卵母细胞、胚胎等技术,有助于保护生育能力,预防治疗过程对卵巢造成的损伤。

八、生活因素

女性的慢性应激会影响卵巢功能。有研究表明,人长期的恐惧、烦躁等负面情绪会影响下丘脑－垂体－性腺轴调节功能,使促性腺激素分泌异常而扰乱卵巢功能。

越来越多的研究证实,吸烟对女性的生殖功能具有不良影响,不仅烟草暴露会加速卵巢内卵泡消耗,而且会引起窦前小泡和小窦状卵泡分泌的抗米勒管激素(AMH)减少。

饮酒对卵巢功能的影响涉及饮酒时间和饮酒量。少量和中等量饮酒可能通过增加女性卵巢内窦状卵泡数目延缓绝经年龄,保护卵巢功能;长期大量饮酒直接损伤卵巢引发器官萎缩,减少窦卵泡计数(AFC),降低 AMH 水平,引起雌激素水平波动,导致卵巢储备及功能全面下降。

卵巢的功能与机体能量状态密切相关,一定的脂肪含量是女性卵巢功能发育的前提,但过度的脂肪堆积会导致月经周期紊乱、性腺功能减退及不孕。与正常妇女相比,肥胖妇女在自然周期和不孕治疗周期中的妊娠率、诱导排卵率和胚胎移植成功率明显降低,同时脂肪组织数量的增多增加了一些代谢产物的利用率,它们可影响胰岛素的分泌、代谢及其外周活性。胰岛素抵抗也与肿瘤坏死因子及瘦素相关,此两者均为脂肪组织的产物。肥胖与卵巢内分泌功能异常之间存在互为因果的关系,肥胖女性胰岛素代谢异常以及因而产生的代偿性高胰岛素血症、雄激素改变和雌、雄激素失衡是影响育龄妇女生殖功能的重要机制。反之,受如今趋于以瘦为美审美趋势的引导,很多女性通过节食、运动、口服减肥药等多种手段达到快速减肥的目的。研究发现,若女性 1 年内体重下降10%以上就会出现闭经的情况,出现卵巢储备功能减退,甚至卵巢早衰。性激素具有促进性器官成熟、副性征发育及维持性功能等作用,类固醇是合成性激素的基本物质,快速、不当的减肥致体内脂肪急剧降低,消耗过多的类固醇,导致性激素水平下降,同时下丘脑、垂体是产生促性腺激素的重要部位,对缺血、缺氧极其敏感,控制饮食或服用减肥药,既阻断了营养吸收,又消耗了体内的热量,导致下丘脑、垂体缺血又缺氧,生殖激素产生、代谢降低,对女性生殖功能造成损害,以致出现早发性卵巢功能不全甚至卵巢早衰。

睡眠障碍与生殖健康亦存在关联。睡眠障碍包括睡眠时间碎片化、睡眠连续性干扰、短期或长期睡眠持续时间不足、昼夜节律性心律失常和缺氧。睡眠障碍及其相关后遗症不仅可能来源于生殖过程,也可能会干扰生殖过程。有研究发现,相比拥有更长时间睡眠的女性,睡眠时间少于 8 小时的女性 FSH 分泌减少20%。

九、环境因素

环境内分泌干扰物是一类广泛暴露在人类生产、生活中的化学物质。它们通过竞争、阻滞或干扰等方式作用于信息传递系统的激素通路,产生扰乱内分泌及生殖功能的效果。如被广泛用于食品包装、医疗器械及女性化妆品中的塑化剂,其具有弱雌激素作用,可影响颗粒细胞的增殖和分化,促进卵泡细胞募集,降低原始卵泡数量。塑料制品双酚 A 具有雌激素特性,可抑制卵母细胞减数分裂。如极难降解且容易富集的双对氯苯基三氯乙烷,可通过与雌激素受体结合及代谢产物刺激卵巢产生 AMH 而抑制卵泡发育。如在矿物、塑料和烟草燃烧中产生的多环芳烃,它们通过降低雌激素水平及诱导卵母细胞凋亡等方式可导致 POF。

第三节　卵巢早衰的发病机制

卵巢早衰在组织学上表现为卵泡数目的减少和质量的下降,受诸多因素的影响,且各发病因素的作用机制复杂多样,涉及多基因、多环节、多通路,其本质是始基卵泡池逐渐耗损的过程,外在因素通过直接或间接途径以 DNA 损伤、表观遗传改变、自由基平衡紊乱、线粒体功能异常等途径逐渐改变卵巢微环境,最终形成一个基于增龄性卵巢衰老基础上的、相互影响的分子调控网络。同一发病因素可通过多种作用机制导致卵巢早衰,不同因素之间亦可存在同样的作用机制。

本书将从以下几个方面对卵巢早衰的发病机制进行阐述。

一、始基卵泡耗竭

1. 始基卵泡激活的分子调控

始基卵泡是卵泡发育的起点和基本功能单位,由单个卵母细胞和多个前颗粒细胞组成,休眠的原始卵泡从卵泡池中募集进入生长卵泡期称为初始募集,又称原始卵泡激活,该过程主要受前颗粒细胞和卵母细胞中的信号及原始卵泡微环境中的条件(如生长因子)应激调节。始基卵泡具有数量有限且不能更新的特点,休眠状态的始基卵泡一旦开始生长就无法逆转。因此,始基卵泡在不同阶段按照一定速率激活是维持卵巢正常生理功能的基础,也对女性生殖寿命的长短起着决定性作用。

(1)卵母细胞内的信号通路:在始基卵泡激活过程中,磷脂酰肌醇 3 激酶(phosphoinositide 3 - kinase,PI3K)信号通路和雷帕霉素复合物机制靶点(mechanism target of rapamycin complex 1,mTORC1)信号通路起着关键作用。其中,PI3K 信号通路具有维持始基卵泡处于休眠状态和卵巢储备的作用。而 PTEN - PI3K - Akt 是原始卵泡活化过程中相对充分研究和明确的信号传导途径。磷酸酶和张力蛋白同系物(phosphatase and tensin homolog,PTEN)主要定位于休眠的始基卵泡卵母细胞中,原始卵泡卵母细胞中 PTEN 的缺失将导致卵母细胞中 PI3K 信号通路的过度激活,从而导致原始卵泡的过早激活并最终导致卵巢早衰。此外,丙酮酸脱氢酶激酶 1(pyruvate dehydrogenase kinase 1,PDK1)通过与 PI3K 产生的 PIP3 共结合而激活 Akt,研究发现,原始卵泡卵母细胞中 PDK1 的条件性敲除可导致大多数原始卵泡在性成熟开始时耗尽。卵母细胞中 PTEN - PDK1 信号转导控制原始卵泡的存活、丧失和活化。有研究发现,CDC42 结合 P110 - β 蛋白,可调节卵母细胞中 PI3K 信号通路的活化,并促进始基卵泡活化。

卵母细胞中的 TSC1/TSC2 - mTOR 信号转导 mTOR 对于卵子发生、卵泡发育、卵泡储备维持和卵母细胞成熟是必需的。TSC1 和 TSC2 具有负调节mTORCl 信号转导的作用,始基卵泡卵母细胞中 TSC1/TSC2 的缺失将导致卵母细胞中 TOR 信号通路的过度激活,这也将导致始基卵泡的过早激活并最终导致卵巢早衰。

此外,研究表明,LIM 同源盒蛋白家族的成员 LIM 同源盒 8(LHX 8)在卵母细胞核中特异性表达,且参与始基卵泡的激活过程。钙黏蛋白超家族的 E - 钙黏蛋白为一种钙依赖性细胞黏附因子,卵母细胞中的 E - 钙黏蛋白通过促进卵泡结构稳定性和调节 NOBOX 表达在维持原始卵泡池中也发挥着不可或缺的作用。

(2)前颗粒细胞内的信号通路:SMAD 家族成员 SMAD3 已知用作生长因子

TGF－β家族的信号转导中间体,在前颗粒细胞细胞核中表达,可调控CCND2转录,抑制Myc表达。CCND2与p27结合,从而阻滞前体颗粒细胞的周期,维持原始卵泡的休眠状态。当TGF－β水平增加时,SMAD3被转运出细胞核,p27与CCND2分离,可解除对前颗粒细胞周期的抑制并促进原始卵泡的活化。但有关p27和SMAD3在始基卵泡激活过程中的具体机制,仍需进一步研究。

若机体处于缺氧、应激等刺激下,前颗粒细胞中mTOR上调,可产生更多的KIT配体,该配体与卵母细胞上的受体结合激活PI3K信号转导途径,导致下游FOXO3A被磷酸化,从而促使始基卵泡被激活。有研究发现,FOXL2敲除小鼠中原始卵泡的形成不受影响,但前颗粒细胞未能分化并保持平坦,导致卵巢中没有生长的卵泡,并且雌性小鼠不孕。

(3)其他重要分子和相关通路:Hippo通路最早是在黑腹果蝇中发现的,其中该通路上的调控因子Yes相关蛋白与始基卵泡的激活密切相关。组蛋白去乙酰化酶6(HDAC6)作为一种特殊的组蛋白去乙酰化酶,在休眠的始基卵泡中充当mTOR的关键负调节因子,HDAC6的抑制或敲低显著促进了有限的始基卵泡的激活。且有学者推测HDCA6可能通过调节始基卵泡选择性激活卵泡,延长卵泡细胞端粒长度并减少DNA损伤,最终起到延长女性生殖寿命的作用。

有研究表明,TGF－β可通过抑制mTOR信号转导通路来维持原始卵泡存量和原始卵泡休眠。神经生长因子(nerve growth factor,NGF)可通过mTOR信号转导途径诱导损伤部位附近(包括排卵部位附近)的原始卵泡的选择性活化。然而,间质细胞中的NGF如何诱导附近原始卵泡的激活,以及具体的信号转导和分子机制尚不清楚。一项研究发现,表皮生长因子(epidermal growth factor,EGF)在维持青春期前猫的卵巢内原始卵泡活力(但不促进激活)方面起着重要作用,其作用机制是通过刺激促分裂原活化的蛋白质激酶(MAPK)和PI3K信号通路,进而促进卵巢细胞增殖。表皮生长因子受体(EGFR)－a在包括脑在内的各种器官中表达,EGFR－b主要在肺和卵巢中表达,且值得注意的是仅仅只有EGFR－a的缺失抑制了体内原始卵泡的激活,而EGF的缺失不影响原始卵泡的激活。P27作为细胞周期抑制剂,有研究发现在p27基因敲除的小鼠中,出现始基卵泡过早形成及过早激活的现象。Wnt配体分泌介体无翅型鼠乳腺瘤病毒(MMTV)整合位点家族(WNT)信号通路对于原始生殖细胞发育、卵子发生、卵泡发育和卵泡储备的维持是必不可少的。

2.卵泡闭锁的分子调控

卵泡闭锁亦是始基卵泡消耗的另一个重要途径,哺乳动物中超过99%的卵泡都面临闭锁的结局。研究表明,细胞凋亡是卵泡闭锁的主要机制之一,其主要由Caspase家族、BcL2家族和p53等参与凋亡调控。此外,研究表明细胞自噬、铁死亡、细胞焦亡等过程也参与卵泡的闭锁。

（1）细胞凋亡：正常情况下每月只有一个优势卵泡能够发育成熟，其余卵泡均发生闭锁，并且黄体的程序性死亡对于维持正常月经周期和内分泌功能亦非常重要。细胞凋亡会导致始基卵泡池减少和卵泡闭锁，在生理状态下可以确保细胞的存活率和死亡率处于动态平衡之中，这种平衡的破坏会引起细胞异常增殖或自身免疫性疾病的发生。Caspase 家族可启动内、外源性细胞凋亡信号转导途径，在细胞凋亡过程中发挥关键作用，内、外环境刺激均可通过激活半胱天冬酶启动 Caspase 级联反应诱导的细胞凋亡。此外，*Bcl－2* 基因、癌基因和抑癌基因 *p53* 等多种基因家族亦参与调控细胞凋亡。

（2）细胞自噬：在外部因素刺激下，对细胞内物质进行周转和降解的过程，是细胞自我消化、降解及维持内环境稳态的重要机制，它广泛参与细胞中的多种生理过程，可分为微自噬、巨自噬和分子伴侣介导的自噬，该过程主要受到自噬相关基因（autophagy－related gene，ATG）的调控，在卵巢卵泡发育和闭锁中表现出独特的功能。一方面过度自噬可促进细胞凋亡诱导卵泡闭锁，另一方面可维持线粒体稳态，在卵泡发育过程中起到自我保护的作用。目前，几个因素（包括 PI3K/PKA/mTOR 通路、钙信号转导、线粒体、细胞骨架改变等）都被认为参与了细胞自噬的调控，从而参与了卵泡发育过程。

（3）铁死亡：指铁依赖性脂质过氧化和活性氧基团积累引起的细胞死亡形式，其主要特征是线粒体嵴减少或消失、线粒体外膜破裂及线粒体膜浓缩。BNC1 是一种转录因子，参与卵泡发生过程。一项研究证实了 BNC1 作为一种有助于维持卵巢储备的因子，它的缺乏可通过诱导卵母细胞铁死亡导致早发性卵巢储备功能不全。此外，研究发现铁死亡可能通过抑制猪卵母细胞成熟过程中的减数分裂导致卵泡各阶段的氧化应激，从而干扰卵泡发育。

（4）细胞焦亡：近年发现的一种依赖半胱氨酸蛋白酶家族的细胞程序性死亡形式，主要由细胞内炎症体和 Gasdermin 蛋白家族的 Gasdermin D 介导，并伴有大量炎症因子的释放，可通过调节卵泡颗粒细胞进而发挥对卵巢功能的调控作用。

总之，细胞凋亡、细胞自噬、铁死亡、细胞焦亡可通过独立或相互作用参与卵泡闭锁过程。目前，细胞凋亡和细胞自噬参与调控颗粒细胞死亡，从而诱导卵泡闭锁的理论已被广泛认可和证实，但对于铁死亡和细胞焦亡调控卵泡闭锁的理论仍有待进一步研究。

二、基因突变

基因突变指基因在结构上发生碱基对组成或排列顺序的改变，其中一些关键基因的突变能够导致早发性卵巢功能不全。

1. *FMR1*

FMR1 基因即脆性 X 智力障碍基因 1，定位于 Xq27.3，是最重要的 POF 的基因，由 17 个外显子和 16 个内含子构成，它的 5′未翻译区域中多形性的 CGG 三核苷酸扩展引起脆性 X 综合征，与 POF 有很大关联。根据 CGG 重复序列的范围及其与脆性 X 染色体综合征之间的关系，可分为四类：①正常重复范围在 6～40 次；②中间重复范围为 40～54 次；③前突变范围处于 55～200 次；④全突变＞200 次。其中，前突变女性人群发生卵巢早衰的概率为 16%，而 POF 的发病率在普通人群中仅有 1%。在散发性和家族性 POF 人群中，前突变的携带率分别为 0.8%～7.5%、13%，因此早期识别及筛查出前突变基因对于预测家族成员 POF 危险性具有重大意义。

2. *BMP15*

BMP15 基因定位于 Xp11.2，与 POF 密切相关，与其常染色体旁系同源的 *GDF9* 都是 TGF－β 超家族成员，均由卵母细胞产生并在卵巢中特异性表达。*BMP15* 和 *GDF9* 被翻译为由一个多肽亲和区和一个成熟区组成的前蛋白原，两者可调节颗粒细胞增殖，无论增殖早期还是 FSH 依赖期，颗粒细胞产生能降调 FSH 水平的抑制素，由此可以推断 *BMP15* 和 *GDF9* 是通过对颗粒细胞增殖的调节来实现对抑制素的调节的，进而最终影响血 FSH 水平，这或许是 *BMP15* 与 POF 密切相关的原因之一。研究证实，*BMP15* 在卵泡发育期可直接抑制卵泡刺激素受体（FSHR）mRNA 的表达来抑制其分化。此外，*BMP15* 和 *GDF9* 还可维持卵泡发育和影响总生育率，若 *BMP15* 功能异常，则可引起卵泡发育障碍，闭锁加剧，从而导致 POF，这种现象是 X 连锁遗传的少见疾病，由不患病的父亲传给杂合子的女儿，使其患病。

3. *FMR2*

FMR2 即脆性 X 智力障碍基因 2，位于 Xq28，距离 *FMR1* 远端 600kb，正如 *FMR1* 一样，*FMR2* 第一外显子区域也存在一个三核苷酸的重复序列，并且同样有完全突变和预突变的等位基因，因此其致病机制类似于 *FMR1*。Murray 等发现 3 名患 POF 的 *FMR2* 基因缺失患者，其中 2 人的缺失位点位于公认的 *FMR2* 转录位点，该区域的缺失可能导致转录终止或强制使用替代的起始位点，从而导致 *FMR2* 转录异常，并推测 *FMR2* 中的微缺失是导致 POF 的一个重要原因。

4. LHR

LHR 即黄体生成素受体，属于糖蛋白激素家族，是由两个不同的亚基组成的异源二聚体，即 a 亚基和激素特异性 b 亚基。它在卵泡生长、刺激类固醇生成和卵母细胞成熟的过程中，对维持黄体产生孕酮具有重要作用。它还可促进排卵和卵泡的黄素化,从而刺激雄激素的产生,作为卵泡雌二醇合成的底物。LH 分泌异常可引起无排卵、黄体功能不全和卵母细胞过早成熟,导致月经紊乱、多囊卵巢综合征、复发性流产和不孕。G1502A 是 LH－β 亚基基因第 3 外显子上常见的遗传变异,位于 2p21,可导致第 102 位的甘氨酸被丝氨酸取代,这种取代可能对 LH 功能产生影响。

5. FSHR

FSHR 基因位于 2 号染色体短臂 2p21,含有 10 个外显子和 9 个内含子及启动子区域,共为 54000bp。FSHR mRNA 仅表达于卵巢的颗粒细胞和卵母细胞,在卵泡发育的不同阶段,FSHR mRNA 的表达水平是不同的。推测 FSHR 基因的突变可能是 POF 的分子病理学基础。FSHR 被认为是 POF 的重要候选受体,在成年期直至更年期,LH 和 FSH 共同调节卵巢中生长卵泡周围的卵泡膜细胞产生类固醇性激素雌二醇和孕酮。FSH 和 FSHR 的相互作用在卵泡发育与成熟过程中起重要作用,FSHR 基因型的任何变异均会导致其结合 FSH 的能力发生改变,从而导致闭经及卵巢功能的过早衰退。

6. INHA

INH 即抑制素,对细胞的生长、分化及免疫功能有重要调节作用。抑制素有两个亚基,即 a 和 b,分别形成抑制素 A 和抑制素 B,作用于月经周期的不同时间,抑制素 A 在 2q33－q36,由 INHA 基因编码,在周期中期升高,表明排卵前卵泡产生分泌;在黄体期再次升高,表明黄体产生。INHB 基因编码的抑制素 B 水平在卵泡中期升高,通过抑制下丘脑－垂体－性腺轴来调节正常月经周期中 FSH 的分泌,从而使成熟卵泡排卵。有报告指出,INHA 基因多态性是 POF 的危险因素,体循环中抑制素减少或者活性降低都会导致 FSH 水平升高和循环中卵泡募集数量增多,最终导致早期卵泡池耗损和 POF 的发生。

7. FOXL2 和 SF1

FOXL2 基因即叉头箱 L2,定位于 3q23,是一个翼状螺旋/叉头(FH)结构域转录因子,FOXL2 基因突变可导致小睑裂综合征 I 型,其中受影响的女性可能会表现为 POF,研究证实 FOXL2 主要定位于卵巢中未分化的颗粒细胞。有报道表明,破坏 FOXL2 小鼠因生长中的卵母细胞周围的体细胞发育失败而导致卵泡发育受阻。SF1 是孤儿核激素受体,也称为 NR5A1,定位于 11q13,对性腺发育至关重要。颗粒细胞特异性条件性敲除 SF1 的小鼠卵巢较少、不育,表明 SF1 对卵巢的重要影响。研究发现,在人颗粒细胞系中内源性 FOXL2 和 SF1 蛋白存在相互作用,FOXL2 可通过 SF－1 负调控类固醇生成酶 CYP17 的转录激活,此外,另一项研究在 I 型睑裂－上睑下垂－内眦赘皮综合征患者中发现的 FOXL2 突变体失去了抑制 SF－1 介导的 CYP17 诱导的能力。

8. *FOXO3a*

FOXO3a 基因称叉头盒 O3,位于 6q21,是叉头转录因子亚家族的成员。叉头基因作为转录调节因子,或是开启和关闭其他基因的开关,被认为可以调控与衰老、癌症、糖尿病等的相关过程,*FOXO3a* 在卵巢中表达,并在卵巢发育和功能中发挥作用。研究发现,*FOXO3a* 基因缺失小鼠卵巢中含有卵子的卵泡比 *FOXO3a* 基因正常的雌性小鼠更早且更广泛地被激活,被激活后的卵泡逐渐发育成熟且寿命有限。因此,缺乏 *FOXO3a* 基因的小鼠因卵泡激活太早导致大部分卵子过早死亡。可见,*FOXO3a* 基因功能的异常可导致卵泡激活的失调,从而引起小鼠 POF。

9. ER

ER 即雌激素受体,在人体组织中有两种亚型,即 ERα 和 ERβ,分别由 ESR1 和 ESR2 编码,位于 6q25.1 和 14q23.2。雌激素在人类生殖系统中扮演重要角色,它的活性主要由两个特定受体调节,通过 ERα 作用于下丘脑 – 垂体 – 卵巢轴刺激促性腺激素的释放进而调节卵泡发育,通过 ERβ 促进卵泡生长。考虑到初始卵泡池大小、卵泡耗竭率与绝经年龄相关,性激素受体基因的遗传变异可能影响 POF。动物实验发现,敲除 ERα 的雌性小鼠表现为不排卵和不孕,这说明了 ERα 在生殖方面的重要作用。

10. *AMH*

AMH 基因即抗米勒管激素基因,是卵巢颗粒细胞特异表达的基因之一,位于人类 19 号常染色体短臂上。抗米勒管激素是一种分泌型糖蛋白激素,属于 TGF – β 超家族的分泌性配体,仅在窦前卵泡和小窦状卵泡的颗粒细胞中表达,而在始基卵泡、较大的窦卵泡、闭锁卵泡和卵母细胞中不表达。研究表明,*AMH* 基因突变与多态性与女性 POF 的发生有着密切联系,研究者们猜测 *AMH* 基因突变及多态性会导致颗粒细胞增殖异常,抑制卵泡发育及成熟,从而造成卵巢储备功能低下,但具体机制还有待研究。有研究通过对不同年龄段 *AMH* 基因敲除的小鼠卵泡计数证实了 *AMH* 基因对始基卵泡的抑制作用。

三、DNA 损伤

衰老是一个复杂的过程,它会导致机体在应激后失去维持内环境稳定的能力。许多因素会导致衰老,如大分子损伤(包括 DNA 损伤)。研究发现,DNA 损伤反应可以激活共济失调毛细血管扩张症突变的丝氨酸/苏氨酸激酶和 Rad3 相关的丝氨酸/苏氨酸激酶,最终导致细胞周期停止并诱导细胞衰老。且基因组的 DNA 是遗传信息的来源,同时也是细胞维持生命活动和信息传递的重要物质,其分子结构的完整性和稳定性对于细胞、组织和生物体的健康至关重要。

DNA 损伤是一个持续的威胁,因为核酸在生理条件下化学性质不稳定,容易受到内源性因素和环境因素的攻击,如电离辐射、紫外线等,诸多因素会造成不同程度的 DNA 损伤,可分为 DNA 单链断裂或双链断裂、碱基错配、碱基和脱氧核糖的损伤及 DNA 链的共价交联等,其中 DNA 双链断裂是影响卵母细胞成熟以及卵泡和卵巢生理状态最严重的 DNA 损伤形式。伴随着 DNA 的损伤,DNA 的修复同时存在,以保证遗传物质的稳定性及生命活动的正常进行。当DNA 的损伤得不到有效修复并且不断累积时,卵母细胞会逐渐停止发育,甚至会启动细胞凋亡信号通路,最终导致卵泡闭锁,从而引起卵巢储备功能低下性疾病的发生。此外,DNA 损伤与卵母细胞相连的颗粒细胞在维持卵泡储备、卵母细胞生长和卵泡发育方面发挥着关键作用。有研究表明,卵巢中的颗粒细胞DNA 损伤修复功能的损害与卵巢的衰老关系密切。

四、线粒体功能异常

线粒体作为细胞的重要能量工厂,不仅具有产生 ATP 的作用,还可以调节细胞凋亡。卵母细胞作为女性的生殖细胞,具有细胞体积大、细胞质丰富、线粒体数目多的特点。研究显示,POF 患者外周血细胞线粒体 DNA 含量比同年龄卵巢功能正常者显著下降,加上线粒体异常在其他组织的老化过程中发挥重要作用,因此有学者提出线粒体异常与 POF 的发生存在一定关联。近年研究显示,POF 的发病原因之一是卵泡闭锁的加速,卵泡闭锁实际上指的是卵母细胞及卵巢颗粒细胞的凋亡,颗粒细胞能促进卵母细胞的生长和成熟,对卵子发育潜能起重要作用。线粒体是颗粒细胞中含量丰富的细胞器,有调节颗粒细胞代谢、细胞周期、细胞信号转导的作用。

1. 线粒体功能障碍与卵母细胞结局

卵母细胞为卵泡的重要组成部分,其结局对于卵泡的命运起着至关重要的作用。而线粒体为卵母细胞提高能量,极大影响着卵子发育的潜能。线粒体的数量和功能影响着卵母细胞内三磷酸腺苷(adenosine triphosphate, ATP)的水平,如 ATP 产生过少则会使卵母细胞发育不良从而影响卵泡的成熟,ATP 产生过多会伴随大量氧自由基产生,使线粒体发生不可逆损伤最终导致卵母细胞的凋亡。线粒体对钙离子调节异常会引起卵母细胞分裂停滞和降解,继而发生凋亡。此外,线粒体内膜电位有助于 ATP 的合成,缺乏皮质周围高电位线粒体的卵子发育潜能差。线粒体 DNA 突变通过影响呼吸功能或复制从而损害卵子的发育潜能,严重者可因线粒体功能障碍导致卵母细胞凋亡。

2. 线粒体功能障碍对颗粒细胞的影响

卵泡的发育是一个耗能的过程,线粒体作为细胞的能量工厂,与卵泡发育结局密切关联。颗粒细胞的增殖和分化是卵泡不断发育至成熟的基本条件,研究表明,在正常卵巢的卵泡周期性发育过程中,各期卵泡的闭锁均与颗粒细胞凋亡相关。线粒体膜通透性增加导致跨膜电位的降低及活性氧(ROS)增加,共同促进颗粒细胞凋亡。正常情况下,颗粒细胞分裂、增殖和凋亡过程并存,当大量卵泡以高于生理代谢的速度闭锁时,就有可能发生POF。此外,颗粒细胞作为雌激素和抑制素产生的场所,其功能受到影响时会导致激素的合成减少及反馈机制的失衡,最终可能会导致或者加剧POF的发生。

五、端粒及端粒酶

端粒是染色体末端的重复DNA序列,覆盖染色体并阻止染色体的端到端融合,与人体细胞和机体的衰老息息相关,它们的长度随着有丝分裂而减少,当端粒缩小到一定阈值,细胞分裂过程就会停止,细胞衰老和凋亡过程得到启动。端粒酶是一种核糖核蛋白复合体,与线性染色质末端端粒DNA重复序列的合成有关,可通过逆转复制过程中端粒的丢失,从而延缓衰老过程。端粒长度及端粒酶活性的改变可能是POF的重要机制之一。

1. 端粒及端粒酶与卵泡发育

端粒和端粒酶在卵巢正常的生殖细胞、生殖干细胞、高度增殖颗粒细胞及许多肿瘤细胞中都发挥着至关重要的作用。人的原始生殖细胞在分化成卵母细胞之前,还需要进行2次减数分裂。与大多数体细胞相比,生殖细胞具有更长的端粒长度和更高的端粒酶,虽经历了多次分裂,其端粒长度仍能保持在一定的水平,但若端粒长度低于一定的阈值,也会引起有丝分裂停滞、染色体分裂、畸形等问题。端粒酶活性高时颗粒细胞或卵母细胞都处于分裂增殖的活跃期,颗粒细胞在卵泡发育过程中不停地进行有丝分裂,端粒长度随着分裂次数的增多会相应地发生缩短,端粒酶或其他机制可有效修复缩短的端粒长度。但随着颗粒细胞端粒酶活性的下降、颗粒细胞凋亡率的增加,闭锁卵泡的数量也会逐渐增多。

2. 端粒及端粒酶与卵巢衰老

在卵巢衰老的过程中,若端粒酶活性下降甚至某些体细胞不再表达端粒酶活性时,即端粒的长度在多次DNA复制之后发生缩短,却无法得到修复时,那么细胞最终将会面临衰老和死亡的结局。

在卵泡发育过程中,端粒的长度影响着颗粒细胞的增殖能力,若端粒过短会导致颗粒细胞增殖速度减缓,分泌的雌激素不能满足卵泡发育的需要,卵泡发育过程滞后,从而出现停经、雌激素水平降低等。此外,端粒的长度还会影响卵母细胞的质量。女性生殖衰老的端粒理论指出,在女性衰老过程中卵细胞出现了包括减数分裂染色体不分离、胚胎停滞、凋亡和流产在内的功能紊乱,源自2次损伤,其中卵圆细胞生成时染色体交叉减少与细胞内的端粒过短有直接关系。此外,有学者提出端粒酶活性可能与雌、孕激素的周期性变化有关,低雌激素状态下端粒酶无活性或活性很低。

六、表观遗传因素

尽管遗传因素对卵巢功能存在一定影响,但遗传因素仅能解释一小部分卵巢早衰,其余大部分可能由环境因素等其他非遗传因素所致。表观遗传学因同时关联环境和基因,因此被认为是卵巢衰老的一个重要原因。但目前表观遗传修饰在卵巢早衰中的研究仍较少,且部分存在争议。有文献报道,常见表观遗传修饰,如 DNA 甲基化及组蛋白乙酰化、磷酸化、泛素化等均可能参与了卵巢储备功能减退这一过程。

1. DNA 甲基化

DNA 甲基化是最具特征的表观遗传现象,是哺乳动物中普遍存在的一种与基因转录调控相关的重要表观遗传机制,它对特定的基因表达起重要调控作用,随年龄增加而发生的基因组 DNA 低甲基化被认为是导致人类衰老过程中的一个关键危险因素。卵母细胞生长发育及成熟所需的关键基因的表达均受 DNA 甲基化机制的调节,母体生殖老化会导致产出的卵母细胞老化,卵母细胞老化表现为整体 DNA 甲基化水平降低,甲基化酶也随之降低。

2. 组蛋白修饰

组蛋白是染色体的结构蛋白,目前有 5 种组蛋白类型,分别是 H1、H2A、H2B、H3、H4。其中核心组蛋白(H2、H3、H4)N 端易与含量较多的赖氨酸和精氨酸残基形成甲基化、乙酰化、泛素化、磷酸化等常见共价修饰。大量研究表明,组蛋白翻译后修饰(主要是甲基化和乙酰化)参与卵子发生、发育成熟、排卵等多个生物学过程。其中组蛋白乙酰化状态在卵母细胞发育的不同阶段是动态变化的,它的特殊变化对卵母细胞减数分裂的阻滞与恢复意义重大,而组蛋白(尤其是 H3K4)甲基化通过调控卵母细胞的染色质转录活性与减数分裂进程影响其成熟,排卵前组蛋白乙酰化或甲基化亦可促进类固醇激素的合成与分泌等。

七、其他机制

氧化应激(OS)被认为是导致卵巢储备功能减退的机制之一,生物代谢过程中产生的活性氧(ROS)和活性氮(RNS)被称为自由基,具有极强的反应活性。研究指出,与衰老相关的细胞呼吸功能的下降会导致线粒体内电子泄露增加和活性氧产生增加,继而影响线粒体功能。若包括活性氧和活性氮在内的促氧化剂的产生超过抗氧化剂的生成时就会导致 OS,并引起广泛的氧化损伤,长期过高的氧化应激损伤被认为参与了卵巢储备功能减退的过程。

虽然卵泡自身的变化是卵巢衰老的重要机制,但卵泡的正常发育、成熟、排卵离不开卵巢周围微环境的影响。卵巢微环境包括免疫微环境、细胞外基质、脉管系统,若发生失衡会发生细胞外基质的堆积、脉管系统的异常、衰老细胞及其相关分泌表型的积累等,从而加速卵巢早衰的发生。研究发现,卵巢功能减退与自身免疫紊乱相关联,表现为卵巢组织形态学的改变及各类自身抗体、细胞因子、免疫亚群的变化等一系列卵巢免疫功能紊乱的现象,继而产生抗卵巢组织的抗体,破坏卵巢功能,从而导致卵泡数量的降低或质量的下降,或对促性腺激素反应的低下。此外,细胞外基质的过度沉积有促使卵巢组织发生纤维化的作用,此为卵巢功能组织被实质组织取代的病理过程,一旦纤维化严重程度超过生理修复能力,卵巢组织正常的结构和功能将会受到损害,表现为卵巢包膜增厚、间质纤维结缔组织增多、卵泡减少或消失,卵巢功能减退甚至衰竭。

第四节　卵巢早衰的诊断标准与鉴别诊断

一、诊断标准

随着当代女性生育年龄的后延,卵巢功能减退对于生育的不良影响愈加重要,目前国内外对卵巢储备功能减退的诊断和治疗尚无统一的标准,针对卵巢储备功能减退者改善生育的措施亦不十分完善。为更好地认识、诊治和管理卵巢储备功能减退女性,国内该领域的专家基于国内外循证证据,结合我国临床实践,综合考虑辅助生育措施的成本,编写了《卵巢储备功能减退临床诊治专家共识》(以下简称《专家共识》),与卵巢储备功能减退相关的概念包括如下几种(以下内容参照该《专家共识》)。

1. 卵巢储备功能减退

卵巢储备功能减退(diminished ovarian reserve,DOR)指由于卵母细胞的数量减少和(或)质量下降,导致卵巢功能低下,从而引起生育能力下降,并伴有AMH 水平降低,窦卵泡数目(antral follicle count,AFC)减少,基础 FSH 水平升高,可分为与年龄相关的生理性 DOR 和与年龄不符的病理性 DOR 两类。

DOR 的诊断标准:关于 DOR 的诊断,目前尚缺乏理想的单一检测指标,《专家共识》推荐使用 AMH、AFC、基础 FSH 并结合年龄因素,对卵巢储备功能进行综合评估。

(1)AMH:AMH < 1.1ng/mL 提示 DOR(推荐等级ⅠB);AMH 由卵巢内窦前卵泡和小窦卵泡的颗粒细胞分泌,从胎儿时期开始分泌,18 岁时达到峰值,随后

分泌量逐渐下降,直至 50 岁左右停止分泌。它可抑制原始卵泡的募集,准确反映窦卵泡池的大小,且在月经不同时间段的波动较小,任意时间都可检测。此外,AMH 水平与年龄、FSH、AFC 有很好的相关性,故而目前被认为是反映卵巢储备功能最可靠的指标之一。

临床实践中应用 AMH 水平评估卵巢储备功能时,还要综合考虑可能影响 AMH 水平的因素(包括生理、病理、医源性因素、生活方式等),如多囊卵巢综合征患者 AMH 水平偏高,而先天性下丘脑垂体性闭经、口服避孕药或二甲双胍、有吸烟史等会导致 AMH 水平偏低。

(2)AFC:两侧卵巢 AFC <5 枚,提示 DOR(推荐等级Ⅰ B)。AFC 指月经周期第 2 ~ 4 天的双侧卵巢的卵泡(直径 2 ~ 10mm)数,与年龄、基础 FSH 呈负相关,是预测卵巢储备功能的另一较为可靠指标,检测方便,结果及时,成本低。但 AFC 的检测依赖操作者的技术与经验,受人为因素影响较大。

(3)基础 FSH 和 E_2:连续两个月经周期的基础 FSH≥10U/L 提示 DOR(推荐等级Ⅰ B)。基础 E_2 不单独作为 DOR 的指标,但有助于解释基础 FSH 而用于筛查 DOR(推荐等级Ⅱ B)。基础 FSH 和 E_2 水平指自然月经周期第 2 ~ 4 天的血清测定结果,推荐同时测定用于评估。基础 FSH 的变异性较大,且 FSH 单一指标的灵敏度和特异度均较低。在 DOR 情况下,基础 E_2 水平降低,但是 FSH 升高可刺激颗粒细胞分泌 E_2,导致 E_2 水平短暂性升高。基础 E_2 >80pg/mL(293.8pmol/L)者,其妊娠率较低。但 E_2 水平容易受到卵巢囊肿、基础药物等的影响,波动性大,需注意鉴别。

(4)年龄:35 岁以上的女性如果积极试孕超过 6 个月仍未成功妊娠的,需要进行卵巢储备功能评估检测(推荐等级Ⅱ B)。年龄是评估卵巢储备的重要直观指标,成年女性卵巢储备功能随年龄增加而自然减退。当女性年龄≥35 岁时,其不孕症和自然流产风险显著增加,而卵泡数量、卵泡对促性腺激素的反应能力、妊娠率和活产率显著下降,但个体之间差异很大。

2.早发性卵巢功能不全

早发性卵巢功能不全(premature ovarian insufficiency,POI)指女性在 40 岁以前出现月经异常(闭经或月经稀发≥4 个月)、FSH >25U/L(连续 2 次,测定间隔超过 4 周)、雌激素水平波动性下降。尽管 POI 和 DOR 存在一些共同的风险因素,但是目前并没有强有力的证据表明 DOR 是 POI 的前兆,而且二者有不同的治疗需求。

POI 的诊断标准:①年龄 <40 岁。②出现卵巢功能减退的临床表现,即月经异常(闭经或月经稀发≥4 个月)。③查体,全身检查包括一般情况和生命体征,注意检查第二性征发育情况、乳房发育、身高等。④有性生活史的女性需进

行妇科检查,排除阴道宫颈病变导致的闭经。⑤至少2次血清FSH>25U/L(在月经周期的第2~4天,或闭经时检测,2次检测间隔4周);血清AMH≤1.1ng/mL(即7.85pmol/L)。⑥盆腔彩超,双侧卵巢体积较正常小,双侧卵巢直径2~10mm的窦卵泡数之和<5个。⑦可结合遗传、免疫相关检测,如染色体核型分析、甲状腺功能、肾上腺抗体检查等。

3.卵巢低反应

卵巢低反应(poor ovarian response,POR)特指接受体外受精-胚胎移植(in vitro fertilization and embryo transfer,IVF-ET)的人群中卵巢对促性腺激素刺激反应不良的病理状态,主要表现为卵巢刺激周期发育卵泡少、血雌激素峰值低、促性腺激素用量多、周期取消率高、获卵数少、临床妊娠率低。

POR的诊断标准:既往对于本病的诊断多参考博洛尼亚标准,只要符合以下3个特征中的2个即可诊断为POR。①女性年龄≥40岁或者有其他POR的风险因素(Turner综合征、卵巢手术史、癌症治疗史等)。②前次IVF周期卵巢反应低下,即接受常规促排卵方案后,获卵数≤3枚。③卵巢储备功能检测异常,即AFC<5枚或AMH<0.5ng/mL。

4.卵巢早衰

卵巢早衰(premature ovarian failure,POF)指女性40岁以前出现闭经、促性腺激素水平升高(FSH>40U/L)和雌激素水平降低,并伴有不同程度的围绝经期症状,是POI的终末阶段。随着对POF病因的深入研究和临床病例的积累,人们逐渐意识到卵巢功能衰竭是一组临床表现多样、病因复杂且进行性发展(包括隐匿期、生化异常期和临床异常期)的疾病,卵巢早衰概念逐渐被早发性卵巢功能不全替代。

对于POI/POF的诊断标准存在年龄的限制,而DOR是根据异常的卵巢储备功能参数进行诊断,无年龄限制,如>40岁的女性可能被诊断为DOR,但不会被诊断为POI/POF。

二、鉴别诊断

本病需与以下几种疾病相鉴别。

1.功能性下丘脑性闭经

功能性下丘脑性闭经(functional hypothalamic amenorrhea,FHA)是继发性闭经的常见原因,亦可见于原发性闭经患者,常表现为闭经、不孕、B超提示卵巢多囊样改变。FHA是除外下丘脑、垂体等器质性病变后因下丘脑-垂体-卵巢轴功能受损从而表现为无排卵,雌激素水平降低,FSH和LH水平降低或正常,若治疗及时是可逆的。FSH和LH水平正常的患者,可通过孕激素试验鉴别

FHA 和多囊卵巢综合征,FHA 大多伴有雌激素缺乏,很少或不发生撤退性出血,而多囊卵巢综合征通常会发生撤退性出血,可通过详查病史,仔细甄别各项检查等区分,且 FHA 患者多有节食减肥、过度运动、体重下降、应激等病史。

2. 多囊卵巢综合征

多囊卵巢综合征(polycystic ovarian syndrome,PCOS)可表现为月经稀发或闭经,还可能导致不孕、流产,与卵巢早衰的症状类似。但多囊卵巢综合征患者可同时伴有雄激素过高的临床或生化表现,如出现不同程度的多毛、痤疮、脱发、胰岛素抵抗,可引起 2 型糖尿病、肥胖及血脂代谢紊乱等,且超声提示一侧或双侧卵巢直径 2～9mm 的卵泡数目≥12 个,呈"项链征"和(或)卵巢体积≥10mL。

3. 高催乳素血症

高催乳素血症生育期患者可不排卵或黄体期缩短,表现为月经少、稀发甚至闭经,青春期前或青春期早期女性可出现原发性闭经,生育期后多为继发性闭经、无排卵,可导致不孕,需与 POF 相鉴别。但本病可表现为血清催乳素＞1.14nmol/L,FSH 和 LH 分泌受抑制,水平降低,同时伴有溢乳。垂体腺瘤增大明显时,由于脑脊液回流障碍及周围脑组织和视神经受压,可出现头痛、眼花、呕吐、视野缺损及动眼神经麻痹等表现。

4. 生殖器发育异常

部分 POF 患者在青春期前发病的表现为原发性闭经。原发性闭经是指年龄＞14 岁,第二性征未发育;或者年龄＞16 岁,第二性征已发育,而月经尚未来潮。生殖器发育异常所致的原发性闭经包括子宫性闭经及下生殖道(指子宫颈和阴道)发育异常性闭经,其中子宫性闭经分为先天性和获得性子宫性闭性两种。获得性子宫性闭经主要包括感染、创伤所致的宫腔粘连导致的闭经,大多数为继发性闭经。多数生殖器发育异常伴有卵巢功能正常,可经过体格检查及相应的辅助检查区分。先天性子宫性闭经包括以下几种。

(1)子宫发育异常:①先天性子宫阴道缺如(MRKH)综合征,又称米勒管发育不全综合征,是最常见的导致原发性闭经的生殖道畸形,发病率约为 1/5000,因双侧米勒管无发育或不对称性发育不全所致,表现为第二性征发育正常,激素水平提示卵巢及性腺轴功能亦正常,妇科检查表现为无阴道开口或仅为窄小盲端,盆腔无法探及正常的子宫结构。其中少数的始基子宫有功能性内膜,内膜脱落可引起宫腔内积血,易继发输卵管积血和盆腔子宫内膜异位症等,因此这类患者多数在初潮年龄后不久就出现原发性闭经伴周期性腹痛,但也有少数患者间隔十余年或更长时间才出现症状。②性发育异常(DSD)引起的子宫发育异常,如完全型雄激素不敏感综合征(CAIS),患者染色体核型为 46,XY,性腺为正常睾丸,睾酮为男性正常水平,但因雄激素受体基因变异导致雄激素不能发挥作用,所以患者表型为女性,乳房发育良好,乳头通常发育不良,阴毛和腋毛无或稀少,阴道为盲端,无子宫及月经来潮。其中,17α-羟化酶缺陷症是一种常染色体隐性遗传性疾病,相对少见,患者因缺乏雄激素或雌激素,外生殖器表现为女性幼稚型,多按女性生活,患者常合并有高血压、低血钾。

(2)梗阻性子宫颈发育异常:包括子宫颈未发育、子宫颈完全闭锁、子宫颈外口闭锁和狭窄、条索状子宫颈、子宫颈残迹等,可与单宫体、双宫体、纵隔子宫等合并存在,常与阴道闭锁同时存在,均表现为原发性闭经伴周期性腹痛。

(3)梗阻性阴道发育畸形:包括单纯性阴道下段闭锁、阴道完全闭锁、阴道横隔、阴道斜隔综合征。无孔型阴道横隔表现为原发性闭经和腹痛,有孔型阴道横隔虽有阴道流血,但仍存在流出不畅而疼痛或继发感染的可能。

(4)梗阻性处女膜发育异常:无孔处女膜可表现为阴道积血性包块,会阴黏膜处透蓝,膨出而无开口,可出现周期性或急性盆腔疼痛、腹痛和尿潴留。

(5)梗阻性外阴发育异常:包括小阴唇部分和完全性融合,通常与胚胎早期的雄激素暴露有关系。

5. 卵巢抵抗综合征

卵巢抵抗综合征,或称卵巢不敏感综合征,有如下几种特征:①卵巢内多数为始基卵泡及初级卵泡;②内源性促性腺激素特别是 FSH 升高;③卵巢对外源性促性腺激素不敏感;④临床表现为原发性闭经,女性第二性征存在。

6. Asherman 综合征

Asherman 综合征,又称宫腔粘连综合征,是子宫性闭经的常见原因之一,多因人工流产刮宫过度或产后子宫内膜损伤从而导致宫腔粘连而闭经;流产后或产褥感染、子宫内膜结核感染及各种宫腔手术所致的感染也可造成闭经;因宫颈上皮内瘤变而行各种宫颈锥切手术所致的宫颈管粘连、狭窄也可导致闭经,当仅有宫颈管粘连时有月经产生而不能流出,宫腔完全粘连时则无月经。

7. 卵巢功能性肿瘤

分泌雄激素的卵巢支持-间质细胞瘤可产生过量的雄激素抑制下丘脑-垂体-卵巢轴功能而闭经。分泌雌激素的卵巢颗粒细胞瘤、卵泡膜细胞瘤,持续分泌雌激素抑制排卵,使子宫内膜持续增生而闭经。

8. 其他

内分泌异常(如甲状腺、肾上腺、胰腺等功能紊乱)也可引起闭经,常见的有甲状腺功能减退症、甲状腺功能亢进症、肾上腺皮质功能亢进、肾上腺皮质肿瘤等。此外,手术切除子宫或放疗等破坏子宫内膜也可导致闭经的发生。

第五节　卵巢早衰的并发症

卵巢具有分泌甾体激素的功能,可分泌雌激素、孕激素、少量雄激素、抗米勒管激素和抑制素,这些激素对维持女性生殖健康具有重要意义。当卵巢功能逐渐衰退甚至导致 POF 时,这些激素水平的变化会对机体产生诸多不良影响。

一、对生殖功能的影响

POF 患者由于 FSH 水平持续上升、低雌激素水平作用及卵巢中 FSH 受体缺如,多数患者表现为卵巢和子宫萎缩变小,卵巢基质血流减少,卵巢内卵泡耗竭,或残存卵泡质量下降,或卵巢内有卵泡,但对 FSH 反应不敏感,致卵泡发育不正常,最终影响女性的生殖功能,表现为妊娠率下降、流产率升高、活产率下降、胎儿细胞遗传学异常比例升高。据统计,POF 患者自然妊娠率不到 5% ~ 10%。大部分患者即使行辅助生殖技术也可能以失败告终。

二、对月经的影响

月经是子宫内膜受卵巢分泌性激素的周期性调控而出现的周期性脱落及出血,是最早反映卵巢功能正常与否的指标之一。POF 最直观的表现为月经周期不规则乃至绝经,大致可分为以下几种情况。①月经周期不规则:表现为正常月经周期忽然提前或推后,也易出现无排卵性异常子宫出血。②月经周期缩短:育龄期女性平均月经周期为 28 天,在卵巢早衰初期,月经周期常缩短至 22 ~ 26 天一潮,这也是 POF 的早期标志。③月经周期延长:由于优势卵泡的发育迟缓及雌激素撤退后的无排卵性出血,月经周期可能会延长。④月经稀发甚或闭经:少部分患者在青春期前发生 POF 表现为原发性闭经,常常影响第二性征的发育;当 POF 发生在青春期也可能表现为月经稀发,甚至导致闭经的发生。

三、对心理的影响

卵巢早衰导致的性激素波动或减少将引起一系列躯体及精神心理症状。纵向研究发现,情绪症状与女性处于卵巢功能衰退末期血浆雌二醇水平下降、FSH 水平显著升高相关,并且随着 FSH 水平升高,抑郁症发作的风险增加,这提示垂体、卵巢的功能改变与女性情绪症状之间可能存在更直接的关系。雌激素降低导致血管舒缩功能的不稳定,引起潮热、盗汗,部分患者也会引起精神神经症状,包括注意力不集中、情绪激动易怒或情绪低落、无法自控等情况,严重影响妇女的工作和生活。自主神经失调,如头晕、失眠、耳鸣、心悸等不适感又加重了妇女的焦虑和抑郁情绪,对妇女的工作和生活产生严重影响。另外,提早绝经对于女性心理通常是一个严重的打击,它将明显影响妇女的情绪和心理状态,POF 患者抑郁和焦虑评分较正常女性明显升高,体型的保持和性功能都会受到明显影响。

第六节　卵巢早衰对机体的远期影响

卵巢早衰表现为卵巢来源的激素及其相关因子分泌不足,而它们的作用靶点遍布全身,导致各个系统均受累,从而出现一系列改变,这些变化对女性的身心健康及生活质量均造成了诸多不良影响,须引起重视。

一、对生殖系统的影响

卵巢作为女性的性器官之一,性功能一般随着卵巢生殖功能的盛衰而发生改变,卵巢早衰患者分泌性激素量减少,女性性功能也发生相应的变化。常表现在以下几个方面:①性欲低下,由于卵巢功能衰竭,分泌性激素的功能显著降低,包括雌激素、孕激素、雄激素等分泌量严重不足,女性易出现性欲低下或无性欲的表现。②性能力不足,女性性能力与雌激素分泌水平关系最为密切,当卵巢功能衰竭时性激素分泌量缺乏,易出现阴道萎缩、内壁变薄、失去弹性、腺体分泌减少、性兴奋时润滑不足等可能会导致性交疼痛,性交质量低下,对此表现淡漠,且阴道壁变薄后对尿道和膀胱保护不足,易出现小便烧灼不适的表现。③性心理障碍,由于性器官逐渐萎缩,第二性征减退,月经不规则,加上部分女性还有生育需求,更易出现女性性心理障碍,如性压抑。出现以上情况需引起重视,特别是年龄小于 35 岁并伴有月经稀发甚至闭经者,应高度警惕是否患有卵巢早衰。

此外,卵巢分泌的各项激素对维持女性生殖健康具有重要意义,其中影响最大的是雌激素,女性阴道菌群的组成随卵巢分泌雌激素水平的变化而发生动态变化。卵巢早衰发生后,女性雌激素水平会持续下降,甚至达到绝经期水平,细胞内糖原减少,不利于乳酸杆菌生长,阴道 pH 值较前升高,自洁能力下降,容易出现反复的阴道感染。

二、对神经系统的影响

雌激素是一类胆固醇衍生的甾体类固醇激素,主要通过与其相应的受体结合而发挥生理作用,雌激素受体有两个主要的亚型:ERα 和 ERβ,其中ERβ在脑发育中起重要作用,可对学习和记忆能力起到调节作用。一项研究表明,接受 17β – 雌二醇干预后的 ERβ 敲除的小鼠出现学习能力获得性延迟及无法完成学习任务的情况,而野生型小鼠干预后则表现出明显的学习能力,表明 ERβ 介导雌激素可诱导增强学习和记忆功能。雌激素还起到保护神经的作用,其神经保护作用可体现在阿尔兹海默病、缺血性脑卒中及创伤性颅脑损伤等疾病中。来自细胞和动物模型的大量证据证明了雌激素在阿尔茨海默病中的神经保护作用,但临床实验数据仍存在争议,研究表明绝经后女性应用雌激素可使患阿尔茨海默病的风险降低或推迟本病的发生。此外,雌激素的减少增加了缺血敏感性,补充雌激素可改善缺血性脑卒中的预后。雌激素还能降低创伤性颅脑损伤雄性大鼠血脑屏障的通透性和水肿的形成,减少外伤导致的损伤体质和神经元损伤。G 蛋白偶联雌激素受体(GPER)可能介导脑血管的血管运动和血管再内皮化。雌激素缺乏与脑动脉瘤的发展亦有关,其机制可能是雌激素缺乏通过上调白细胞介素-17A,进而下调 E-钙黏附素来促进脑动脉瘤破裂。雌激素还可以增加动脉壁中弹性纤维的含量,减少胶原纤维的含量,从而直接影响动脉重塑。此外,雌激素可以促使脑血管线粒体中的特异性蛋白水平增加,并提高线粒体柠檬酸合成酶和复合体Ⅳ(能量产生中的关键限速步骤)活性,从而产生更大的能量和减少活性氧的产生,提高抗氧化能力,抑制脂质过氧化产物的形成,减轻氧自由基和脂质氧化产物对脑血管的损伤,从而发挥保护脑血管的作用。

三、对骨骼系统的影响

卵巢早衰者伴有性激素水平的变化,其中雌激素水平的改变对骨骼系统造成的影响最大,如导致女性骨质疏松高发,从而增加骨折的风险,此外还可影响肌肉和骨关节的功能。

研究发现,女性骨质疏松的高发与卵巢功能的衰退有密切关系。POF 患者若绝经时间长没有进行及时的预防和治疗,比自然绝经的女性骨量丢失早且快,骨量比同龄妇女丢失要多。体内雌激素是骨形成尤其是峰值骨量(PBM)形成、防止骨量丢失、延缓衰老的重要保护因子,POF 患者激素明显降低,进而导致对骨形成的保护作用降低,骨骼对甲状旁腺激素(PTH)的敏感性增加,破骨作用增强,导致 PBM 降低,骨质疏松症提前发生。

此外,POF 患者会出现肌肉总量下降和强度减弱,部分患者还表现为肌肉痛,雌激素水平的下降在该过程中发挥主要作用,睾酮和脱羟表雄酮水平的下降对肌肉也会产生重要影响。目前认为,雌激素缺乏通过对蛋白质合成/降解信号通路、凋亡信号通路和收缩蛋白修饰的明显影响,与骨骼肌质量和功能减少有关,且会致线粒体形态和功能受损从而影响肌肉功能,亦可通过影响氧化应激反应来影响肌肉功能。

卵巢功能减退甚至衰竭在运动系统中的另一个重要体现是骨关节,伴随卵巢功能减退,雌激素水平相应下降,骨关节痛和骨性关节炎的发生率亦会增高。研究显示,绝经前女性骨关节炎(OA)的发病率低于男性的发病率,而绝经后女性 OA 的发病率明显高于男性的发病率,有学者认为绝经前女性受到雌激素的保护,而绝经后雌激素水平显著降低,OA 发病率升高,提示雌激素在 OA 的预防中具有重要作用。另一项研究发现,接受激素替代治疗的女性脊柱 OA 的发生率明显降低,但雌激素治疗带来的副作用同时也备受关注。

四、对心血管系统的影响

卵巢分泌的激素可以改变心血管系统的生理及病理状态,从而影响心血管疾病(cardiovascular disease,CVD)的发生及发展过程,雌激素作为公认的心血管系统保护因子,可通过调节血管平滑肌的收缩功能,保护血管内皮,降低血管张力,亦可减少钙沉积,减轻血管钙化,发挥抗动脉粥样硬化作用,也可调节心肌细胞功能、抑制心肌细胞凋亡和坏死,从而影响心血管系统的功能。

研究表明,女性 CVD 发病率在绝经前仅为男性的 10% ~30%,绝经后则迅速升高,与男性无明显差异。另一项研究表明,绝经年龄小于 40 岁女性 CVD 的死亡风险是绝经年龄为 50~54 岁女性的 1.54 倍。女性 CVD 的发生除与男性共有的传统的危险因素外,还受初潮、妊娠、绝经等女性特有因素的影响。目前认为,产生这种性别差异的原因与女性内源性性激素对心血管系统的作用相关。

五、对泌尿系统的影响

女性膀胱、尿道及盆底肌肉组织中也有雌、孕激素及雄激素受体的表达,因此下尿路及盆底组织同为女性性激素的靶器官。POF 可引起女性泌尿和盆底功能下降,导致女性泌尿生殖系综合征,可表现为盆底肌张力下降,盆底组织变薄弱,弹性和水分降低,阴唇苍白、红斑,阴道和尿道皱褶丧失,处女膜残留丧失,内径收缩,尿道外翻或脱垂,尿道裂孔突出,复发性尿路感染和盆腔脏器移位等。伴随着卵巢功能的衰退,雌激素缺乏致泌尿生殖道细胞功能障碍,引起生殖道和尿道黏膜及黏膜下组织变薄,同时血管、肌肉、结缔组织萎缩,出现如尿频、尿急、尿痛、夜尿、排尿困难、耻骨上不适等表现,这些亦可能会对性功能活动产生不良影响。此外,POF 会加剧泌尿生殖道支撑组织萎缩和张力减退,致机体发生盆底功能障碍,表现为控尿、控便功能异常以及盆腔脏器脱垂,如子宫脱垂、膀胱膨出等。

六、对内分泌系统的影响

内分泌系统通常分为两大类:内分泌器官和内分泌细胞团。内分泌器官包括性腺、甲状腺、肾上腺、垂体、松果体、甲状旁腺和胸腺等,内分泌细胞团有胰腺内的胰岛、卵巢内的卵泡细胞及黄体细胞。目前主要研究内分泌器官对卵巢功能的影响,而对于后者对卵巢功能的研究较少。

胰腺组织中含有雌激素受体,卵巢产生的性激素可影响胰岛素的分泌,雌激素在胰腺 β 细胞功能、营养稳态、凋亡和增殖等方面有重要作用,可通过促进胰腺 β 细胞作用和增强胰岛素敏感性来提高葡萄糖耐受性。研究发现,低水平组受试者胰岛素抵抗指数明显较高水平组高,更年期妇女血清 E_2 表达水平与胰岛素抵抗指数相关,且 E_2 水平的降低促进了胰岛素抵抗的发生,提示随着 E_2 水平的下降,更年期女性胰岛素抵抗发生风险更大,糖尿病发生风险也更高。

甲状腺为人体重要的内分泌器官,在甲状腺组织中存在着大量的雌激素受体,在女性的生育期甲状腺轴和性腺轴密切相关,相互影响,共同维持机体的平衡。一项研究表明,在育龄女性(31～35 岁)中,特发性卵巢储备功能与甲状腺过氧化物酶抗体(thyroid peroxidase antibody,TPOAb)阳性率有关,在此年龄段,相比于促甲状腺素(thyroid stimulating hormone,TSH)水平,可能代表激活免疫系统的 TPOAb 阳性对卵巢功能的影响更加明显。

肾上腺由肾上腺皮质和肾上腺髓质构成,肾上腺髓质分泌肾上腺素,影响人体血压、心率、出汗及由交感神经系统所调控的其他活动,肾上腺皮质则分泌糖皮质激素、盐皮质激素及雄激素。虽然肾上腺和卵巢共同分泌雄激素,但对于此二者的相关研究较少。

下丘脑和垂体在卵巢功能衰退过程中起重要作用,其中下丘脑中存在雌激素和孕激素受体,激素作用于下丘脑,影响下丘脑神经元的活动。垂体分泌 FSH 和 LH,两者协调作用促进性腺正常发育,促进激素分泌和卵泡成熟。雌激素可刺激泌乳素的释放,与催乳素瘤的发生和发展亦存在一定关联。此外,动物实验结果表明雌激素可诱发分泌泌乳素的垂体肿瘤。

七、对肿瘤发生发展的影响

卵巢衰老是女性衰老的重要因素之一,在女性卵巢功能衰退的过程中,各种系统肿瘤的发生率亦升高。因卵巢功能衰退,性激素或促性腺激素的持续刺激可能会导致激素依赖性肿瘤的发生,如卵巢癌、子宫内膜癌、乳腺癌等。雌激素对维持女性正常生理功能至关重要,但异常增高的机体雌激素水平或持续暴露于外源性雌激素中与某些癌症的发生率增加密切相关,尤其是子宫内膜癌、乳腺癌、卵巢癌、肺癌、结肠癌。研究表明,孕酮可阻止乳腺癌细胞的侵袭和迁移及对抗雌激素的促子宫内膜增殖作用从而发挥抗肿瘤作用。雄激素通过与其受体 AR 结合,与共激活因子/辅抑制因子和上、下游调控因子相互作用,通过经典 A/AR 信号或非经典 AR 信号的基因转录机制,涉及大量的调控因子和信号通路,调控下游靶基因的转录活性和表达,从而影响卵巢癌、子宫内膜癌、宫颈癌的发生、进展、预后及耐药过程。

八、对皮肤及形体的影响

皮肤作为雌激素的靶器官,当卵巢功能减退之时甚至到了 POF 阶段,雌激素的缺乏不仅促使真皮层胶原蛋白减少,还促进皮肤弹性纤维降解和黏多糖流失。因此,POF 的女性表现为皮肤弹性降低、干燥度及皱纹增加,或出现老年斑、黄褐斑等。雌激素水平缺乏同样会使皮肤创面损伤的修复过程受到影响,影响炎性反应、上皮再生、肉芽形成和蛋白酶降解过程,常表现为皮肤创面愈合时间延长。

POF 患者雌激素暴露接触时间短,雌激素受体 α 较少或活性较低,交感神经系统激活棕色脂肪组织产热降低,抑制能量消耗和增加食欲,进而导致体脂增加,以及影响脂肪组织分布,有利于腹部脂肪的积累,可表现为腹部隆起、腰围变粗、导致发生类似于绝经后的肥胖、女性曲线发生改变。此外,POF 患者因乳房失去雌孕激素支持,常常会松弛、萎缩下垂,失去以往饱满、耸立的形态。此外,雌激素水平降低时也容易出现脱发现象。

第七节　卵巢早衰的治疗

在 POI 概念出现之前,POF 是被临床广泛使用的术语,但随着对 POF 病因的深入研究和临床病例的积累,人们逐渐意识到卵巢功能衰竭是一组病因复杂且进行性发展的疾病。而 POF 的概念亦逐渐被 POI 所替代,将 FSH 的水平改为 25U/L,意在让卵巢功能衰竭患者在早期就能得到充分的重视和及时的干预。POI 一旦发生,是不可逆的,因此为患者制订长期的诊疗方案是非常有必要的。对于 POI 的治疗需要根据患者患病年龄、生育要求及临床症状综合考虑,选取最适宜的治疗手段,治疗手段主要包括以下几种。

一、激素替代疗法

激素替代疗法(hormonal replacement therapy,HRT)是目前临床上最常用的治疗方法,HRT 治疗适用于明确诊断者。该法不仅能改善患者的月经情况,促使年轻患者第二性征发育,还能有效改善患者因低雌激素导致的血管舒缩不稳定症状,且能防止性器官萎缩、骨质疏松及因血脂代谢紊乱引起的心血管疾患,使患者获得最大受益。但禁忌证亦很多,主要包括以下几种:①已知或可疑妊娠;②不明原因阴道出血;③已知或可疑乳腺癌;④已经或可疑患性激素依赖性恶性肿瘤;⑤患有活动性静脉或动脉血栓栓塞性疾病(最近 6 个月内);⑥严重的肝、肾功能障碍。

1.治疗机制

激素替代疗法的治疗机制是激素可作用于靶器官促进卵泡发育成熟及排卵,从而调整月经周期和改善雌激素缺乏引起的症状,还可通过反馈作用调节人垂体促性腺激素的功能来调节生殖内分泌轴的平衡,进而改善患者的生活质量。

2.用药原则

HRT应用时采取个体化用药的原则,剂量应大于正常年龄绝经的妇女,若患者年龄小(具体到年龄段)、身材矮、骨骺尚未愈合,雌激素可用小剂量。可根据患者个体情况选择合适的剂型,对于肝功能异常或存在血栓形成风险的患者可考虑用贴剂或者凝胶,经皮吸收的雌激素安全性相对较高。用药前必须进行相关检查,目的是评估疗效(症状、血清性激素水平、血脂、肝肾功能、心电图、骨密度、乳房超声或钼靶检查、X线检查、盆腔超声检查、阴道细胞学检查等)及用药安全性(血压、体重、乳房、子宫内膜厚度、阴道出血情况等),以便决定是否应用HRT方案。此外,在应用HRT治疗的过程中应做好监测与随诊,以便解疗效、副作用和患者对于HRT治疗的依从性是否良好,并及时调整用药,以争取达到最佳的治疗效果,避免不良反应。建议在治疗4~8周时了解患者低雌激素症状的缓解程度及有无乳房胀痛和不规则阴道出血。对于长期应用HRT治疗的患者每年进行全面的评估,慎用病例应酌情增加随诊次数,评估内容包括体重、血压、血脂、肝肾功能、心电图、乳房超声或钼靶X线检查、盆腔超声检查、阴道细胞学检查等,根据评估情况决定疗程长短,并决定是否继续应用。

3.常用药物

(1)雌激素:①口服途径,是HRT治疗时应用最广泛的用药方式,药物包括17β-雌二醇、戊酸雌二醇、结合雌激素等天然雌激素。②经皮途径,药物有半水合雌二醇贴、雌二醇凝胶。③经阴道途径,药物有雌三醇乳膏、结合雌激素软膏、普罗雌烯阴道胶囊或乳膏、氯喹那多-普罗雌烯阴道片。

(2)孕激素:天然孕激素包括微粒化孕酮胶丸和胶囊。合成孕激素包括孕酮衍生物、17α-羟孕酮衍生物和19-去甲睾酮衍生物,其中最接近天然孕激素的是地屈孕酮。初步研究提示,HRT时应用天然孕激素或地屈孕酮与其他合成孕激素相比,可能具有较低的乳腺癌的发生风险。

(3)雌孕激素复合制剂:如戊酸雌二醇片/雌二醇环丙孕酮片复合包装(克龄蒙)、雌二醇/雌二醇地屈孕酮片(芬吗通)等。

4.具体方案

(1)单纯雌激素治疗:适用于已经切除子宫的患者,推荐剂量为17β-雌二醇 2mg/d、结合雌激素 1.25mg/d 或经皮雌二醇 75~100μg/d,连续应用,具体情况应根据患者剂量进行相应调整。

(2)雌孕激素序贯疗法:适用于有完整子宫,仍希望有月经样出血的患者,治疗时模拟正常的月经生理周期,若使用单方制剂,则在用雌激素的基础上,每月加用孕激素 10~14 天。按雌激素的应用时间又分为周期序贯和连续序贯,前者每周期停用雌激素 2~7 天;后者连续应用雌激素,雌激素多采用戊酸雌二醇(每天 1~2mg),孕激素多采用地屈孕酮(每天 10mg)或醋酸甲羟孕酮(每天 8~10mg)。复方制剂治疗 POI 具有服用方便的特点,治疗时可采用戊酸雌二醇片/雌二醇环丙孕酮片复合包装,于月经周期前 11 天口服 1 片白色片(内含雌二醇 2mg),后 11 天每天口服 1 片浅橙红色片(每片含雌二醇 2mg 及醋酸环丙孕酮 1mg),用完 1 盒后停药 7 天,再开始下 1 个周期的治疗;连续序贯方案可采用雌二醇/雌二醇地屈孕酮片月经前 14 天每天口服 1 片白片(内含雌二醇 1mg),后 14 天每天口服灰色片(内含雌二醇 1mg 和地屈孕酮 10mg),每 28 天为 1 个疗程,于第 29 天开始下一个疗程或选取其他西药,治疗时应根据患者的具体情况及需求选择最适合的药物。

(3)阴道局部雌激素的应用:推荐用于有泌尿生殖系萎缩症状患者症状的改善,或因肿瘤术后、盆腔放疗及化疗等引起的症状性阴道萎缩或狭窄者。若全身用药后阴道局部仍有症状者,也可以在全身用药时辅助阴道用药,以加强治疗效果。用药方法:阴道用药,每日 1 次,连续使用 2 周症状缓解后,改为每周用药 2 或 3 次。阴道局部应用雌激素通常不需要加用孕激素,长期单独应用者应监测子宫内膜情况。

二、促排卵及辅助生殖技术

推荐使用控制性卵巢刺激(controlled ovarian stimulation,COS)方案,即通过使用克罗米芬、来曲唑、促性腺激素类药物等刺激,改善卵子数量和质量,治疗后所获优势卵泡及妊娠率均显著升高。符合 IVF - ET 指征者积极考虑实施 IVF - ET 助孕。

1.常用药物

(1)克罗米芬:即枸橼酸氯米芬,为选择性雌激素受体调节剂,主要通过与雌激素受体相结合,干扰雌激素负反馈,促使 FSH 和 LH 分泌增加来发挥作用。

(2)来曲唑:一种非类固醇类高效选择的第三代芳香化酶抑制剂,可通过抑制雄激素向雌激素转化使体内雌激素处于低水平,从而影响负反馈过程,且雄激素积聚于卵泡内,有增强 FSH 表达水平从而发挥促卵泡发育的作用。

(3)促性腺激素(Gn)类药物:包括 HMG、注射用 FSH、注射用 HCG。一项实验表明,来曲唑较克罗米芬半衰期短,且对子宫内膜及子宫颈黏液的影响较小,不影响精子穿行和受精卵着床,效果较佳。HMG 可促使卵泡发育成熟并分泌雌激素,主要适用于垂体功能不足者;HCG 适用于垂体能分泌足量的卵泡刺激素和黄体生成素不足者,有类似于黄体生成素的作用而诱发排卵,一般与其他促排卵药物联合使用。

(4)促性腺激素释放激素类似物(GnRHa):根据与受体的作用方式不同,可分为 GnRH 激动剂及 GnRH 拮抗剂。GnRH 激动剂有长效和短效两种剂型,与 GnRH 受体有高度亲和力,使用过程会产生两种效应:①刺激垂体促性腺激素急剧释放,即一过性升高,在首次给药的 12 小时内,血清 FSH 水平升高 5 倍,LH 水平升高 10 倍,E_2 水平上升 4 倍。②可对抗蛋白酶的降解作用,从而延长半衰期。若 GnRH 激动剂持续使用或使用长效制剂,垂体细胞表面可结合的 GnRH 受体被下调,对 GnRH 激动剂的刺激不再敏感,即发生了降调节作用,使内源性 FSH、LH 分泌被抑制,雌激素处于绝经期水平,用药 7 ~ 14 天达到药物性垂体 - 卵巢去势,由此作为临床应用的基础。停药后垂体功能会逐渐恢复,正常月经周期的妇女停药后卵巢功能恢复约需 6 周。GnRH 拮抗剂与垂体 GnRH 激动剂受体竞争性结合,直接抑制垂体促性腺激素释放,起效快,作用时间短并可逆,停药后垂体功能即迅速恢复,抑制作用为剂量依赖性,不具有刺激促性腺激素释放的功能,不存在一过性升高的作用。

2. 用药方案

对于有生育需求的患者,若患者处于避孕中,应鼓励其解除避孕,积极试孕,与此同时监测排卵,必要时进行促排卵治疗。2022 年《卵巢储备功能减退临床诊治专家共识》指出,若监测到有排卵者,年龄 <35 周岁,可试孕半年;若≥35 周岁,建议积极试孕 3 个月,未孕则按照不孕合并 DOR 处理。无排卵者药物促排卵治疗无效者,按照排卵障碍性不孕处理,建议行 IVF - ET,推荐以下 3 种方案。

(1)温和刺激方案:和常规刺激方案妊娠率基本相同,但相比较而言,温和刺激方案成本低,所以推荐将温和刺激方案作为 DOR 患者主要的刺激方案来使用(推荐等级 IB)。

温和刺激方案指在联合 GnRH 拮抗剂的治疗周期中,以较低剂量和(或)短时间内持续使用 Gn 的方案,期望获得卵泡数在 3 ~ 5 枚,该方案使用过程中 Gn(如 FSH)每日的最大剂量为 150U,以区别于常规刺激方案,也可以是低剂量 Gn 联合克罗米芬或来曲唑进行治疗,在使用克罗米芬或来曲唑的过程中联合使用生长激素(growth hormone,GH)可有效提高获卵数,改善患者受精率和优胚率。

克罗米芬于月经周期第 3 ~ 5 天开始服药,每天 1 次,每次口服 50mg,连用

5 天,一般在停药 7~9 天排卵,应密切监测排卵情况,若排卵失败,可重复用药,增加剂量;来曲唑于月经周期第 3~5 天开始使用,每天 1 次,每次 2.5~5mg,连续使用 5 天。在口服用药的基础上于周期第 3~5 天肌注 HMG 或 FSH,或单纯肌注治疗,HMG 或 FSH 用量为每天 75~150U,当主导卵泡中有 1 个直径 >18mm 或 3 个 >17mm 时,结合雌激素水平,适时给予 HCG,HCG 用量为 2000~10000U,排卵多发生在注射 HCG 后 36~48 小时,嘱患者注射 HCG 后第 2~3 天同房,排卵后及时补充孕激素。

(2)常规刺激方案:2016 年在博洛尼亚标准基础上进一步提出的新的 POR 管理策略,即波塞冬分组,以 35 岁为分界,参照前次促排周期患者的卵巢反应,将 POR 分为卵巢对外源性 Gn 反应异常导致的预期外 POR(1、2 组)与卵巢 DOR 导致的 POR(3、4 组),其中 4 组约占 55%,3 组可占 10%。3、4 组 DOR 患者,推荐常规刺激方案进行助孕治疗,其中 3 组使用 300U 的 FSH,4 组使用 300U FSH +150U LH,治疗中可联合 GH 2U/d 连续 3 个月的预处理(推荐等级 IB)。

2022 年《卵巢储备功能减退临床诊治专家共识》提出使用外源性 Gn 诱导多个卵母细胞发育的 COS 方案共有 3 种,分别是 GnRH 激动剂长方案、GnRH 激动剂短方案和 GnRH 拮抗剂方案,且论述了 3 种常规刺激方案之间对 DOR 的临床疗效没有明显区别。此外,该共识中论及当 FSH 剂量超过 300U 时,在活产率方面没有患者获益。针对 36~39 岁的 DOR 患者,在 COS 方案中补充重组 LH(rLH)可以明显改善胚胎植入率,但该共识并未详述每个方案的具体用法。因此,在此参照 2016 年促排卵药物使用规范,其中明确提出了 COS 方案及具体用法,包括5 种方法,分别是 GnRH 激动剂长方案、GnRH 激动剂短方案、GnRH 激动剂超短方案、GnRH激动剂超长方案和 GnRH 拮抗剂方案。①GnRH 激动剂长方案是 COS 的常用方案,从月经周期的第 2~4 天或黄体期中期开始给予 GnRH 激动剂,可选用短效制剂或长效缓释制剂,酌情选择用量,14 天后垂体达到降调节标准时(LH <5U/L,E_2 <183.5pmol/L,内膜厚度 <0.5cm,无卵巢功能性囊肿),给予 Gn 促排卵(75~300U/d),在用药过程中根据卵巢反应性和激素水平调整 Gn 用量,若为短效制剂通常同时持续 GnRH 激动剂直至扳机日。②GnRH 激动剂短方案通过 GnRH 激动剂的激发作用,协同 Gn 募集卵泡,抑制自发 LH 峰,多应用于卵巢反应不良的患者。通常月经周期第 2 天开始使用短效激动剂直至扳机日,第 3 天用 Gn 促排卵(150~300U/d)。③GnRH 激动剂超短方案也是利用 GnRH 激动剂的激发作用,大多应用于卵巢反应不良的患者。通常月经周期第 2 天开始使用短效激动剂,第 3 天用 Gn 促排卵(150~300U/d),使用 Gn 的第 4 天停用短效激动剂。④GnRH 激动剂超长方案主要适用于子宫

内膜异位症患者,但卵巢反应不良患者放弃周期增加,需权衡利弊慎重使用。自月经周期第2~4天注射长效GnRH激动剂全量或半量,4周后注射第2次全量或半量,再经2~3周后根据FSH、LH和E_2水平、卵泡直径/数量及子宫内膜厚度/形态启动Gn,促排卵泡中Gn剂量(75~300U/d),但较其他方案Gn用量和时间适当增多。⑤GnRH拮抗剂方案可在使用Gn促排卵第6~8天加用GnRH拮抗剂至扳机日,或根据卵泡的大小/数目和LH水平加用GnRH拮抗剂,一般当主导卵泡直径达14mm或者LH≥10U/L时加用。

(3)改良的自然周期:至少2个刺激周期胚胎质量差、基础FSH>15U/L、月经极其不规律、卵巢功能濒临衰竭状态及希望避免再次药物刺激卵巢的患者可以尝试选用自然周期或改良的自然周期,但是疗效有限(推荐等级ⅡB)

此法根据患者月经周期的长短,在月经周期的第6~8天开始监测卵泡发育情况并关注LH、E_2及孕酮值的变化,由此决定扳机时机,为促使卵泡生长和避免卵泡提前破裂可加用Gn或GnRH拮抗剂。HCG扳机:正确掌握HCG注射使用时机是获得理想的诱导排卵或控制性卵巢刺激治疗效果的重要环节。通常根据患者外周血雌激素水平和卵泡大小来决定,HCG剂量通常为2000~10000U,当主导卵泡中有1个直径>18mm或3个>17mm时,结合雌激素水平,适时给予HCG。GnRH激动剂扳机:在非垂体降调节促排卵周期(如拮抗剂/微刺激方案)中有多个卵泡发育时,为预防卵巢过度刺激综合征发生,可以利用GnRH激动剂行扳机,激发内源性LH峰。

三、低温保卵技术

低温保卵技术是近年来应用于保存POF患者生育能力的重要方法,通常应用于可事先预知的POF患者,如化疗、放疗及遗传性POF患者。此法在患者卵巢功能正常时先低温保存卵细胞、胚胎或者卵巢组织,当患者身体条件适合及需要时再进行解冻或复温,予以体外受精或体内移植治疗。此法亦可用于单亲患者,但冷冻卵子复苏后的受精及胚胎移植成功率尚不理想,其子代的安全性也有待进一步观察。此法治疗POF具有广泛应用前景,但卵子的存活能力受诸多因素影响,仍有待进一步解决。

四、卵巢移植

卵巢冷冻与移植技术适用于因良性卵巢疾病接受卵巢切除术,患有遗传、免疫疾病(如特纳综合征和半乳糖血症)或想保留生殖能力的年轻POF患者。但该技术在临床应用上存在一定的局限性,如卵巢组织取出后所需要的一系列处理对卵母细胞的发育和受孕后孩子的影响依旧是未知数,在卵巢移植的过程中可能会引起未被激活的卵泡的大量丢失。因此,卵巢冷冻与移植技术能否应用于临床仍需进一步探究。

五、干细胞治疗

目前现有的 POF 治疗方法可能会引起不良反应,近年来一些研究表明,干细胞是一种潜在的替代治疗手段,具有自我更新及多项分化的潜能,为修复受损组织及恢复组织正常功能提供了可能,已受到生殖领域学者的充分关注。但多功能诱导的干细胞来源不充足、不稳定和致瘤性的风险仍有待解决。多种研究已经证实,不同来源的干细胞可以恢复因化疗损伤的卵巢功能,但作用机制多是通过旁分泌细胞因子促进卵泡发育、抑制颗粒细胞凋亡的。

间充质干细胞是干细胞家族中的重要成员,是一种多能干细胞,具有免疫原性低、容易获得的特点,在体内、外的特殊刺激下可以定向分化为脂肪、肌肉、骨骼、软骨等多种组织细胞。最早是在骨髓中分离出来的,后来逐渐发现脐带、胎盘、羊膜、经血、脂肪、羊水等组织中均可分离得到。

1. 骨髓间充质干细胞治疗

骨髓间充质干细胞(bone marrow mesenchymal stem cell,BMMSC)在临床上已用于治疗脑、脊髓、心肌、皮肤及颌面部等组织损伤,也可应用于卵巢储备功能减退性疾病的治疗,且治疗效果较为满意。BMMSC 体内来源丰富,体外培养及移植技术较成熟,可进行自体移植而排除免疫排斥反应且易被患者接受,不存在伦理道德问题,具有优越性。

2. 脂肪来源干细胞治疗

脂肪来源干细胞(adipose – derived stem cell,ADSC)源于脂肪组织,具有取材容易、可获取量大、对机体损伤小、低免疫原性、增殖稳健等优点,已逐渐成为研究热点。相比于 BMMSC,脂肪组织中的干细胞含量远高于骨髓间,而且在无特殊生长因子培养条件下,ADSC 具有更高的存活力,更易于体外分离培养。一项研究结果表明,实验组顺铂所致 POF 大鼠经过脂肪干细胞治疗后 FSH 水平降低,雌二醇水平升高,颗粒细胞 GnRHR 蛋白表达明显降低,说明脂肪干细胞可以减轻顺铂对卵巢的损伤,改善卵巢功能。

3. 胎儿间充质干细胞治疗

近年来胎儿间充质干细胞已经在妊娠期或出生后从胎儿组织中分离出来,包括脐带华通胶间充质干细胞、脐血间充质干细胞、羊水间充质干细胞、羊膜间充质干细胞和胎盘间充质干细胞,它们都具有干细胞多分化潜能,且能非侵入性大量获得,并避免胚胎研究的伦理问题,具有一定优势。但其获取途径相对较窄,因此它们的应用受到了限制。一项研究发现,脐血间充质干细胞移植入放疗引起 POF 的裸鼠卵巢内可使 E_2 上升及 FSH 和 LH 下降,未闭锁卵泡数增加,并可见各个发育阶段卵泡。

4. 子宫内膜干细胞治疗

子宫内膜干细胞(endometrial stem cell,EnSC)是从子宫内膜组织中分离出来的成体干细胞,由一群来自上皮干细胞、中胚层的一类多能干细胞和侧群干细胞组成,可通过刮宫、手术的方式收集,但该过程具有损伤性。此外,也可通过收集健康女性经血的方式获得,称经血来源干细胞(menstrual blood - derived stem cell,MenSC),其具有自我更新、多向分化潜能、低免疫原性和免疫调节等生物特性。该法具有取材无创、细胞增殖速度快等优点,且可以反复取材,因其具有低免疫原性的特点,使异体移植成为可能。王臻等通过将 MenSC 注入 POI 小鼠模型体内,观察到移植组与对照组相比,FSH 水平明显降低,雌二醇水平明显升高,各级卵泡数均有所恢复。

5. 诱导多能干细胞治疗

诱导多能干细胞(induced pluripotent stem cell, IPSC)是通过采取导入外源基因的方法使体细胞去分化为多能干细胞。研究发现,OCT4、LIN28、SOX2、NANOG 四种细胞因子足以将人类体细胞重新编程成多能干细胞。Liu 等将人诱导多能干细胞诱导分化为卵巢上皮样细胞,并将这些细胞植入 POF 小鼠中,在小鼠卵巢组织中可观察到波形蛋白表达量减少,而细胞角蛋白 - 7 和雌激素受体 β 增加,且卵巢组织中雌激素水平增加,卵巢质量增加,卵巢功能得到了有效修复。

6. 生殖干细胞治疗

生殖干细胞是将分离提纯的雌性生殖干细胞通过体外扩增培养后移植入受损卵巢内,通过卵母细胞再生修复来恢复卵巢功能。近期一项研究否定了成年哺乳动物卵巢具有固定数量卵母细胞的观点,这种卵巢生殖干细胞(ovarian germstem cell, OGSC)在非哺乳动物中已经得到了证实,如果哺乳动物 OGSC 的多能性得到证实,将为治疗提供新方案。目前已证实卵巢中有皮质下卵原干细胞和卵巢内间充质干细胞两种类型的干细胞。其中,卵泡穿刺获得上皮来源的潜在卵原干细胞可在体外分化成为卵母细胞样细胞,可能为治疗 POF 带来新素材。但该法要应用于临床研究仍然存在很多困难,因能分离出来的卵巢源性干细胞非常有限且治疗时需要足够的产卵母细胞的干细胞,而它仅在生育年龄妇女的卵巢中存在,因此该法治疗 POF 代价巨大。

六、外泌体治疗

外泌体是纳米级细胞外微小囊泡,由细胞内的内涵体通过胞吐的方式释放到胞外形成的,可由所有细胞类型分泌,如间充质干细胞、内皮祖细胞、巨噬细胞、肿瘤细胞等，同时，外泌体几乎存在于所有的体液中，包括全血、血浆、脑脊液、尿液、精液、唾液等，但其分离纯化一直是备受关注的问题和难点。一些研究证实人体干细胞来源的外泌体在预防颗粒细胞凋亡中是有效的，不仅来源于人脐带间充质干细胞的外泌体在体外可抑制卵巢颗粒细胞的凋亡，而且含有 miR-126-3p 的人脐带间充质干细胞的外泌体也减弱了 POI 大鼠模型中的卵巢颗粒细胞凋亡，另一项研究同样也证实了人多能干细胞-间充质干细胞是用于预防卵巢颗粒细胞凋亡的候选材料。尽管干细胞在临床环境中取得了一些优异的效果，但外泌体在再生医学领域变得越来越重要，因为外泌体可以直接从细胞培养物中分离，并且没有肿瘤形成的风险。在未来，外泌体疗法有可能成为本病的一种理想治疗方法。

七、单核细胞治疗

单核细胞富含造血干细胞、内皮祖细胞等，可促进组织器官再生、修复及血管新生，有改善局部微环境及内分泌组织的功能等作用。研究表明，单核细胞有助于卵泡再生，可诱导新的卵巢生殖细胞发展至减数分裂阶段及形成颗粒细胞。且因制备快捷，无须体外扩增，能实现自体移植，临床应用及推广空间较大，近年来相关研究亦较多。

骨髓单核细胞又称骨髓源干细胞，一般采用 Ficoll 分离液等自骨髓液分离来制备。一项研究报道，45 岁 POI 患者经腹腔镜下移植自体骨髓源干细胞，行体外受精-胚胎移植后成功妊娠并分娩一名健康男婴。外周血单核细胞从外周血中分离提取，但含量极少，粒细胞集落刺激因子可将骨髓内祖细胞动员至外周血循环中，动员后采集的外周血单核细胞内含有造血干细胞、间充质干细胞、内皮祖细胞、淋巴细胞、粒细胞、成纤维细胞等。研究显示，粒细胞集落刺激因子动员的外周血单核细胞可使 POI 大鼠颗粒细胞凋亡减少，卵巢血管新生及窦前卵泡发育增多，利于卵巢功能恢复。脐带血富含多种未成熟细胞，Dang 等实验发现人脐血单个核细胞移植组治疗小鼠在治疗后血清 E_2 水平显著升高，而血清 FSH 和 LH 水平显著降低，有修复卵巢功能的效果，但脐带血单核细胞所含细胞成分多，存在异体移植免疫排斥反应较大的风险。

八、基因治疗

基因治疗是指应用基因工程技术，将正常基因导入患者细胞内，用来纠正致病的缺陷基因从而达到治疗 POF 的目的。但目前对于基因治疗 POF 仍处于动物实验阶段，未来仍需进一步研究才能应用于临床。Ghadami 等研究发现卵巢内注射表达人 *FSHR* 基因的腺病毒能够恢复雌性促卵泡激素受体敲除小鼠的 FSH 反应性，重新启动卵巢卵泡生成过程，并恢复雌激素的产生，有修复卵巢功能的作用。

九、低强度脉冲超声技术

低强度脉冲超声(low intensity pulsed ultrasound,LIPUS)是用脉冲作用于细胞时产生细胞内的微流、细胞内质旋转等来提高细胞的新陈代谢,从而起到促进细胞生长的作用。LIPUS应用广泛,在骨折愈合、关节软组织、神经纤维损伤后修复等研究领域已开始使用,疗效确切且安全性高。研究发现,LIPUS可通过增强雌激素受体的表达水平促进围绝经期大鼠卵泡发育,改善卵巢功能。

十、免疫抑制剂治疗

免疫抑制剂是一类具有免疫抑制作用的药物,临床上应用广泛,多用于器官移植及自身免疫性疾病的治疗,其安全性已被广泛验证,适用于伴有自身免疫性疾病的POF患者的治疗,且目前研究发现其具有卵巢保护作用,已证实的有糖皮质激素、他克莫司、雷帕霉素、吗替麦考酚酯等。虽然这些药物对卵巢的保护作用在一些动物或临床实验中已经得到了验证,但部分药物对卵巢功能的保护作用仍存在争议,需进一步探究。

糖皮质激素是由肾上腺皮质束状带细胞分泌的甾体激素,其包括氢化可的松、强的松、地塞米松等。根据多项研究推测,糖皮质激素可通过抗凋亡作用抑制颗粒细胞凋亡及卵泡闭锁,从而延缓卵巢功能衰竭。但在非病状态下单剂量或大剂量应用糖皮质激素可产生毒副作用,因此在使用过程中应做好充分评估,权衡利弊后酌情应用。其确切的作用机制、治疗POF的合适剂量及应用时间仍需进一步研究。

对于伴有免疫性疾病的POF患者通过治疗自身免疫性疾病有可能会促进卵巢的恢复,临床中通常使用肾上腺皮质激素治疗,常用药物为强的松5mg/d或地塞米松0.75mg/d,抗心磷脂抗体阳性者,应用阿司匹林100~400mg/d。对于治疗免疫反应过度引起的疾病,如自身免疫性POF,加用适当剂量的糖皮质激素与雄激素治疗POF有协同作用,且不良反应少,患者依从性好。

十一、其他西药治疗

研究表明,雄激素受体AR基因型可能在POF中发挥作用,治疗前检测AR基因型,补充脱氢表雄酮(dehydroepiandrosterone,DHEA)可能是一种新的治疗策略。DHEA是合成性激素的前体,具有弱雄激素活性,可在外周靶组织中转化成更具活性的雄激素或雌激素,有改善类固醇激素合成、卵泡生长发育和卵母细胞质量的作用,还可以提高IGF-1水平,增强Gn的作用,促进卵泡生长。

一项研究表明,补充CoQ10(人类卵泡液中存在的天然抗氧化剂),即辅酶Q10,能够有效改善排卵后老化诱导的卵母细胞碎片化和受精能力下降,具有恢复排卵后衰老引起的减数分裂缺陷及维持受精潜能的作用,可能有助于提高人类 ART 期间体外受精和胞质内精子注射的成功率。

生长激素是人类生长发育过程中不可缺少的一类激素,不仅可调节个体代谢功能以及生长发育,而且具有调节卵子的发育成熟和雌激素合成的作用。研究表明,生长激素可保护卵巢功能不受放、化疗损伤,通过促进卵泡颗粒细胞的增殖与分化来改善颗粒细胞雌激素的分泌功能,从而让卵细胞更好地发育,还可抑制辐射诱导的卵巢氧化损伤,起到有效改善 AMH 水平的作用。

正常范围内的瘦素水平(每毫升 10 ~ 20ng)以及促性腺激素和生长因子可有效促进卵巢颗粒和膜细胞功能以及卵母细胞成熟,而且外源性瘦素有恢复生育能力的作用。褪黑素是一种松果体激素,作为一种自由基清除剂可调节生殖生理行为,已被用于改善 DOR 患者的 IVF - ET 结局。此外,动物实验研究结果证明,褪黑激素(melatonin,MT)可通过维持 AMH 和 BMP15 水平显著防止顺铂(cis - platinum,CP)诱导的卵巢储备下降,通过上调 CDC2 蛋白表达改善 CP 诱导的细胞周期紊乱,并通过降低 IL - 1β 和 IL - 18 水平抑制 CP 诱导的卵巢炎症,也可保护卵巢免受 CP 诱导的线粒体损伤,具有抗氧化、抗炎和抗细胞凋亡活性的功能,这意味着 MT 可能会是化疗期间保持女性生育能力的可替代方案。

雌激素缺乏是绝经后骨质疏松的主要原因之一,可应用福善美阿仑膦酸钙片联合降钙素辅助治疗 POF。缺乏光照的人群可每日口服 800 ~ 1000U 的维生素 D 来改善骨质疏松的症状。

第四章　卵巢功能的保养及预防

女性的卵巢不仅是一个器官,它的健康与女性整体健康密切相关。除了先天性卵巢发育不全的病例,女性的卵巢功能会随着时间逐渐退化,并最终发展成无法逆转的卵巢衰竭。就像其他疾病一样,卵巢功能衰退也有早期症状。如果我们在日常生活中注重卵巢的养护,从饮食、心理、生活习惯和环境等方面不断优化,就能极大地减少卵巢早衰的罹患风险。此外,"早发现、早诊断、早干预"的临床思想对卵巢功能不全患者的规范诊治及延缓卵巢衰竭极为重要。本章将从平衡膳食、中医食疗调养、心理调节与干预以及调整生活方式等方面探讨卵巢功能的保养和卵巢早衰的预防。

第一节　平衡膳食

随着社会进步和生活水平的提高,人们对食物的需求已经从仅仅追求温饱转变为更加注重营养。通过合理的膳食结构,我们能够提供给身体充足数量、多样种类、适当配比的营养素,这是延长人类寿命、提高生活质量和维持机体健康的有效方法。大量的研究表明,饮食因素对下丘脑－垂体－卵巢生殖轴的调节起着重要作用。因此,科学地选择食物种类、合理搭配并控制食量,对于实现营养均衡、预防卵巢疾病的发生和发展都具有重要意义。

一、均衡饮食,营养全面

科学搭配饮食在实现平衡膳食中起着至关重要的作用。除了增加有益于卵巢健康的食物种类外,荤素搭配和营养均衡也是坚持健康饮食的关键。早在《素问·藏气法时论》已有论断:"五谷为养,五果为助,五畜为益,五菜为充,气味合则服之,以补精益气。"即以五谷为主食、水果为辅助、肉类为补益、蔬菜为补充的原则。

现代营养学认为,科学搭配饮食的关键在于合理选择食物种类,确保不同营养元素的摄入平衡。谷类食物如大米、面粉、杂粮等提供了丰富的碳水化合物和纤维素,是身体所需能量的重要来源。水果则富含维生素、矿物质和抗氧化物质,有助于增强免疫力和维持身体功能。畜类食物(如肉类和禽类)提供了丰富的优质蛋白质和微量元素,对于肌肉建设和组织修复至关重要。蔬菜则提供了各种维生素、矿物质和纤维素,对于促进消化和保持身体健康起着重要作用。

以上观点与《黄帝内经》的指导相互印证,合理选择五谷、五果、五畜和五菜,以保证营养均衡、多样化的饮食,这样的搭配不仅有助于满足身体的能量需求,还能提供丰富的营养素,维持身体的正常功能和健康。

有研究表明,碳水化合物及膳食纤维日摄入量的不足均可增加卵巢早衰的罹患风险。因此,在进行饮食搭配时,我们需要注意主食和蔬菜、水果的比例,避免过度依赖某一种食物或挑食。建议遵循以下原则。

(1)粗细结合:过分精细加工的主食容易导致微量元素和维生素的不足。为了避免这种情况,可以选择粗粮类的主食,如全谷类、杂粮等,还应适度增加蛋白质的摄入,酌情增加蔬菜和水果的摄入量,既可补充所需的营养,又可促进良好的排便。

(2)荤素搭配:这是科学饮食的基本保障,过度食用肉食或素食都不利于身体健康。尤其对于女性而言,脂肪在女性内分泌系统中发挥着重要的作用,是女性性激素合成的重要原料。如雌激素和孕激素,是由胆固醇等脂质物质合成而来的。适量的脂肪摄入可以提供足够的原料供给、维持正常的激素水平,从而调节月经周期、协调卵巢功能以及维护生殖系统的健康。适量的脂肪还可以影响雌激素的代谢和运输,有助于维持正常的体脂分布,如保持适度的乳房脂肪和盆腔脂肪。过度或不足的脂肪摄入都可对女性内分泌系统产生负面影响。过多的脂肪摄入可导致肥胖,进而引发激素失衡、月经紊乱和多囊卵巢综合征等问题。相反,严重限制脂肪摄入或长期处于低脂肪饮食状态可能导致脂溶性维生素和激素合成不足,诱发卵巢早衰,影响生殖健康。因此,在保持女性内分泌健康方面,适量摄入健康的脂肪是非常重要的,可以通过合理的饮食来调控脂肪的摄入,并与其他营养素平衡搭配,以促进女性的整体健康。

(3)种类多样:为了确保身体得到足量而丰富的营养,我们应该避免饮食过于单一,而是尽可能广泛地选择各种食物。首先,不同食物所含的营养成分各不相同。通过摄入不同种类的食物,我们能够获得更全面的营养,满足身体的不同需求。其次,不同食物之间存在相互补充的作用。每种食物都有其独特的营养组合。通过将多种食物结合在一起食用,可以使营养素之间相互增强吸收和利用。例如,维生素 C 有助于增强铁的吸收,将摄入富含维生素 C 的柑橘类水果和富含铁的绿叶蔬菜搭配,可以提高铁的利用率。这种食物的互补作用有助于优化营养吸收和利用效果。此外,广泛选择食物还有助于增加饮食的乐趣和满足感。每个人都有不同的口味和偏好,通过多样化的饮食选择,我们可以享受不同美食的味道和饮食文化,这样的饮食模式既保证了身体健康,又促进了生活幸福。

二、健康饮食,营养平衡

卵巢早衰的主要特征包括:①雌激素水平下降;②卵巢功能减退;③生殖系统体感问题;④骨质疏松风险增加;⑤其他早衰相关症状。其中,雌激素水平的下降为其首要特征,雌激素对女性的生殖和性发育起着关键作用,因此,早衰会导致月经不规律、周期变长或月经量少,最终可能导致闭经。从这一点出发,选择富含雌激素的食物可以在保护卵巢和预防卵巢早衰方面发挥强力的辅助作用。研究表明,经常食用蔬菜、水果、豆制品和奶类对于保护卵巢功能具有积极作用。相反,长期不规律的饮食、频繁食用垃圾食品和过量饮用碳酸饮料均会导致营养不良,从而影响卵巢功能。

因此,女性在日常饮食中应适量摄入富含钙、铁、锌、优质蛋白和维生素的食物,同时也应注重摄入含有植物雌激素的食物。这样的饮食习惯有助于满足身体的营养需求。补充微量元素(如钙、铁和锌)对于维持正常生命活动、健康的器官功能、免疫系统的正常运作及调节各项激活酶、激素代谢和维生素代谢等起着重要作用。适量摄入微量元素可以维持身体的健康。

优质蛋白是由多种必需氨基酸组成的蛋白质,其所提供的必需氨基酸参与了体内多种生化反应和组织修复过程。它们对卵泡的形成和发育具有重要作用,有助于提高受孕能力。摄入足够的优质蛋白可以直接改善卵巢的储备功能。此外,优质蛋白的摄入还能够提供充足的营养支持,维持身体的正常代谢和功能。它对于维持健康的免疫系统、肌肉组织的修复和维持健康的激素平衡也非常重要,同时又不会给肝脏和肾脏增加过多负担。

维生素在人体内起着许多重要的生理功能和调节作用,包括协助酶的活性、参与能量代谢、维持免疫系统健康等。在育龄期的女性中,维生素的缺乏可能与卵巢储备功能下降和激素分泌异常有关。具体来说,缺乏某些维生素,如维生素 D、维生素 E、维生素 B_6、维生素 B_{12} 和叶酸等,均可能影响卵泡发育。维生素 D 参与体内钙和磷的代谢,维持骨骼健康,也对卵巢功能有一定的影响。一些研究表明,维生素 D 的缺乏与卵巢储备功能下降、卵泡发育异常以及女性不孕症的发生率增加有关。此外,维生素 E 是一种具有抗氧化性质的维生素,维生素 E 的缺乏可能导致卵巢组织受到氧化应激的损害,从而影响卵子的正常发育和卵巢功能。叶酸是维生素 B 族中的一种,它对 DNA 的合成和修复起关键作用。叶酸的缺乏可能导致 DNA 损伤和细胞功能异常,从而影响卵泡的正常发育和卵巢功能。因此,注重维生素的补充对于女性的生殖健康也至关重要。

植物中存在一类化学物质被称为植物雌激素或植物类雌激素,它们在结构上类似于人体内的雌激素。这些化合物可以模拟或影响人体内的雌激素活性，对女性健康产生一定的生物效应。适量摄入植物雌激素有助于减轻更年期症状，如潮热、面红和情绪波动。此外，它们还被认为对骨密度和心血管健康有一定的保护作用。需要注意的是，植物雌激素的效应相对较弱，植物中含有的雌激素含量也较低，其作用与人体内天然雌激素的作用不同。植物雌激素的摄入途径和剂量均可对其效应产生影响，摄入过量反而可能产生不良影响。因此，在考虑植物雌激素的摄入时，需要综合考虑个体的健康状况、摄入量和来源。长期适时适量、健康安全的摄入才可以发挥积极作用。

下面推荐部分相应成分含量较高的食物。

（1）富含钙的食物：如牛奶、奶酪、豆及豆制品、鸡蛋、海带、紫菜、虾皮、海鱼、芝麻酱和绿叶蔬菜等。

（2）富含铁的食物：如海带、黑木耳、香菇、动物内脏、血、瘦肉等。

（3）富含锌的食物：牡蛎、鳗鱼、肝脏、谷类、坚果、蛋、肉等。

（4）富含优质蛋白的食物：鸡蛋、牛奶、鱼、虾、鸡肉、鸭肉、瘦肉、大豆等。

（5）富含维生素的食物：胡萝卜、黑芝麻、柑橘类水果、全谷物类。

（6）含有植物雌激素的食物：大豆及豆制品类、小麦、黑米、白扁豆、苹果、石榴、荔枝、核桃、洋葱、茴香、海带、紫菜、银杏、桂圆、咖啡、红葡萄酒、葵花籽、花生等。

此外，应尽量减少摄入高油、高脂、高盐、高糖等食物的摄入。这些食物容易导致肥胖，使身体产生大量的自由基，这是身体早衰的重要原因之一。特别是对于一些月经稀发或闭经的女性来说，由于体内激素水平的变化，她们更容易喜食甜食。然而，这样的饮食习惯可能导致肥胖、心脏病或糖尿病等一系列严重的健康问题，对身体健康造成难以估计的危害。因此，对于维护健康，我们应该谨慎选择食物，尽量避免过多摄入这些不利于健康的食物。

三、合理三餐，气血充足

目前，国内外专家都对膳食营养对卵巢功能的影响进行了广泛研究。能量摄入有两个极端情况，即长期能量过剩和长期能量不足，都可能导致多种生殖功能异常（包括月经周期异常和闭经等问题）。因此，饮食的时间、摄入量和均衡性对于保护卵巢功能至关重要。

合理的饮食习惯对于维持人体健康至关重要，其中一日三餐的定时定量是符合现代人体生理需求的重要原则。坚持"早吃好、午吃饱、晚吃少"的饮食规律，以3:4:3的比例控制三餐的分量，是目前较为提倡的科学做法。在饮食习惯上，要避免不吃早餐或者随便凑合午餐而晚餐过量的情况。同样，也应尽量避免无规律地进食，如早餐、午餐或晚餐时间错乱，或者晚餐时间过晚，并在晚餐后立即入睡。这些不规律的饮食习惯可能会干扰身体的新陈代谢和消化过程，对健康产生不良影响。我们在日常生活中，早餐的量要适中但营养丰富，午餐需要提供足够的能量和养分以支持身体活动，而晚餐的摄入量则应相对较少。

总的来说，三餐的总摄入量应因个人情况而异。瘦弱与肥胖、年轻与年老、一般人与病患、脑力劳动与体力劳动等因素都会影响食量的控制。因此，根据自身情况和需求，合理选择适当的总摄入量是很重要的。

养成良好的饮食习惯，遵循定时定量的原则，有助于维持身体的新陈代谢、提供生命活动所必需的能量和养分。因此，应当树立良好的饮食习惯，合理控制三餐的分量和时间，以维持身体的健康。

第二节　中医食疗调养

民以食为天，在中医传统理论中，一直存在着"药补不如食补"的观念，即通过调理饮食来实现养生保健、辅助治疗并提高治病疗效的目的，这就是所谓的"食疗"。《灵枢·五味》曰："谨和五味，骨正筋柔，气血以流，腠理以密，如是则骨气以精，谨道如法，长有天命。"又有《千金方》中提倡："凡欲治病，先以食疗，既食疗不愈，后乃药尔。"这些观点都强调了食疗在预防和治疗疾病以及促进康复的重要作用。

同理，对于女性卵巢的保养，食疗亦有着一席之地。其作为一种自然、温和的调理方式，可以为卵巢提供所需的营养物质和活性成分，促进其正常功能的恢复和维持。中药作为一种重要的食疗资源，具有丰富的药食同源性质，可以通过烹饪或草药调剂的方式，被方便地应用于日常饮食中。这种方式不仅有效，而且相较于传统的药物疗法更加安全，适口性更佳，特别是对于卵巢功能减退的患者来说，这种食物疗法可以缓解甚至消除因缺乏雌激素而带来的各种不适症状，具有相当可靠的效果，更容易被接受和坚持。

对于此类食材的选择，需要依据中医辨证，对证选择适宜之品，才能起到恰当的调理之效。经现代多项研究表明，下列食品均有药效功能，可以择类选用。

《灵枢·五味》记载："妇人之生，有余于气，不足于血。"朱丹溪言："气血冲和，万病不生，一有怫郁，诸病生焉。"故而女性应多食补气血、含铁量高的食物，如大枣、山药、枸杞子、红豆、木耳、乌鸡、芝麻、龙眼等。

中医学理论认为，肾主生殖，女子以肝为先天，故而补肝肾对于卵巢的保养尤为重要。日常饮食可选用补肾疏肝的食材，如核桃、板栗、枸杞子、当归、羊肉、生姜、动物肝脏、韭菜、瘦肉、胡萝卜、冬瓜、洋葱、西红柿、秋葵、柑橘、桑椹、木瓜、菊花、茉莉花、莱菔子等。

脾胃为后天之本、气血生化之源,脾胃功能失常,将直接影响气血的充盛与否。故可食用健脾养胃的食材,如山药、芡实、茯苓、薏苡仁、牛肚、莲子、扁豆、鲫鱼、银杏、陈皮、莲藕、粳米等。

第三节　心理调节与干预

心理学理论认为,人的疾病和健康同心理状态有着紧密联系。消极的心理状态会增加疾病的发生风险,而积极的心理状态则有助于治愈疾病。

同样地,心理因素与卵巢功能不全之间存在紧密联系,二者相互影响、相互制约。不良的情绪状态可能导致卵巢功能下降,而卵巢功能不全患者常常面临焦虑、抑郁、失眠以及性生活满意度明显下降等心理危机。这些心理危机又进一步影响卵巢功能不全患者的生殖能力和治疗效果。

研究调查发现,卵巢功能不全患者的心理状态与其卵巢功能状态呈正相关。因此,治愈消极心理状态、培养积极心理状态对于维护卵巢功能至关重要。心理干预被认为是卵巢功能减退的有效辅助治疗方案之一。通过心理干预措施,如心理咨询、认知行为疗法、心理放松训练等,可以帮助患者有效管理和调节情绪,减轻焦虑和抑郁程度,改善睡眠质量,提升生活质量。这种积极的心理调节不仅有助于改善患者的心理健康状况,还可以进一步促进卵巢功能的恢复和保护。

一、自身心理调节

《素问·上古天真论》曰:"夫上古圣人之教下也,皆谓之虚邪贼风,避之有时,恬淡虚无,真气从之,精神内守,病安从来?是以志闲而少欲,心安而不惧,形劳而不倦,气从以顺,各从其欲,皆得所愿。"这说明一些疾病的发生、发展与精神因素有关。卵巢早衰同样与精神、心理因素有关。因此,需要从养生的角度加以调理。有效做到"精神内守",就可以降低其发病率,或在发病后尽快好转及康复。

精神紧张和工作、生活压力对内分泌系统的影响是不容小觑的,需要引起我们的重视,长期处于精神低落和心理困境的状态显然对身体健康不利,并会对卵巢功能产生巨大影响。要走出这种困境,可以从以下三个方面入手:改变个人思想认知、提高个人心理素质,以及培养个人治愈信心。

首先,改变个人思想认知。人的一生中都会遭遇各种精神紧张、压力、烦恼和挫折,学会积极、正面地对待生活中的困境与压力,以及正确树立面对疾病的态度,使自己不受身体暂时不适的束缚,不受疾病痛苦的精神折磨。这对于日常的保健和疾病治愈是至关重要的。

其次,提高个人心理素质。不断提升自己分析问题和解决问题的能力,适应周围环境的变化,培养善于在紧张中保持从容的态度。我们需要锻炼意志,将压力转化为动力,增强个人战胜困难的信心。这样可以更好地应对生活中的挑战和压力,减少对卵巢功能的不利影响。

最后,培养个人治愈信心。对于早期发现的疾病,要充分相信自身的抗病能力,并相信医生的治疗方案。保持积极向上的心态,正确对待疾病,对于康复至关重要。相信自己可以战胜疾病,正确认识疾病的发展和治疗过程,这将有助于促进卵巢功能的恢复和保护。

二、心理干预疗法

临床观察发现,一些有精神抑郁、情绪不佳、心理障碍、胸闷烦躁、两胁不舒等表现的患者往往会加重卵巢功能衰退,而那些心情愉快、心态舒畅、性格开朗、积极向上的女性罹患相关疾病的发病率则显著较低。这一观察结果表明了心理状态与卵巢功能之间的紧密联系。因此,越来越多的临床医生意识到,对于卵巢早衰患者,不仅仅是单纯的"患者",通过加强身心健康的调理,特别是关注心理、精神和情绪等方面,并做出积极而有效的疏导,对疾病的预后产生着重要的影响。

中医学理论认为,女子以肝为先天,肝藏血、主疏泄,女子以血为本,肝郁气滞对月经的影响甚大。情志不畅,易引起肝失疏泄;气机郁结,郁久化火,暗耗气血,都会导致月经量少、经期推迟、闭经等。肝郁气滞又会影响脾气运化功能,导致气血不足,久则无以化精施泄于肾,出现肾精亏虚,影响冲任功能,胞宫、胞脉失养,使月经处于亏虚状态,直接导致闭经。女性如长期处于工作、生活、经济及家庭等多重压力下,易产生内心积郁、压抑委屈、有苦难言之心境,进而肝郁气结、气血不和,累及五脏。

针对此类患者,医生要注重化解肝郁气滞,防止郁久化火、气血耗伤,使肾精、冲任、胞宫失养。药物上应选择柔肝、疏肝、养肝之品,使气机调达,阴血和畅。在心理调节方面,医生需要运用情感和理性的方法,引导患者正确认识疾病,避免过度悲观和失望的情绪,并通过不同的需求为患者提供不同的治疗方案,如激素替代疗法、辅助生殖技术等,以增强患者对治疗的信心。

此外,家人和朋友在女性的身边扮演着重要的角色,他们应该给予她们更多的关怀和关注,可以通过表达关心和支持的话语来鼓励女性,帮助她们摆脱负面情绪和压力;与女性分享快乐的时刻,鼓励她们参与有意义的活动,如运动、艺术、社交等,以增强她们的自信心;还可以提供情感上的支持,倾听女性的倾诉,理解她们的困惑和挣扎,并给予积极的建议和帮助;一同制订目标和计划,并在实现过程中给予持续的支持和鼓励,让她们的生活充满希望和乐观。

这种关怀不仅有助于女性的幸福感和生活质量,也对她们的健康和心理平衡起到了积极的促进作用。

第四节　调整生活方式

《素问·上古天真论》云:"上古之人,其知道者,法于阴阳,和于术数,食饮有节,起居有常,不妄作劳,故能形与神俱,而尽终其天年,度百岁乃去。"人要健康长寿,需要遵循养生之道;人要防病康复,也需要遵循养生之道。良好的生活方式,是对身心健康的基本保证,也是预防卵巢早衰的有效方法。

一、规律休息,保证充足睡眠

当今社会,许多女性的生活习惯并没有遵循自然规律,其中最常见的是经常熬夜。2006年,我国进行了一系列关于女性睡眠障碍的调查研究,结果发现女性出现睡眠障碍的概率较高,并且睡眠障碍是导致女性生育能力下降的主要原因之一。

研究表明,女性主观睡眠质量差、入睡时间长、睡眠效率低、睡眠障碍以及日间功能障碍(困倦及精力不足)会减弱下丘脑-垂体-卵巢轴的正常驱动,导致促卵泡激素的释放变缓,雌二醇水平降低,从而引发卵巢储备功能减退。良好而适当的睡眠可以通过调节大脑皮质改善性内分泌功能,保持下丘脑-垂体-卵巢轴的功能正常,使雌激素的分泌更加均衡,褪黑素的分泌更加适时。因此,规律的高质量睡眠对于维持良好的卵巢功能至关重要。我们应提倡高质量、优质的休息方式,并建立健康的作息表,以确保充足而有质量的睡眠。这将对保护卵巢健康、延缓衰老和维持整体健康具有重要的实际意义。应当重视睡眠的重要性,为自己提供一个舒适、宁静的睡眠环境,并养成规律的睡眠习惯,以促使卵巢保持良好状态。

二、适度锻炼,练就健康体魄

适当的体育锻炼对于女性的健康和卵巢功能具有积极的影响,特别是对于一些卵巢功能低下甚至衰竭的女性来说,加强身体锻炼可以改善女性内分泌系统的功能。体育锻炼可以消除一些不利于卵巢功能的致病因素,有助于维持女性内分泌系统的平衡稳定。研究发现,每周进行3次,每次60分钟的中低强度运动,连续进行16周,可以改善轻度抑郁女性的情绪,并提高她们的睡眠质量。这种改善情绪和睡眠质量的效果可以进一步促进血液循环和新陈代谢,增加激素的合成和调节。进行体育锻炼还可以增强身体的免疫力,改善心血管功能,减轻体重,增强骨密度等。这些身体方面的改善也与卵巢功能的维持和健康密切相关。适度而持续的运动有助于减轻压力,提升心理健康,减少焦虑和抑郁情绪,进一步促进女性内分泌系统的健康。

然而,需要注意的是,运动的强度和频率应该根据个人的身体状况和健康状况进行适当调整。在开始运动之前,应该咨询医生或专业的运动指导,以确保选择适合自己的运动方式和强度。此外,合理的休息也是运动计划中不可忽视的部分,以避免过度劳累对身体造成负面影响。

八段锦是中医传统保健功法,通过肢体活动、呼吸、心理调节等活动,以达到调身、调息、调心、疏通经络、促进气血运行、健脾补肾、平衡阴阳等的目的。

三、禁止吸烟,远离有害物质

大量的动物实验研究表明,吸烟或香烟中的有害成分可严重危害女性生殖健康。首先,香烟中的有害化学物质可直接进入女性体内,影响卵子的质量和数量。吸烟会导致卵泡萎缩、发育不良和卵巢早衰,这对于内分泌调节及怀孕胎产都是不利的。其次,吸烟会影响女性的生殖激素水平。研究表明,吸烟会导致雌激素水平下降,干扰正常的生理周期,影响排卵,还可导致孕酮水平下降,增加流产风险。此外,吸烟与不孕症之间存在密切的关联。吸烟者相比非吸烟者更容易面临生育困难。吸烟不仅会增加宫外孕和流产的风险,还会降低体外受精的成功率。孕期吸烟也会对胎儿和婴儿的健康产生严重影响。香烟中的有害物质会通过胎盘进入胎儿身体,增加早产、低体重儿和先天缺陷的风险。吸烟还会对婴儿的肺部和呼吸系统造成损害,增加婴儿罹患呼吸道感染和哮喘等疾病的风险。孕期吸烟的妇女,其女性后代的绝经发生较早,表明孕妇吸烟可降低胎儿的卵巢储备功能,且吸烟妇女本身继发性闭经的发病率亦较高,绝经年龄显著提前。因此,戒烟对于女性卵巢的保养至关重要。

除此之外,生活中存在的一些污染物,通过空气、食物和皮肤接触等途径进入人体。尽管这些污染物的浓度较低,但它们仍然可能对内分泌系统产生干扰。因此,在日常生活中,我们需要注意远离可能被激素或违禁农药污染的食物;尽量避免使用污染的塑料制品来包装或加热食物,以免有害物质渗入食物中;注意饮用干净水源的水等。通过这些方式,远离有害物质,降低身体受到危害的风险,保持健康的生活状态。

四、瘦身有道,养护健康卵巢

当前社会普遍流行着"以瘦为美"的审美观念,这种审美方式催生出了一系列有害的减肥方式,甚至有创的减肥手术。许多年轻女性被误导努力成为所谓的"纸片人",甚至孕妇也要追求"蚂蚁腰",这些错误的减肥观念和有害行为,不仅对年轻女性的身体健康造成危害,还严重危害着她们的生殖功能。卵巢的损伤是不可逆的，等到需要生育时，可能因为各种各样的原因早已丧失了生育能力，这样的情况会留下无法逆转的遗憾。因此，我们需要重新审视和纠正当前社会对于"瘦即美"的错误观念。强调美的多样性和个体差异，宣传不同身材、体型、肤色、年龄的人都可以是美丽的典范。通过展示各种各样的美丽形象，打破以瘦为唯一标准的观念，鼓励人们接受自己的身体和外貌。鼓励健康的生活方式和健康的身材形象。同时，加强对青年一代的教育，推动体育锻炼、健康饮食和科学的生活方式，以提高身体素质和整体健康水平，让人们更加关注身体的内在健康而非外在形象。重视自尊和自爱的培养，帮助人们建立自信心。强调每个人的独特之处和内在价值，让人们认识到自己的价值不仅仅在于外表，而是综合了各种品质和能力。从根本上杜绝有害的减肥方式，从而保护女性的身心健康和生殖健康。

过度减肥导致的极端瘦身不仅对生育期女性的正常生理造成严重伤害，还增加了卵巢早衰的患病风险。机体的营养状况对女性生殖系统的作用，主要是通过脂肪细胞分泌的瘦素和胰腺分泌的胰岛素起作用的，进而通过调控肝脏分泌的性激素结合蛋白水平而影响外周血中激素的生物利用度。当营养不足时，机体的瘦素分泌降低，这会导致下丘脑释放促性腺激素释放激素和垂体分泌促性腺激素的生成减少。结果，卵泡发育受到障碍，性激素分泌水平下降，进而影响机体的生殖功能。最常见的例子是神经性厌食症患者，她们往往出现无排卵和闭经现象。营养不足对女性生殖系统的影响是一个复杂的过程，涉及多个激素和调节机制的相互作用。营养的充足与否对于维持正常的性激素水平和生殖功能至关重要。因此，保持适当的营养摄入对于女性的生殖健康至关重要，这有助于确保正常的卵泡发育、性激素的平衡和生殖系统的正常运行。这对于那些正处于生育年龄的女性来说尤为重要，因为这些因素直接关系到卵子的质量和数量，以及月经周期的正常。此外，身体缺乏必需营养素和能量会削弱免疫系统功能，增加感染的风险，影响皮肤、头发和骨骼的健康。长期的极端减肥可能导致贫血、骨质疏松、心血管疾病和代谢紊乱等严重后果。

参考文献

［1］张仲景.金匮要略［M］.徐凤凯,王东军,李帝卫,校注.北京:中国医药科技出版社,2020.

［2］巢元方.诸病源候论［M］.孙理军,张登本,点评.北京:中国医药科技出版社,2018.

［3］赵佶.圣济总录［M］.王振国,杨金萍,主校.北京:中国中医药出版社,2018.

［4］齐仲甫.女科百问［M］.申玮红,校注.北京:中国医药科技出版社,2012.

［5］薛古愚.薛氏济阴万金书［M］.杨悦娅,点校.上海:上海科学技术出版社,2004.

［6］危亦林.世医得效方［M］.金芬芳,校注.北京:中国医药科技出版社,2011.

［7］佚名.资生集［M］.郭永洁,点校.上海:上海科学技术出版社,2004.

［8］陶本学.孕育玄机［M］.周国琪,点校.上海:上海科学技术出版社,2004.

［9］庄履严.妇科百辨［M］.郭永洁,点校.上海:上海科学技术出版社,2004.

［10］张景岳.妇人规［M］.罗元恺,点注.广州:广东科学技术出版社,1984.

［11］武之望.济阴纲目［M］.张黎临,王清,校注.北京:中国中医药出版社,1998.

［12］张景岳.景岳全书［M］.李玉清,主校.北京:中国医药科技出版社,2011.

［13］万全.万氏妇人科［M］.罗田县卫生局,校注.武汉:湖北科学技术出版社,1984.

［14］朱橚.普济方(精华本)［M］.余瀛鳌,林菁,编选.北京:科学出版社,1998.

［15］薛己.女科撮要［M］.吴小明,校注.北京:中国中医药出版社,2015.

［16］虞抟.医学正传［M］.张丽君,丁侃,校注.北京:中国医药科技出版社,2011.

［17］陈士铎.辨证录［M］.柳璇,宋白杨,校注.北京:中国医药科技出版

社,2011.

[18] 傅山.傅青主女科[M].北京:中国医药科技出版社,2011.

[19] 柴得华.妇科冰鉴[M].于峥,魏民,杨威,校注.北京:人民军医出版社,2012.

[20] 陈佳园.妇科秘书八种[M].竹剑平,校注.北京:中医古籍出版社,2014.

[21] 吴谦.妇科心法要诀[M].北京:中国医药科技出版社,2012.

[22] 沈金鳌.妇科玉尺[M].余涛,陆海峰,李晓寅,等,校注.北京:中国中医药出版社,2015.

[23] 徐荣斋.妇科知要[M].北京:中国中医药出版社,2019.

[24] 萧埙.女科经纶[M].北京:中国医药科技出版社,2011.

[25] 陈秉钧.女科秘诀大全[M].杜婕倓,赵美丽,点校.北京:人民军医出版社,2011.

[26] 吴道源.女科切要[M].佘德友,点校.北京:中医古籍出版社,1993.

[27] 陈修园.女科要旨[M].林慧光,校注.北京:中国中医药出版社,2007.

[28] 沈又彭.沈氏女科辑要笺疏[M].太原:山西科学技术出版社,2010.

[29] 唐宗海.血证论[M].魏武英,李佺,整理.北京:人民卫生出版社,2005.

[30] 叶桂.叶氏女科证治[M].施仁潮,叶新苗,段玉新,等,校注.北京:中国中医药出版社,2015.

[31] 竹林寺僧.竹林寺女科秘传[M].董少萍,整理.北京:人民卫生出版社,2006.

[32] 张奇文.妇科医籍辑要[M].济南:山东科学技术出版社,2016.

[33] 侯丽辉.中医妇科典籍精选[M].北京:人民卫生出版社,2012.

[34] 牛兵占.中医妇科名著集成[M].北京:华夏出版社,1997.

[35] 刘长江.《黄帝内经》精编[M].北京:中医古籍出版社,2017.

[36] 王忠民,刘茜.卵巢早衰[M].北京:中国中医药出版社,2020.

[37] 王世宣.卵巢衰老[M].北京:人民卫生出版社,2020.

[38] 罗颂平,刘雁峰.中医妇科学[M].北京:人民卫生出版社,2016.

[39] 崔晓萍,王景龙.女性生殖健康百问百答[M].西安:西安交通大学出版社,2022.

[40] 孙自学.一本书读懂卵巢早衰[M].郑州:中原农民出版社,2020.

[41] 吴妍.卵巢早衰诊治及预测[M].武汉:华中科技大学出版社,2017.

[42] 张丹.卵巢功能不全[M].北京:人民卫生出版社,2021.

［43］王世阆.卵巢疾病［M］.北京:人民卫生出版社,2004.

［44］谈勇,王育良.钱伯煊妇科临证集萃［M］.上海:上海科学技术出版社,2021.

［45］朱世增.罗元恺论妇科［M］.上海:上海中医药大学出版社,2009.

［46］哈孝贤.当代中医妇科临床家丛书·哈荔田［M］.北京:中国医药科技出版社,2014.

［47］朱世增.朱小南论妇科［M］.上海:上海中医药大学出版社,2009.

［48］北京中医医院,北京市中医学校.刘奉五妇科经验［M］.北京:人民卫生出版社,2006.

［49］高春媛,陶广正.中医妇科八大名家经验传真［M］.北京:河南科学技术出版社,2020.

［50］谢幸,孔北华.妇产科学［M］.北京:人民卫生出版社,2018.

［51］藤秀香.卵巢早衰治验［M］.北京:中国中医药出版社,2016.

［52］中华医学会妇产科学分会内分泌学组.闭经诊断与治疗指南(试行)［J］.中华妇产科杂志,2011,46(9):712－716.

［53］胡琳莉,黄国宁,孙海翔,等.促排卵药物使用规范(2016)［J］.生殖医学杂志,2017,26(4):302－307.

［54］国际妇科内分泌学会中国妇科内分泌学分会.卵巢组织冻存与移植中国专家共识［J］.中国临床医生杂志,2018,46(4):496－500.

［55］中国医师协会妇产科医师分会女性生殖道畸形学组.梗阻性子宫阴道发育异常诊治的中国专家共识［J］.中华妇产科杂志,2021,56(11):746－752.

［56］卵巢储备功能减退临床诊治专家共识专家组,中华预防医学会生育力保护分会生殖内分泌生育保护学组.卵巢储备功能减退临床诊治专家共识［J］.生殖医学杂志,2022,31(4):425－434.

［57］冯晓玲,李力,曲凡,等.早发性卵巢功能不全中西医结合诊疗指南［J］.中医杂志,2022,63(12):1193－1198.

［58］陈蓉.《中国绝经管理与绝经激素治疗指南2023版》解读［J］.协和医学杂志,2023,14(3):514－519.

［59］马继松,李广德.哈荔田裘笑梅治不孕症经验萃要［J］.河北中医,1989(3):30－32.

［60］胡洪瑞.带下过少从肾论治［J］.山东中医杂志,1997(11):7－8.

［61］严峻峻,罗颂平.罗元恺教授妇科学术经验研究［J］.中医药通报,2002

(2):31 – 36.

[62] 陈新娜,陈贵安,李美芝.卵巢早衰患者卵泡刺激素受体基因突变的检测[J].中华妇产科杂志,2006(5):315 – 318.

[63] 赵君,吴献群.卵巢早衰继发骨质疏松症的研究进展[J].中国骨质疏松杂志,2006(5):518 – 521.

[64] 滕秀香.柴松岩辨证治疗卵巢早衰经验[J].中国中医药信息杂志,2011,18(11):92 – 93.

[65] 赵宏利,章勤,马景.何嘉琳治疗卵巢早衰经验[J].浙江中医杂志,2012,47(4):240 – 241.

[66] 吴聪聪.韩百灵教授学术思想继承与创新延灵丹治疗卵巢早衰临证经验[D].哈尔滨:黑龙江中医药大学,2012.

[67] 李静越,张建伟.卵巢早衰中医治疗进展[J].辽宁中医药大学学报,2013,15(4):243 – 245.

[68] 张亚楠,胡国华.海派中医妇科流派调经经验浅析[J].江苏中医药,2014,46(4):70 – 72.

[69] 左侠,陈蕾.干细胞治疗卵巢早衰的研究进展[J].国际妇产科学杂志,2014,41(1):25 – 28.

[70] 王亚平,郁琦.卵巢早衰激素补充治疗[J].中国实用妇科与产科杂志,2015,31(8):730 – 733.

[71] 周灿权,古芳.重视卵巢储备功能减退与卵巢早衰对女性健康的影响[J].中国实用妇科与产科杂志,2015,31(8):689 – 692.

[72] 张岩,谈勇,夏桂成.夏桂成调心补肾治疗卵巢早衰经验[J].广州中医药大学学报,2015,32(5):934 – 936.

[73] 阴春霞,曲红光,曹阳,等.脂肪干细胞对顺铂所致卵巢早衰大鼠细胞因子的影响[J].中国妇幼保健,2016,31(24):5480 – 5482.

[74] 吴丽婷,石玥,刘雁峰,等.肖承悰治疗卵巢早衰经验[J].中医杂志,2017,58(2):108 – 110.

[75] 李晓喆,张素娟.赖新生教授"通元针法"结合中药治疗卵巢早衰临床经验[J].中国针灸,2017,37(3):303 – 306.

[76] 王臻,黄康榕,王月玲,等.经血来源干细胞移植在小鼠卵巢早衰模型中的定位分布[J].西安交通大学学报(医学版),2017,38(6):803 – 808.

[77] 王学梅,张赛,樊佳琪,等.穴位埋线治疗卵巢储备功能下降及卵巢早衰概

述[J].河南中医,2017,37(11):1998 - 2000.

[78] 赵小云,杨鉴冰.杨鉴冰教授采用中西医结合调周法治疗卵巢早衰经验[J].亚太传统医药,2017,13(23):101 - 102.

[79] 黄娟.许润三论治卵巢早衰经验[J].中国中医基础医学杂志,2018,24(7):907 - 908.

[80] 王春梅,汤玲,肖承悰.肖承悰运用益肾理冲法治疗卵巢储备功能下降经验[J].中医杂志,2019,60(14):1188 - 1190.

[81] 郗红燕,张杨,赵小萱,等.卵巢早衰病理机制最新研究进展[J].辽宁中医药大学学报,2019,21(12):103 - 106.

[82] 叶赛雅,张翼宙.浙江四大中医妇科流派调经学术经验与特色比较[J].浙江中医药大学学报,2019,43(5):431 - 433.

[83] 白慧敏,门波.门成福治疗卵巢早衰的经验[J].四川中医,2019,37(2):13 - 15.

[84] 李家荣,章建梅,丁幼华,等.更年期妇女血清雌二醇与胰岛素抵抗和卵巢功能衰退的关系研究[J].中国妇幼保健,2019,34(11):2543 - 2546.

[85] 张韫玉,刘慧萍,尤昭玲,等.尤昭玲从虚和瘀论治卵巢早衰经验[J].中华中医药杂志,2020,35(7):3440 - 3443.

[86] 朱玲,罗颂平.罗颂平从阴阳论治卵巢早衰[J].中国中医基础医学杂志,2020,26(6):841 - 843.

[87] 李岩,刘珏,刘民.卵母细胞衰老的分子病因学研究进展[J].生殖医学杂志,2020,29(4):555 - 559.

[88] 程东儿,浦丹华,吴洁.干细胞治疗早发性卵巢功能不全的研究进展[J].中国计划生育和妇产科,2020,12(1):25 - 29.

[89] 胡金芳,刘慧萍,张楚洁,等.尤昭玲运用助卵方治疗卵巢早衰经验[J].中华中医药杂志,2021,36(6):3369 - 3372.

[90] 常惠,王焕,张跃辉,等.龙江韩氏妇科学术思想传承与创新[J].中华中医药杂志,2021,36(9):5352 - 5355.

[91] 李善霞,邓丽敏,谭青月,等.应用毓麟珠"从气论治"肾虚型早发性卵巢功能不全的临床观察[J].辽宁中医杂志,2021,48(8):116 - 119.

[92] 袁丽芳,黄伟育,覃爱平,等.免疫抑制剂在卵巢功能保护应用中的研究进展[J].生殖医学杂志,2021,30(1):131 - 135.

[93] 王丽娟,梁晓磊,杨永秀.干细胞治疗卵巢早衰研究进展[J].中华生殖与避孕杂志,2021,41(1):85 - 88.

[94] 王如芯,谈勇,胡溢清.谈勇治疗卵巢储备功能减退经验探析[J].中医药临床杂志,2021,33(6):1060 – 1064.

[95] 张丽霞,陈浩波,胡慧娟,等.中药周期疗法结合中医情志疗法治疗肾虚肝郁型卵巢早衰临床观察[J].浙江中西医结合杂志,2021,31(12):1130 – 1133.

[96] 袁龙,刘鹏,李冰融,等.针灸相关疗法治疗卵巢早衰疗效的网状 Meta 分析[J].上海中医药杂志,2022,56(1):19 – 27.

[97] 党佳媚,陈梅,杨鉴冰,等.名中医杨鉴冰治疗卵巢早衰肾虚肝郁证经验撷英[J].陕西中医,2022,43(9):1275 – 1277.

[98] 崔楠,杨琪,杨亚楠,等.卵巢早衰的中医病机及其方剂现代药理探索[J].世界科学技术 – 中医药现代化,2022,24(5):2064 – 2070.

[99] 邓姗,田秦杰.原发性闭经与生殖道发育异常[J].实用妇产科杂志,2022,38(10):724 – 728.

[100] 熊家强,张蔚.卵巢衰老的病因及其分子机制[J].实用妇产科杂志,2022,38(2):89 – 91.

[101] 姚瑶,张丽娜,纪亚忠.早发性卵巢功能不全的干细胞治疗进展[J].生殖医学杂志,2022,31(9):1309 – 1313.

[102] 袁志英,邓姗.从闭经中识别功能性下丘脑性闭经[J].生殖医学杂志,2022,31(1):98 – 101.

[103] 黄怡,李瑞云,杨媛.细胞焦亡在妇科疾病中的研究进展[J].中国妇产科临床杂志,2022,23(4):436 – 438.

[104] 马惠荣,陈景伟,杜惠兰.杜惠兰教授对卵巢功能减退性疾病治疗经验的研究[J].河北中医药学报,2022,37(1):41 – 43.

[105] 赵伟,宋欣欣,侯越,等.雌激素通过调控线粒体参与阿尔茨海默病的保护机制[J].中国老年学杂志,2022,42(24):6164 – 6168.

[106] 张硕,王佳卉,武童,等.特发性卵巢储备功能减退与自身免疫性甲状腺疾病的关系[J].山东医药,2022,62(16):5 – 8.

[107] 彭凤,刘陈,肖金海,等.段亚亭治疗卵巢储备功能减退经验[J].实用中医药杂志,2022,38(8):1429 – 1430.

[108] 文怡,胡翔,刘敏如."经水早断诸证"病名论证习读——国医大师刘敏如学术思想举隅[J].中华中医药学刊,2023,41(5):45 – 47.

[109] 刘宁,齐保玉,孙传睿,等.不同干细胞来源的外泌体促进血管形成的研究进展[J].中国病理生理杂志,2023,39(1):170 – 177.

[110] 赵顺然,崔浩亮,史佩华,等.老化卵母细胞 DNA 甲基化变化的研究进展[J].中国畜牧杂志,2023,59(7):21-26.

[111] 乐美玲,曾连杰,罗韬,等.组蛋白翻译后修饰在卵巢功能调控中的作用[J].生理学报,2023,75(1):91-98.

[112] 王鑫,蒋易龙,王泽龙,等.细胞程序性死亡在卵泡闭锁中的作用及机制[J].生理学报,2023,75(1):82-90.